Oliver Frielingsdorf (Hrsg.)

Lothar Krimmel
Peter Gabriel
Hans-Joachim Schade
Ingo Pflugmacher
Wolfgang Grebe
Andrea Schuhmacher
Richard Beitzen
Rainer Steenhusen

IGeL-Erfolg mit System

Konzept-Werkstatt für
Hausärzte und Internisten

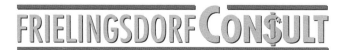

Oliver Frielingsdorf (Hrsg.)

Lothar Krimmel, Peter Gabriel,
Hans-Joachim Schade, Ingo Pflugmacher
Wolfgang Grebe, Andrea Schuhmacher
Richard Beitzen, Rainer Steenhusen

IGeL-Erfolg mit System

Konzept-Werkstatt für Hausärzte und Internisten

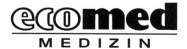

M E D I Z I N

Bibliographische Information Der Deutschen Bibliothek
Die Deutsche Bibliothek verzeichnet diese Publikation in der Deutschen Nationalbibliografie; detaillierte bibliographische Daten sind im Internet über http://dnb.ddb.de abrufbar.

Oliver Frielingsdorf (Hrsg.): IGeL-Erfolg mit System

© 2005 ecomed MEDIZIN, Verlagsgruppe Hüthig Jehle Rehm GmbH

Justus-von-Liebig-Straße 1, 86899 Landsberg/Lech, Tel. 0 81 91/1 25-0,
Telefax: 0 81 91/12 52 92, Internet: http://www.ecomed-medizin.de

Satz: Fotosatz H. Buck, 84036 Kumhausen
Druck: Druckerei Kessler, 86399 Bobingen
ISBN: 3-609-51581-3

Inhaltsverzeichnis

Autoren

Dr. med. Richard Beitzen
Hauptstraße 53-55
53721 Siegburg-Kaldauen
Tel.: 0 22 41 / 91 90-0
Fax: 0 22 41 / 91 90-19
e-mail: beitzen@dr-beitzen.de
e-mail: beitzen@inpraxi-service-design.de

Regina Burian
PKM/Visotex®
Max-Anderl-Str. 64 b
85375 Neufahrn
Tel.: 0 81 95 / 93 97 07
Fax: 0 81 95 / 93 97 08
e-mail: medizin@visotex.de

Oliver Frielingsdorf
Frielingsdorf Consult GmbH
Kaiser-Wilhelm-Ring 50
50672 Köln
Tel.: 02 21 / 13 98 36-0
Fax: 02 21 / 13 98 36-65
e-mail: info@frielingsdorf.de

Peter Gabriel
PVS/Die Privatärztlichen VerrechnungsStellen
c/o PVS/Südwest GmbH
C8, 9
68159 Mannheim
Tel.: 06 21 / 1 64-01
Fax: 06 21 / 1 64-2 50
e-mail: p.gabriel@die-pvs.de
Internet: www.die-pvs.de

Dr. med. Wolfgang Grebe
Stapenhorststraße 7
35066 Frankenberg
Tel.: 0 64 51 / 60 37
Fax: 0 64 51 / 2 63 22
e-mail: wo.grebe@t-online.de

Dr. med. Lothar Krimmel
Bioscientia Institut für Medizinische Diagnostik GmbH
Konrad-Adenauer-Straße 17
55218 Ingelheim
Tel.: 0 61 32 / 78 11 30
e-mail: lothar.krimmel@bioscientia.de

Harald Martin
Infinomed
Implerstr. 7
81371 München
Tel.: 0 89 / 74 73 05-51
Fax: 0 89 / 74 73 05-20
e-mail: hm@infinomed.de

RA Dr. Ingo Pflugmacher
Rechtsanwaltskanzlei Busse & Miessen
Sterntorhaus
Oxfordstraße 21
53111 Bonn
Tel.: 02 28 / 9 83 91-41
Fax: 02 28 / 63 02 83
e-mail: pflugmacher@busse-miessen.de

RA Hans-Joachim Schade
Kanzlei Broglie, Schade & Partner
Wiesbaden – München – Berlin
Sonnenberger Straße 16
65183 Wiesbaden
Tel.: 06 11 / 18 09 50
Fax: 06 11 / 1 80 95 18
e-mail: stein@arztrecht.de

Peter Schlink
Dr. Henning & Partner
Büro Königswinter
Wilhelm-Liebertz-Straße 4
53639 Königswinter
Tel.: 0 22 44 / 91 26 77
Fax: 0 22 44 / 91 26 78
e-mail: henning-partner@gmx.de

Dr. Claudia Schöllmann
natural energy solutions AG
Reisertstraße 21
53773 Hennef
Tel.: 0 22 42 / 93 30-0
Fax: 0 22 42 / 93 30-322
e-mail: c.schoellmann@airnergy.info

Dr. Andrea Schuhmacher
Dr. Schuhmacher Consulting & Training
Schützstr. 30
50996 Köln
Tel.: 02 21 / 169 89 100
Fax: 02 21 / 169 88 059
e-mail: schuhmacher@schuhmache-ct.de

Rainer Steenhusen
EduProductions GbR
Lahnwegsberg 21
35435 Wettenberg
Tel.: 06 41 / 8 77 30 53
Fax: 06 41 / 8 77 89 63
e-mail: rs@eduproductions.de

Dr. med. Josef van Helden
Labor Dr. Stein & Kollegen
Wallstraße 10
41061 Mönchengladbach
Tel.: 0 21 61 / 8 19 40
Fax: 0 21 61 / 81 94 64
e-mail: drvhelden@aol.com

Matthias Veith
VEGA Grieshaber KG
Am Hohenstein 111
77761 Schiltach
Tel.: 0 78 36 / 5 01 95
Fax: 0 78 36 / 5 02 06
e-mail: m.veith@de.vega.com

Vorwort

Erfolg mach Spaß. Arbeitsfreude und wirtschaftlicher Erfolg sind jedoch in den letzten Jahren im Beruf des Vertragsarztes gründlich beschädigt worden. Schlimm, denn Freude am ärztlichen Beruf und die wirtschaftliche Absicherung des Heilers sind wichtige Voraussetzungen für eine hohe medizinische Qualität für den Patienten.

„Gute Medizin wird gar nicht mehr bezahlt" hört man heute häufig von Vertragsärzten aller Fachrichtungen. Richtig – aber gute Medizin wird in der GKV auch gar nicht verlangt. Der Gesetzgeber verpflichtet den Vertragsarzt im SGB V (dort § 12) ausdrücklich zu einer *ausreichenden* Versorgung seiner Patienten. *Ausreichend* heißt Note 4, und nicht Note 2 oder 1. Entsprechend ist auch die Vergütung gestaltet, die die Krankenkassen bereit stellen – eben *ausreichend*. Auf der anderen Seite steht der Anspruch der Patienten nach einer *optimalen* medizinischen Versorgung, der durch die Krankenkassen im Eigeninteresse gefördert wird – schließlich steht man im Wettbewerb mit anderen Krankenkassen. Im Spannungsfeld von ausreichender Vergütung und maximalem Anspruch der Patienten steht: Der Vertragsarzt.

Die nächsten Jahre werden jedoch bei den Patienten das Bewusstsein dafür fördern, dass die gesetzliche Krankenversicherung keine Vollkasko-Versicherung ist. Die Aufgabe der GKV wird künftig die Absicherung grundlegender, existenzieller Risiken sein. Schritt um Schritt wird dazu der Leistungsumfang der GKV ausgedünnt, die verfügbaren Gelder werden in die Versorgung schwerer, häufig chronischer Krankheitsbilder mit volkswirtschaftlichem Schaden gelenkt. Für die Zuwendungs-Medizin, die Behandlung von sogenannten Bagatell-Erkrankungen, die Gesundheitspflege und Prävention wird der Raum unter dem Dach der GKV eng.

Wer mehr will, wer seinen Arzt auch als Gesunder konsultieren will, wer alternative Heilmethoden, ergänzende Diagnostik und Beratung in Anspruch nehmen möchte, der wird dafür in der Zukunft bezahlen. Und er wird dies gerne tun, denn der Nutzen, den der Arzt als Gesundheits-Experte bieten kann, ist überzeugend. Im Bereich der Befindlichkeitsstörungen und der Gesundheitspflege sind die Ansprüche der Bürger jedoch unterschiedlich. Die Aufgaben des Privatarztes bestehen daher neben der Durchführung von medizinischen Maßnahmen vor allem auch in der Beratung des Kunden über verschiedene Alternativen. Nach einer Studie der Deutschen Medizinischen Wochenschrift aus dem Jahr 2004 legen 57 % der hausärztlichen Patienten Wert darauf, in die Entscheidungsfindung einbezogen zu werden. Der Arzt wird zum Dienstleister, der Patient zum gleichberechtigten Partner.

Wohl gemerkt: Dies alles gilt nur, solange ein Kunde in der Praxis steht, der sich frei entscheiden kann. Bei akuter schwerer Krankheit ist der Patient kein Kunde. Er ist in einer Notsituation, benötigt wirkungsvolle Hilfe und muss sich auf den unabhängigen medizinischen Rat des Arztes verlassen. Dieser Bereich gehört in den Leistungsumfang der gesetzlichen Krankenversicherung.

Für Sie als Arzt stellt sich heute die Frage, wie Ihre zukünftige Tätigkeit aussehen soll. Es geht hierbei nicht um eine Entweder-Oder-Entscheidung zwischen spezialisierter Vertragsarzt-Tätigkeit und kundenorientierter Privatarzt-Tätigkeit. Es geht um die Frage, welche Schwerpunkte Sie künftig in Ihrem Praxis-Profil bewusst setzen, welche Strategie Sie verfolgen möchten. Denn aus dieser Strategie leitet sich der Weg ab, den Sie bei der weiteren Praxis-Entwicklung gehen können.

Die Chancen für einen Ausbau der privatärztlichen Tätigkeit sind gut. Noch immer genießt der Arztberuf das höchste Ansehen in der Bevölkerung und das höchste Vertrauen. Vertrauen, das andere Berufsgruppen verspielt haben, denen man nicht mehr abnimmt, dass sie das Wohl des Kunden über die eigenen wirtschaftlichen Interessen stellen. Für den Arzt war dies bisher kein Problem, denn Geld spielte in der Praxis keine Rolle. Dieses große Vertrauen auch zukünftig nicht zu beschädigen in einer Situation, in der nicht mehr die Krankenkasse, sondern der Patient selber als Kunde in der Praxis auftritt, ist zweifelsfrei eine große Herausforderung für den Arzt.

Doch sie ist zu bewältigen. Patientenumfragen belegen das wachsende Interesse der Patienten an ergänzenden medizinischen Angeboten. Gleichzeitig wächst auch die Einsicht in die Notwendigkeit von Selbstzahlung. Patientenquittung und Praxisgebühr mögen von Vertragsärzten auf den ersten Blick vor allem als zusätzlicher Aufwand in der Praxis abgelehnt werden. Auf den zweiten Blick fördern sie aber die langsame Erkenntnis des Patienten, dass auch die Tätigkeit des Arztes keine unendliche und frei verfügbare Ressource ist, sondern zwangsläufig eine wirtschaftliche Komponente besitzt.

Es ist nichts verwerflich daran, wenn Sie von Ihrem nutzenstiftenden Tun persönlich, wirtschaftlich profitieren. Auch Steuerberater, Handwerker oder Architekten bieten potenziellen Kunden ihre Dienstleistungen ganz selbstverständlich gegen Entgelt an – ganz ohne Vertrauensverlust. Dieses grundlegende und bewährte Prinzip hat vor vielen tausend Jahren den Tauschhandel abgelöst und ermöglicht eine spezialisierte, arbeitsteilige Gesellschaft.

Natürlich stellen sich dem Privatarzt völlig neue Aufgaben. Er begibt sich in einen Wettbewerb mit Kollegen, muss rechtliche Vorgaben beachten, den Nutzen seiner Angebote erläutern und mit dem Kunden über Geld sprechen. Dazu gehört ein funktionierender Praxisablauf und ein angenehmes Ambiente. Eigentlich ist dies alles halb so schwer, wie es zunächst klingt. Auch muss nichts überstürzt werden. Erforderlich ist vielmehr eine kontinuierliche, schrittweise und auf ein Ziel ausgerichtete Praxis-Entwicklung.

Um Ihnen bestmögliche Unterstützung zu bieten, haben an dem vorliegenden Buch zahlreiche Experten und ärztliche Kollegen mitgewirkt. Sie alle beleuchten das Thema der Selbstzahler-Leistungen aus ihrer individuellen Perspektive und geben Ihnen bewährte und praxisnahe Hinweise. Wenn Sie daraus jedes Quartal das ein oder andere auswählen und umsetzen, dann wird sich Ihre Praxis langsam, aber merklich entwickeln und Sie haben gute Chancen, Ihre Arbeitsfreude wieder zu finden.

Ihr Oliver Frielingsdorf

1 Der IGeL-Markt: Grundlagen und Perspektiven

L. Krimmel

Der Gesundheitsmarkt, also der Markt für Dienstleistungen und Produkte im Gesundheitswesen, gilt gemeinhin als *der* Wachstumsmarkt des 21. Jahrhunderts – sowohl in wirtschaftlicher als auch in arbeitsmarktpolitischer Hinsicht. Insbesondere die Megatrends in den Bereichen von medizinischer Innovation, demographischer Entwicklung und Differenzierung des Anspruchsverhaltens untermauern diese Annahme *(Abb. 1)*. Jedoch wird sich dieses Wachstum nicht im Rahmen einer Gesetzlichen Krankenversicherung (GKV) entfalten können, sondern dem privaten Gesundheitsmarkt vorbehalten bleiben, in dem sich einzelne Bürger für die Inanspruchnahme der über eine Grundversorgung hinausgehenden Leistungsangebote interessieren.

Allerdings gehört es zu den eigentümlichen „blinden Flecken" der Gesundheitspolitik, dass der Gesundheitsmarkt immer noch nicht als volkswirtschaftlich zunehmend wichtiger Dienstleistungssektor mit hohem Wachstums- und Beschäftigungspotential wahrgenommen, sondern vielfach weiterhin als „Kostgänger der Gesellschaft" dargestellt wird. Angesichts der damit verbundenen Gefährdung der wirtschafts- und beschäftigungspolitischen Chancen ist vor allem die fortgesetzte politische Diskriminierung des privaten Gesundheitsmarkts fatal.

Während überall sonst Wachstumsraten im Dienstleistungssektor freudig registriert werden, sollen diese ausgerechnet im Gesundheitswesen bedenklich sein. Hierin spiegelt sich auch eine geschichtlich überholte Auffassung staatlicher Aufgabenzuordnung wider: Einem demokratisch legitimierten Staat hat es schlichtweg egal zu sein, ob seine Bürger in Urlaubsreisen oder in Wohnungseinrichtung, in komfortable Autos, in Haustiere oder in private Gesundheitsleistungen investieren.

Mit einem Anteil von mehr als 10 % am Bruttoinlandsprodukt (BIP) ist der Gesundheitsmarkt in Deutschland bereits heute der dominierende Wirtschaftsfaktor. Nach übereinstimmender Einschätzung von Experten wird dieser Markt weiter wachsen, aber die Anteile der Gesetzlichen Krankenversicherung werden eine immer geringere und dafür die Eigenleistungen der Bürger, einschließlich privater Zusatzversicherungen, eine immer größere Rolle spielen.

Denn innerhalb des Gesundheitsmarktes verharrt der Anteil der GKV-Ausgaben am BIP bereits seit Jahren bei rund 6,2 %, so dass in dieser Hinsicht von der vielfach beschworenen „Kostenexplosion" keine Rede sein kann. Grund

Gesundheit –
Der Wachstumsmarkt des 21. Jahrhunderts?

- der „sechste Kondratieff" (L. Nefiodow)

- Zeitalter der „Salutogenese" (A. Antonovsky)

- Innovationen in Medizin und Biotechnologie

- demographische Perspektive

- Anspruchsverhalten der Patienten

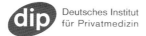
Deutsches Institut
für Privatmedizin

Abb. 1: Gesundheit – Der Wachstumsmarkt des 21. Jahrhunderts?

für den gleichwohl anhaltenden Druck auf die GKV-Beitragssätze ist die zunehmende Schmälerung der GKV-Finanzgrundlagen. An der chronischen Einnahmeschwäche der GKV wird sich – da sind sich alle Experten einig – auch in Zukunft nichts ändern, auch wenn über eine „Bürgerversicherung" oder eine „Gesundheitsprämie" demnächst neue Formen der Finanzierung eingeführt werden. Daher können die steigenden Ansprüche an die Medizin auf Dauer nur über die Entwicklung eines „Zweiten Gesundheitsmarkts" außerhalb der GKV finanziert werden.

Vor dem Hintergrund der ausgabensteigernden Faktoren, wie demographische Veränderungen, medizinischer Fortschritt und Anspruchsverhalten der Patienten, besteht Grund zu der Annnahme, dass die Ausgaben für die ambulante Versorgung der 72 Millionen Kassenpatienten von 2000 bis 2010 um rund 60 % auf ca. 80 Milliarden € steigen *(Abb. 2)*. Wegen der äußerst begrenzten Finanzierungsreserven der gesetzlichen Krankenversicherung wird sich bis zu diesem Zeitpunkt das Verhältnis zwischen kollektiver und privater Finanzierung von derzeit 90 zu 10 auf dann 75 zu 25 ändern.

Die prognostizierte Entwicklung wird jedoch keinesfalls sozusagen „automatisch" in der beschriebenen Weise eintreten. Die Prognose besagt vielmehr le-

16

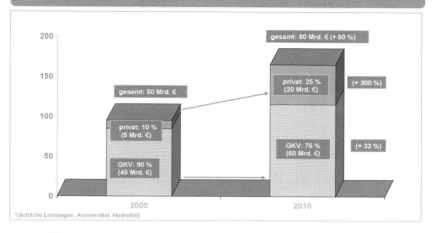

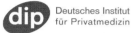

Deutsches Institut
für Privatmedizin

Abb. 2: Veränderung des Verhältnisses von GKV-Leistungen und privat finanzierten Leistungen in der ambulanten Versorgung bis zum Jahre 2010

diglich, dass im Jahre 2010 ein Gesundheitsmarkt in der genannten Größenordnung sich auf folgende drei Voraussetzungen wird stützen können:

- das Angebot entsprechender Gesundheitsleistungen,
- eine große Nachfrage nach diesen Leistungen und
- ausreichende Mittel zur Finanzierung dieser Nachfrage, einschließlich der entsprechenden Bereitschaft zur Finanzierung.

Gleichwohl wird dieses Wachstum des Gesundheitsmarktes den sogenannten „Leistungserbringern" im Gesundheitswesen keineswegs etwa in den Schoß gelegt. Voraussetzung für die Erschließung insbesondere des „Zweiten Gesundheitsmarktes" außerhalb der Kassenmedizin ist insbesondere:

- die Kenntnis über die Inhalte des „Zweiten Gesundheitsmarktes" und
- die notwendigen Strategien zur Erschließung dieses Marktes.

Im Hinblick auf die inhaltliche Definition des privatmedizinischen Zweiten Gesundheitsmarkts können folgende beiden „Dimensionen" unterschieden werden *(Abb. 3)*:

- die „horizontale" Dimension des Behandlungsanlasses und

17

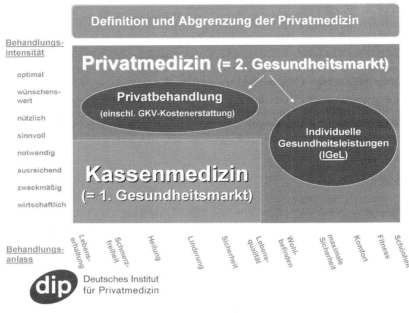

Abb. 3: Definition und Abgrenzung der Privatmedizin

- die „vertikale" Dimension der Behandlungsintensität.

Die *Behandlungsanlässe* außerhalb der notwendigen und wirtschaftlichen Krankenbehandlung im Rahmen der Kassenmedizin stellen das Kernstück der sog. „Individuellen Gesundheitsleistungen" (IGeL) dar. Stets handelt es sich dabei um einzeln zu benennende Wunschleistungen außerhalb der Grenzen des GKV-Leistungsrechts. Geradezu klassische Beispiele sind die reisemedizinische Vorsorge und der sportmedizinische Check-up.

Die „vertikale" Dimension bildet der Wunsch nach einer *Behandlungsintensität*, die im Rahmen einer optimierten Individualmedizin über die Einschränkungen von Budgets und Wirtschaftlichkeitsgebot in der Kassenmedizin hinausgeht. Ein gutes Beispiel für die Legitimität entsprechender Behandlungswünsche gibt der ambitionierte Freizeitsportler mit der Diagnose „Tennisarm", der unbedingt zum nächsten Mannschaftsturnier wieder fit sein möchte und der deswegen auf die Dimension der „Wirtschaftlichkeit" der Behandlung gerne verzichtet, wenn er nur schnellstmöglich wieder seinem Sport nachgehen kann. Diese Behandlung außerhalb des Wirtschaftlichkeitsgebots ist das Kernelement der Privatbehandlung im Krankheitsfall und damit auch der Privatbehandlung im GKV-Kostenerstattungsverfahren.

18

Warum die Krankenkassen nicht alles „medizinisch Notwendige" erstatten

- Im Sozialgesetzbuch ist das „Maß des Notwendigen" nur als <u>Obergrenze</u> für die Kassenleistungen definiert. Eine zwar notwendige, aber nicht wirtschaftliche Leistung ist gem. § 12 Abs. 2 SGB V keine Kassenleistung.

- Manche medizinisch notwendige Leistungen sind <u>durch Gesetz</u> als Kassenleistungen explizit ausgeschlossen (z.B. reisemedizinische Vorsorge).

- Viele medizinisch notwendige Leistungen sind <u>vom Bundesausschuss</u> nicht als Kassenleistungen eingeführt worden (z.B. Hautkrebs-Screening).

- Viele medizinisch notwendige Leistungen werden <u>unter Budgetdruck</u> durch medizinisch ausreichende Leistungen ersetzt (z.B. aktive Bewegung statt Massage bei Verspannungs-Schmerzen).

- Viele medizinisch notwendige Leistungen werden von den Krankenkassen als „umstritten" oder „unwirtschaftlich" diskreditiert und dem verordnenden Arzt nachträglich <u>über Strafzahlungen</u> in Rechnung gestellt (z.B. Tamiflu zur Grippebehandlung).

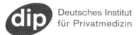
Deutsches Institut für Privatmedizin

Abb. 4: Warum die Krankenkassen nicht alles „medizinisch Notwendige" erstatten

Die von Politikern und Krankenkassen häufig verwendete Aussage, die Krankenkassen bezahlten alles, was medizinisch notwendig sei, ist falsch und irreführend *(Abb. 4)*. Schon im Sozialgesetzbuch heißt es anders. Nach § 12 SGB V müssen die Kassenleistungen „ausreichend, zweckmäßig und wirtschaftlich" sein und „dürfen das Maß des Notwendigen nicht überschreiten". Dies bedeutet auch, dass zwar notwendige, jedoch unter Berücksichtigung der verfügbaren Mittel unwirtschaftliche Leistungen keine Kassenleistungen sind.

Gerade im Vorsorgebereich ist es den Krankenkassen darüber hinaus sogar verboten, eine Reihe von eindeutig medizinisch notwendigen Leistungen zu bezahlen. Hierzu gehören etwa die reisemedizinische Vorsorge oder die sportmedizinische Vorsorge-Untersuchung. Auch viele Möglichkeiten der erweiterten Krebsfrüherkennung bei Gesunden werden von den Kassen nicht übernommen und müssen deshalb vom Arzt privat angeboten werden. Beispiele hierfür sind die Vorsorge-Untersuchung auf Hautkrebs oder bestimmte Laboruntersuchungen wie der PSA-Test zur Früherkennung des Prostata-Krebses.

Doch auch im eigentlichen Bereich der Krankenbehandlung führt die gesetzliche Budgetierung dazu, dass gerade neue und vielfach auch teure medizinische Entwicklungen nur noch in der Privatmedizin angeboten werden. In solchen Fällen wird – wie das Gesetz es vorschreibt – das medizinisch „Ausreichende" vom Arzt auch in der Kassenversorgung noch geleistet, jedoch entfernt sich dieser Behandlungsstil in vielen Fällen zunehmend vom medizinisch Optimalen.

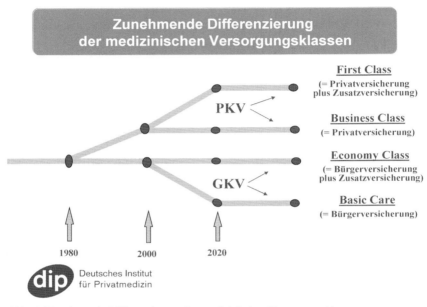

Abb. 5: Zunehmende Differenzierung der medizinischen Versorgungsklassen

Nach einer bereits im September 2001 veröffentlichten EMNID-Umfrage meinen 68 % und damit mehr als 2/3 der repräsentativ Befragten, dass es in Deutschland eine Zwei-Klassen-Medizin gibt. Dementsprechend glauben 70 % der Befragten, dass Kassenpatienten eine schlechtere Gesundheitsversorgung als Privatpatienten erhalten *(Abb. 5)*. Angesichts dieser Einschätzung verwundert es nicht, dass 77 % der gesetzlich Versicherten sich dafür aussprechen, dass ihnen das Recht gegeben werden sollte, ihr Leistungspaket selbst zu gestalten. Ein Großteil dieser Bürger ist auch bereit, für mehr an Leistungen auch entsprechend mehr zu bezahlen.

Das von Politik und Medien gerne kolportierte Bild von einer angeblich „klassenlosen Medizin" in Deutschland hatte nie etwas mit den leistungsrechtlichen Grundlagen der GKV zu tun, sondern hat sich immer nur in den Köpfen der Ärzte abgespielt, die für ihre Kassenpatienten stets alles „kosten-

20

los" anschaffen wollten. Diese Haltung ist als kollektives Phänomen in der Historie der Ärzteschaft einmalig und ein Produkt der einzigartigen Konstellationen im Nachkriegs-Deutschland.

In Wahrheit symbolisiert dieses Verhalten der Ärzte und das hierdurch gezüchtete Anspruchsverhalten der Kassenpatienten eine fatale Degeneration der Wertegemeinschaft einer solidarischen Krankenversicherung. Es gibt keinen größeren Sprengsatz für eine Solidarversicherung als das Massenphänomen der unsolidarischen Inanspruchnahme der Leistungen. Die Deutschen müssen wieder lernen, dass sie selbst – und niemand anderes – für ihre Gesundheit verantwortlich sind. Die klare Trennung in eine solidarisch finanzierte Grundversorgung und privat zu finanzierende Aufbaustufen ist geeignet, diesen notwendigen Bewusstwerdungsprozess zu katalysieren.

Die grundlegende Erkenntnis
Teil 1: Die Arztsicht

Die Zukunft der niedergelassenen Ärzte ist weitgehend unabhängig von den jeweiligen politischen Konstellationen.

Es kommt allein darauf an, die bestehenden Möglichkeiten aktiv wahrzunehmen und damit die Versorgungsrealität zu bestimmen.

„Wer nicht handelt, wird behandelt!" (Horst Seehofer)

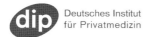
Deutsches Institut für Privatmedizin

Abb. 6: Die grundlegende Erkenntnis – Teil 1: Die Arztsicht

Gesundheitspolitik ist spätestens seit Beginn der 90er Jahre nur noch getrieben vom Ziel, Beitragssatz-Anstiege in der GKV zu vermeiden und auf diese Weise einen Teil der Lohnnebenkosten unter Kontrolle zu halten. Seither gilt mit immer kürzeren Taktzeiten: „Nach der Reform ist vor der Reform!" Auf diese Weise ist auch die ärztliche Standespolitik zunehmend zu einem unkoordinierten Reflex auf externe Vorgaben verkümmert. Stichworte wie Disease Management, integrierte Versorgung und Bürgerversicherung zeigen dies überdeutlich.

In dieser Situation hat die Ärzteschaft nur *eine* Chance: Sie muss sich auf ihre Stärken besinnen und die Medizin zum Gegenstand intelligenter Versorgungskonzepte machen, um damit den politischen Diskurs zu bestimmen *(Abb. 6)*. Der Erfolg des IGeL-Konzepts hat gezeigt, dass es aus ärztlicher Sicht darauf ankommt, mit intelligenten Denkansätzen Perspektiven aufzuzeigen und die Versorgungsrealität zu bestimmen. Das IGeL-Konzept hat darüber hinaus bewiesen, dass auch unabhängig von der jeweils aktuellen gesundheitspolitischen Mainstream-Diskussion im Gesundheitsmarkt Fakten geschaffen werden können.

Die grundlegende Erkenntnis
Teil 2: Die Patientensicht

In der persönlichen Bedürfnishierarchie nimmt die Gesundheit den ersten Rang ein.

Patienten und Gesundheitskunden sind bereit, ärztliche Leistungen in ihre privaten Allokationsentscheidungen einzubeziehen.

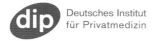

Deutsches Institut
für Privatmedizin

Abb. 7: Die grundlegende Erkenntnis – Teil 2: Die Patientensicht

Bis heute tun sich nicht wenige Ärzte schwer damit, dass manche ihrer Patienten die Vorteile von IGeL-Angeboten stärker verinnerlicht haben als sie selbst. Für eine große Zahl von Bürgern sind gesundheitsbezogene Kaufentscheidungen schon heute an der Tagesordnung. Diese „Patienten" verstehen nicht mehr, warum sich ihr Arzt mit dem Angebot von Zusatzleistungen schwer tut, während z.B. ihr Apotheker dies mit viel Engagement praktiziert. Und nicht selten sind fehlende IGeL-Angebote sogar ein Grund für einen Arztwechsel *(Abb. 7)*.

Zögerliche Ärzte sollten stets bedenken, dass im IGeL-Segment nicht etwa die „Alles-oder-nichts-Regel" gilt, sondern dass es auf eine differenzierte Darstellung des IGeL-Angebots ankommt. Die praxistypischen Zusatzleistungen sollten eben nur denjenigen Patienten angeboten werden, die sich – z.B. auf der Grundlage einer Patientenumfrage – dafür interessieren oder nach Einschätzung von Arzt oder Praxispersonal dafür interessieren könnten.

Warum der IGeL-Markt absolut zukunftssicher ist und weiter expandieren wird

- IGeL-Angebote des Arztes sind elementarer Ausdruck des Grundrechts auf freie Berufswahl (Art. 12 Abs. 1 Grundgesetz).
- Die Inanspruchnahme von IGeL-Angeboten ist Ausdruck des Grundrechts auf freie Entfaltung der Persönlichkeit im Bereich der eigenen Gesundheit (Art. 2 Abs. 1 Grundgesetz).
- Die dauerhaft angespannte Finanzlage der GKV wird die GKV-Leistungen begrenzt halten und das IGeL-Segment stärken.
- Die Nachfrage nach Angeboten zur Optimierung der persönlichen Gesundheit wird weiter zunehmen.
- Innovation und medizinischer Fortschritt werden auch in Zukunft neue Angebote außerhalb der GKV-Medizin hervorbringen.

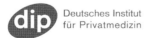

Deutsches Institut für Privatmedizin

Abb. 8: Warum der IGeL-Markt absolut zukunftssicher ist und weiter expandieren wird

Bereits kurz nach dem Antritt der rot/grünen Regierungskoalition im Herbst 1998 wurde von interessierter Seite das baldige Ende der IGeL-Aktivitäten der Ärzteschaft vorausgesagt. Wer jedoch sowohl die rechtlichen Grundlagen als auch die Mechanismen des Marktes kannte, der wusste schon damals, dass dies reines Wunschdenken realitätsfremder Ideologen war. Denn das

23

IGeL-Konzept ist weitgehend immun gegen politische Interventionen *(Abb. 8)*. Die verfassungsrechtlichen Grundlagen aus Arzt- und aus Patientensicht sind unangreifbar. Und hinsichtlich der Nachfrage sind eine ganze Reihe von Triebkräften erkennbar, die das IGeL-Segment weiter wachsen lassen werden.

Hinsichtlich der Bedeutung des „IGeL-Segments" für den Honorarumsatz der Arztpraxen ist eine gleich vierfache Dynamik zu erkennen:

- Der Anteil der IGeL-Leistungen anbietenden Praxen nimmt weiter kontinuierlich zu.
- Der Anteil der IGeL-Angebote nachfragenden Patienten pro Praxis steigt ebenfalls stetig an.
- Auch die Zahl der pro Patient nachgefragten IGeL-Angebote wächst angesichts offensichtlich zufriedener Kunden.
- Schließlich steigt auch die Zahl der für IGeL-Angebote in Frage kommenden Leistungen aufgrund medizinischer Innovationen und zunehmender Ausgliederung aus dem GKV-Leistungskatalog.

Die IGeL-Idee: Ein Beitrag zur Zukunft der Krankenversicherung

• **weg von entmündigender staatlicher Fürsorge**

• **weg von kollektivierter Unverantwortlichkeit**

• **hin zur freien Wahl der Versorgungsform**

• **hin zur Verantwortung für Prävention u. Lebensstil**

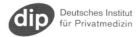

Deutsches Institut
für Privatmedizin

Abb. 9: Die IGeL-Idee: Ein Beitrag zur Zukunft der Krankenversicherung

Den Versicherten wurde bis in die jüngste Vergangenheit suggeriert, dass die Rücknahme von Elementen der Eigenverantwortung Ausdruck von Solidarität sei. Vom Ursprung des Solidargedankens, nämlich dem Schutz des Einzelnen vor existenzieller Überforderung im Krankheitsfall, war keine Rede mehr. Erreicht wurde damit, dass der Gesundheitsmarkt vielen Versicherten als eine Art immerwährender Sommerschlussverkauf erscheint, in dem auf wundersame Weise unter massiv begrenzten Mitteln unbegrenzte Leistungsansprüche bedient werden. Was als „Solidarität" verkauft wurde, war daher in Wirklichkeit der größtmögliche Sprengsatz für das Solidarsystem.

Das IGeL-Konzept steht insoweit auch stellvertretend für eine Rückkehr zu Freiheitlichkeit und Eigenverantwortung im Gesundheitswesen *(Abb. 9)*. Eigenverantwortung und freie Wahl der Versorgungsform sind die Garanten dafür, dass der Kern einer solidarisch finanzierten Grundversorgung dauerhaft erhalten bleiben kann.

Alltägliche Allokationsentscheidungen mit Bezug zur Gesundheitsoptimierung

- **Auto:**   Sicherheitsausstattung

- **Urlaub:**   Fernreise

- **Wohnung:**   Einfamilienhaus

- **Arztbesuch:**   IGeL-Angebote

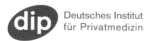

Deutsches Institut
für Privatmedizin

Abb. 10: Alltägliche Allokationsentscheidungen mit Bezug zur Gesundheitsoptimierung

Die moderne Medizin ermöglicht heutzutage nicht nur wichtige medizinische Grundleistungen wie lebensverlängernde Maßnahmen oder Schmerzfreiheit;

sie besetzt vielmehr zunehmend auch Felder wie Wellness, Fitness, Lifestyle, Komfort, Schönheit und Sicherheit. Die Inanspruchnahme der betreffenden Leistungen obliegt stets der persönlichen Entscheidung des Einzelnen und kann daher niemals von einer solidarischen Krankenversicherung umfasst werden.

Es ist offensichtlich, dass im Hinblick auf die Allokation privater Finanzmittel medizinische Komfort- und Zusatzleistungen zunehmend mit anderen Luxusgütern wie Urlaub, Auto oder Einfamilienhaus konkurrieren *(Abb. 10)*. Es gibt keinen ethischen, sozialpolitischen oder rechtlichen Grund, die medizinischen Dienstleistungen außerhalb einer Grundversorgung aus solchen Allokationsentscheidungen auszublenden.

Was ist weniger ethisch ?

- **Information des mündigen Bürgers über sinnvolle Zusatzleistungen**

oder

- **Verschweigen von Möglichkeiten der gesundheitlichen Optimierung**

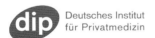 Deutsches Institut
für Privatmedizin

Abb. 11: Was ist weniger ethisch?

Mit den verschiedenen Gesundheitsreformen der letzten Jahre wurde die versorgungsfeindliche Budgetierung insbesondere in der ambulanten Medizin weiter ausgebaut. Die Rationierungs-Geschwindigkeit in der Kassenmedizin hat sich hierdurch nochmals erhöht. Daher entspricht es sowohl ärztlicher Verantwortung als auch den Forderungen des Verbraucherschutzes, den Kassenpatienten Auswege aus den Rationierungsfallen in der gesetzlichen Krankenversicherung aufzuzeigen.

Im Bereich Individueller Gesundheitsleistungen kann zudem in aller Regel keine Rede davon sein, dass die professionelle Überlegenheit des Arztes gegenüber dem Patienten derartige Angebote ins Zwielicht rücke. Wer als Autokäufer nach entsprechender Information die Entscheidung über den Kauf eines Autos mit Differenzialsperre und Traktionskontrolle trifft, der ist auch in der Lage, frei darüber zu befinden, ob er im Rahmen eines erweiterten Gesundheits-Checks ein Belastungs-EKG oder im Rahmen einer erweiterten Krebsvorsorge eine Ultraschalluntersuchung in Anspruch nehmen möchte.

Schließlich ist es auch keineswegs unethisch, privat zu finanzierende Gesundheitsangebote anzubieten. Die ungleiche Verteilung materieller Güter gehört zu den grundlegenden Erfahrungen aller Gesellschaften. So ist etwa ein teures Auto mit hohem Sicherheitsstandard für die Gesundheit des Besitzers besser als ein Kleinwagen älterer Bauart. Daher kann es nicht unethisch sein, gesetzlich Versicherte über die erweiterten Möglichkeiten Individueller Gesundheitsleistungen aufzuklären. Das Gegenteil ist der Fall. Das Verschweigen derartiger Möglichkeiten ist gerade unter den Gesichtspunkten ärztlicher Ethik unentschuldbar *(Abb. 11)*.

> ## Perspektiven der niedergelassenen Ärzte bis 2010 in den drei Umsatzbereichen (Umsatzentwicklung pro Arzt und Jahr)

<u>75 %:</u> GKV (Budgets, DRGs, DMPs)   <u>+ 0,0 %</u>

<u>20 %:</u> PKV (Beihilfe, PKV, BMG)   <u>+ 0,0 %</u>

<u>5 %:</u> IGeL   <u>+ 15,0 %</u>

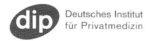
Deutsches Institut
für Privatmedizin

Abb. 12: Perspektiven der niedergelassenen Ärzte bis 2010 in den drei Umsatzbereichen (Umsatzentwicklung pro Arzt und Jahr)

Das ärztliche Honorarszenario ist für die Jahre bis 2010 recht deutlich erkennbar *(Abb. 12)*:

- In der GKV – im Durchschnitt der Praxen immerhin noch für rund 75 % aller Einnahmen verantwortlich – wird es allenfalls Nullrunden geben, und das bei steigenden Betriebsausgaben. Hinzu kommt, dass die Ärzte für dieses stagnierende Honorar immer mehr leisten müssen: Mit der Einführung der DRGs in Krankenhäusern steigt der ambulante Versorgungsbedarf, und auch die Disease-Management-Programme verlangen Mehraufwand ohne mehr Vergütung.
- In der PKV, aus der etwa 20 % der ärztlichen Einnahmen kommen, sind die „fetten Jahre" endgültig vorüber. Mit dem zunehmenden Wegfall jüngerer Versicherter werden PKV und Beihilfestellen massive Korrekturen am GOÄ-Gefüge erzwingen. Prognose für die nächsten Jahre: auch hier höchstens Nullrunden.
- Damit gewinnt der „Zweite Gesundheitsmarkt", also insbesondere die Individuellen Gesundheitsleistungen (IGeL), zunehmend an Bedeutung für die niedergelassenen Ärzte. Obwohl derzeit im Schnitt nur für etwa 5 % aller Honorareinnahmen verantwortlich, sind die 15 % jährlichen Wachstums aus den vergangenen 5 Jahren durchaus auch in den Jahren bis 2010 möglich.

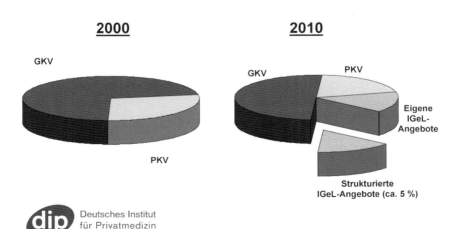

Abb. 13: Umsatz aus ärztlicher Tätigkeit

28

Die Umsatzanteile in den Arztpraxen werden sich in den kommenden Jahren noch deutlich verschieben. Durch die Ausbreitung des IGeL-Markts bei gleichzeitig stagnierendem oder sogar sinkendem kassenärztlichen Umsatz wird der Anteil der Privatliquidation am Gesamtumsatz weiter zunehmen *(Abb. 13)*.

Innerhalb des IGeL-Segments sind gerade auch unter Marketingaspekten zwei Bereiche zu unterscheiden: die praxisspezifischen eigenen IGeL-Angebote und die von externen Kooperationspartnern strukturierten IGeL-Angebote. Die Umsätze aus strukturierten Angeboten dürften bereits in absehbarer Zeit im Durchschnitt rund 5 % des Gesamtumsatzes der Praxen ausmachen.

Im Zuge der allmählichen Verbreitung des IGeL-Konzepts entstand ab dem Jahr 2000 ein regelrechter Ideenwettbewerb um strukturierte IGeL-Angebote. Dabei setzte sich vor allem der Ansatz durch, mit IGeL-bezogenen Kooperationen zwischen niedergelassenen Ärzten und anderen „Playern" im Gesundheitsmarkt Win-Win-Konstellationen zu erzeugen. Beispielhaft sei hier das Labor-IGeL-Konzept des Labordienstleisters Bioscientia genannt, bei dem die IGeL-Angebote des Arztes und der kooperierenden Laborärzte zum Nutzen aller Beteiligten zusammengeführt werden.

Ziel strukturierter IGeL-Konzepte ist jeweils, dass der externe Kooperationspartner – also z.B. das Labor – bestimmte IGeL-Angebote so vorstrukturiert, dass dem Arzt eine problemlose Teilnahme ermöglicht wird. Da insbesondere das IGeL-Marketing mit entsprechenden Patienten-Infos vom Kooperationspartner übernommen wird, eignen sich strukturierte IGeL-Angebote vor allem als „IGeL-Einstieg". Doch auch für erfahrene „IGeL-Ärzte" stellen solche Konzepte eine wichtige Bereicherung ihres praxistypischen IGeL-Spektrums dar.

2 Die rechtssichere Gestaltung der IGeL-Praxis – Behandlungsvertrag, Abrechnung, Werbung, Kooperationen und Produktverkauf

I. Pflugmacher

2.1 Einleitung

Selbstzahlerleistungen gewinnen zunehmend an Akzeptanz innerhalb der Ärzteschaft und bei den Patienten; sie haben sich als „dritte Säule" im System der Gesundheitsversorgung und Prävention etabliert und werden zukünftig weiter an Bedeutung gewinnen: Die Vergütung vertragsärztlicher Leistungen wird auch auf der Grundlage des neuen EBM und der Regelleistungsvolumina weiterhin vom Diktat der Mangelverwaltung geprägt. Eine angemessene und betriebswirtschaftlich kalkulierte Vergütung kann mit dem derzeitigen Sozialversicherungssystem mittelfristig nicht sichergestellt werden und auch im Bereich der privaten Krankenversicherungen ist eine zunehmend restriktive Erstattungspraxis zu erkennen. Der weitere Auf- und Ausbau des ärztlichen Angebotes an individuellen Gesundheitsleistungen wird die privat- und vertragsärztliche Leistungserbringung nicht entbehrlich machen, er kann aber wesentlich dazu beitragen, dass die Praxis wirtschaftlich gesund und gefestigt die weiteren Reformen der nächsten Jahre übersteht.

Wie so häufig liegen auch im Bereich der individuellen Gesundheitsleistungen die rechtlichen Probleme im Detail. Jeder Arzt sollte die rechtlichen Rahmenbedingungen, Möglichkeiten und Grenzen der Erbringung individueller Gesundheitsleistungen kennen. Das ärztliche Berufs-, Vertrags- und Honorarrecht erfordert Kenntnis und Problembewusstsein, um Interventionen und Auseinandersetzungen mit Krankenkassen, Kassenärztlichen Vereinigungen, Patienten und nicht zuletzt einem falschen Konkurrenzdenken folgenden Kollegen vorzubeugen und zu begegnen.

Dieses Kapitel soll dazu beitragen, die häufigsten Probleme in der Praxis zu erkennen und zu lösen. Die Darstellung kann keine konkrete Konzeptionierung auf der Grundlage der individuellen Möglichkeiten der einzelnen Praxis ersetzen, jeder Arzt wird aber erkennen, ob er sich auf der „sicheren Seite" bewegt oder ob Korrekturen bei Angebot und Erbringung individueller Gesundheitsleistungen erforderlich sind.

2.2 Behandlungsvertrag und Honorarvereinbarung

Bei der notwendigen Heilbehandlung versicherter Patienten wird der Arzt kaum jemals vor die Frage gestellt, ob er einen schriftlichen Behandlungsvertrag abschließen sollte. Eine Honorarvereinbarung wird er nur bei Privatpatienten und dem Überschreiten der Höchstsätze der GOÄ vorsehen.

Der Arzt – aber auch sein Praxispersonal – muss bei IGeL-Leistungen umdenken: Der Abschluss einer schriftlichen Behandlungsvereinbarung mit gesetzlich versicherten IGeL-Patienten ist unerlässlich; eine schriftliche Honorarvereinbarung vermeidet unerfreuliche und überflüssige Diskussionen:

Die freie Entscheidung des Patienten über die Inanspruchnahme von individuellen Gesundheitsleistungen muss das Wissen um die Tatsache beinhalten, dass die Leistungen nicht von seiner Krankenkasse erstattet werden. Um Missverständnissen und dem hiermit häufig einhergehenden Vertrauensverlust vorzubeugen, sollte dies in einem schriftlichen Behandlungsvertrag, einer „Vereinbarung über die Erbringung individueller Gesundheitsleistungen", festgehalten werden.

Bezüglich des gesetzlich krankenversicherten Patienten – und damit sicherlich der Mehrzahl der IGeL-Patienten – ist darüber hinaus die für Vertragsärzte bindende Bestimmung des § 18 Abs. 1 BMV-Ä zu beachten:

„Der Arzt darf von einem Versicherten eine Vergütung nur fordern, wenn und soweit der Versicherte vor Beginn der Behandlung ausdrücklich verlangt, auf eigene Kosten behandelt zu werden, und dieses dem Vertragsarzt schriftlich bestätigt."

Mit dem Abschluss dieses Behandlungsvertrages „verlassen" Vertragsarzt und Patient das System der gesetzlichen Krankenversicherung (Beschränkung auf notwendige, im EBM oder den Gesamtverträgen aufgenommene Leistungen und Erbringung nach dem Sachleistungsprinzip) und begeben sich in den privatärztlichen Bereich (Geltung der GOÄ).

Es ist darüber hinaus zu beachten, dass der Inhalt dieses Behandlungsvertrages, der die „Schnittstelle" zwischen GKV-Leistung und Selbstzahlerleistung regelt, sowohl zivilrechtlichen als auch vertragsarztrechtlichen Vorschriften entsprechen muss. Dies ist teilweise leider sowohl bei den von Kassenärztlichen Vereinigungen veröffentlichten Mustern als auch bei Vorschlägen der Berufsverbände nicht der Fall.

Der Arzt hat nämlich nach § 18 BMV-Ä nur einen unmittelbaren Vergütungsanspruch gegenüber dem Patienten, „wenn und soweit" der Patient der Behandlung zustimmt. Der Patient muss nicht nur pauschal einer Behandlung auf eigene Kosten zustimmen, er muss vielmehr auch konkret in Bezug auf die einzelnen zu erbringenden Leistungen einwilligen. „Wenn" der Patient zustimmt, darf er privatärztlich behandelt werden, dies allerdings nur, „soweit" er auch der Behandlungsleistung im Einzelnen zugestimmt hat. Diese gesetzliche Forderung setzt voraus, dass der Patient die zu erbringenden ärztlichen Leistungen in ihren wesentlichen Grundzügen kennt, weshalb jedenfalls Ziffern und Text der Leistungsbeschreibung nach der GOÄ angegeben werden müssen.

Auch die zivilrechtlichen Grundsätze, insbesondere die Wertungen des Patienten- und Verbraucherschutzes in der Gestalt der wirtschaftlichen Aufklärungspflicht des Arztes, gebieten, dass der Arzt bereits im Behandlungsvertrag neben der Bezeichnung der zu erbringenden Leistung die voraussichtlichen Kosten angibt. Dies ignorieren zahlreiche „Mustervereinbarungen", obwohl die jüngste Rechtsprechung des Bundesgerichtshofes zu Wahlleistungsvereinbarungen bei stationären Leistungen keine Zweifel daran lässt, dass jeder Patient vor oder mit Abschluss des Behandlungsvertrages in die Lage versetzt werden muss, überschlägig zu bestimmen, welche Kosten auf ihn zukommen. Da vor einer Behandlung der Schwierigkeitsgrad und Zeitaufwand, mithin der Steigerungsfaktor nach § 5 GOÄ nicht abschließend zu ermitteln ist, empfiehlt sich die Angabe des einfachen oder des mittleren Satzes nebst dem Hinweis, dass die endgültige Gebühr bei besonderen Umständen nach oben oder unten abweichen kann.

Zusätzlich zur „Vereinbarung über die Erbringung individueller Gesundheitsleistungen" sollte der Arzt einen Honorarvertrag mit dem Patienten schließen. Dies ist bei einer Überschreitung des 3,5fachen GOÄ-Satzes zwingend erforderlich, auch im Regelfall der Einhaltung des Gebührenrahmens empfiehlt sich dieses: Trotz ausdrücklicher Hinweise auf eine fehlende Erstattungsfähigkeit in der „Vereinbarung über die Inanspruchnahme individueller Gesundheitsleistungen" zeigt die Erfahrung, dass zahlreiche Patienten die Privatliquidationen dennoch ihrer Krankenkasse (ob nun GKV oder PKV) zur Kostenerstattung vorlegen. Die – zu erwartenden – ablehnenden Äußerungen und Hinweise der Krankenversicherungen führen dann häufig dazu, dass der Patient seinerseits Einwendungen gegenüber dem Arzt erhebt. Hier schafft nur die vorherige Honorarvereinbarung Rechtssicherheit und vermeidet unproduktiven Schriftverkehr und Diskussionen.

Die Honorarvereinbarung sollte nicht in einem Formular inhaltlich mit dem Behandlungsvertrag verbunden werden. Zwar schreibt § 2 Abs. 2 GOÄ ausdrücklich nur vor, dass Honorarvereinbarungen über einen höheren als den 3,5fachen Satz in einem isolierten Schriftstück aufzunehmen sind, die Gerichte leiten aber in vergleichbaren Konstellationen aus Überlegungen des Patienten- und Verbraucherschutzes ab, eine zu umfangreiche und eventuell für den Patienten verwirrende Vereinbarung sei unwirksam. Dieses Risiko ist vermeidbar und sollte nicht eingegangen werden.

2.3 Abrechnung von IGeL

Individuelle Gesundheitsleistungen sind nach der GOÄ abzurechnen. Dieser Grundsatz ist einfach, in der Praxis sind jedoch immer wieder Probleme und Falschabrechnungen festzustellen. Im Folgenden werden die wichtigsten Fragestellungen erläutert. Jeder Arzt sollte sich als Ausgangsüberlegung verdeutlichen, dass er ärztliche Leistungen gegenüber einem Patienten nicht „frei" abrechnen darf. In Deutschland gilt die GOÄ, eine Rechtsverordnung und damit formelles Gesetz. Jede Abrechnung muss somit nach der GOÄ erfolgen, diese erlaubt gewisse „Freiheiten", z.B. bei der Vereinbarung abweichender Steigerungssätze, was sie nicht ausdrücklich erlaubt, ist allerdings eindeutig verboten.

2.3.1 Pauschal- oder Paketpreise

Die im Bereich der IGeL-Leistungen häufig festzustellende Abrechnung von Pauschal- oder Paketpreisen ist rechtswidrig. Die GOÄ schreibt eine Abrechnung nach Einzelleistungsziffern und Komplexziffern vor, eine Abrechnung von Pauschalen oder „Leistungspaketen" kennt die GOÄ nicht.

Der Arzt muss eine GOÄ-Rechnung über die individuellen Gesundheitsleistungen ausstellen; ebenso wie er beim „normalen" Privatpatienten keine Pauschalen berechnet, darf dies auch bei IGeL-Leistungen nicht erfolgen: Die Rechnung muss die Leistungsziffer, eine verständliche Beschreibung des Leistungsinhaltes (ggf. unter Angabe der Mindestdauer), die Kennzeichnung als Wunschleistung (dies wird häufig übersehen!), die Gebühren und den Steigerungssatz enthalten.

Bei der Abrechnung von Analogziffern ist darüber hinaus die tatsächlich erbrachte Leistung verständlich zu beschreiben und die als gleichwertig herangezogene Leistung nebst Ziffer und dem Vermerk „entsprechend" oder „analog" zu benennen.

Obwohl vorstehendes in Gänze in § 12 GOÄ geregelt ist, sind erstaunlich viele Abrechnungen fehlerhaft. Im Streitfall führt dies zu einer fehlenden Fälligkeit des Honoraranspruchs: Der Arzt verliert entweder den Honorarrechtsstreit oder er muss nochmals unter Beachtung der Formerfordernisse abrechnen, was lästig und vermeidbar ist. Auch sollte bedacht werden, welchen Eindruck es macht, wenn der Arzt auf Intervention des Patienten seine Rechnung ändern und neu ausstellen muss. Selbst wenn dieselbe Rechnungssumme erreicht wird (was aber bei vorherigen Pauschalpreisen kaum jemals der Fall sein wird), bleibt ein „übler Beigeschmack": Der Patient wird – zu Recht – annehmen, sein Arzt rechne falsch ab. Wenn er dies auch noch Dritten erzählt, kann eine nicht der GOÄ entsprechende Rechnung schnell zu dauerhaftem wirtschaftlichen Schaden führen.

Zunehmend sehen die Staatsanwaltschaften in der Übersendung einer nicht der GOÄ entsprechenden Rechnung auch einen strafbaren Betrugsversuch und leiten Ermittlungsverfahren ein.

2.3.2 Keine „Rabatte"

Die nicht selten in Anzeigen oder auf Internetseiten von Praxen zu findende Aussage, es werde Mengenrabatt gewährt oder eine bestimmte Anzahl überschreitenden Anwendungen oder Therapien würden kostenlos erbracht, ist wettbewerbswidrig. Gleiches gilt für „Saisonangebote" oder „Kennenlernangebote". Es ist dem Arzt untersagt, z.B. die ersten drei Anwendungen einer Therapie umsonst zu erbringen. Neben der eindeutigen Rechtswidrigkeit dürfte ein solches Vorgehen auch wirtschaftlich von zweifelhaftem Nutzen sein. Wer eine Teilleistung umsonst erhält, vermutet keinen Altruismus, vielmehr wird er annehmen, dass die Gratisleistung über eine Erhöhung des Preises für die zu vergütenden Leistungen „verdeckt" finanziert wird. Die Folge von Rabatten oder „Kennenlernangeboten" kann demnach die Spekulation des Patienten sein, der Arzt verdiene an den Versicherungsleistungen oder anderen Selbstzahlerleistungen unangemessen viel; dies ist in gleicher Weise falsch wie gefährlich.

Eine solche „Preispolitik" kann allerdings durchaus rechtlich legitime Zwecke verfolgen. Hinter den Überlegungen des Arztes muss nicht ein unlauteres „Ködern" der Patienten stehen, vielmehr leitet ihn der Gedanke einer angemessenen Berücksichtigung der wirtschaftlichen Leistungsbereitschaft und -fähigkeit des Patienten. Es wäre falsch, wenn eine nützliche und empfehlenswerte Leistung allein aus finanziellen Gründen nicht in Anspruch genommen wird. Dem kann der Arzt legal über einen bewussten Umgang mit dem Gebührenrahmen der GOÄ gerecht werden, dies jedoch ohne das Risiko von Abmahnung und strafbewehrter Unterlassungserklärung. Nach § 12 der Muster-Berufsordnung hat der Arzt beim Abschluss einer Honorarvereinbarung auf die Einkommens- und Vermögensverhältnisse des Patienten Rücksicht zu nehmen. Diese Regelung ist in allen Berufsordnungen der Landesärztekammern übernommen worden. Da der Arzt bei IGeL-Leistungen eine Honorarvereinbarung abschließen sollte, steht ihm somit das erforderliche Instrumentarium zur Verfügung, ohne dass es rechtswidriger „Paket-, Saison- oder Mengenangebote" bedarf.

2.3.3 Abrechnung von Laborleistungen

Im Rahmen individueller Gesundheitsleistungen werden häufig Laborleistungen erbracht. Obwohl die rechtlichen Vorschriften zur Leistungserbringung und Abrechnung in diesem Bereich seit Jahren gelten, nimmt die Anzahl der Strafverfahren gegen Ärzte wegen falscher Abrechnung von Laborleistungen nicht ab. Jedem Arzt kann nur dringend geraten werden, die gesetzlichen Vorgaben strikt zu beachten; Strafverfahren können bis zum Entzug der Approbation führen.

Das Praxislabor nach Kapitel M I GOÄ kann durch den Arzt selbst abgerechnet werden, wenn er die Leistungen in der eigenen Praxis erbringt.

Für die Leistungen des Basislabors nach M II gilt die Sonderregelung des § 4 Abs. 2 GOÄ, wonach diese auch dann als eigene Leistung gelten und vom Arzt selbst abgerechnet werden können, wenn sie in einer – rechtmäßig strukturierten – Laborgemeinschaft erbracht wurden, welcher der Arzt angehört. Ebenfalls können die M-II-Leistungen in einem Krankenhauslabor erbracht werden, wenn dies durch nicht liquidationsberechtigte Ärzte des Hauses erfolgt.

Das Speziallabor nach M III und M IV GOÄ kann dagegen nicht in einer Laborgemeinschaft erbracht und gleichzeitig durch den einsendenden Arzt selbst abgerechnet werden. Dies ist ein Verstoß gegen die persönliche Leistungserbringungspflicht. Das Labor bzw. der Laborarzt erbringt die Leistung, er muss diese selbst gegenüber dem Patienten abrechnen. Der einsendende Arzt hat die Laborleistung nicht erbracht, er darf sie nicht abrechnen.

Gegenteilige Hinweise oder Anregungen sind falsch, Berichte oder eigene Erfahrungen, dass der Arzt Laborleistungen abrechnet ohne diese zu erbringen, sind gefährlich. Die Staatsanwaltschaften sehen in diesem Bereich keinerlei Diskussionsbedarf, da die Rechtslage eindeutig ist. Wer bei der Erbringung individueller Gesundheitsleistungen Analysen des Speziallabors M III und M IV benötigt, sollte Art und Abrechnung der Leistungserbringung rechtlich prüfen und absichern lassen. Wenn in der Vergangenheit Fehler gemacht wurden, ist ebenfalls im Hinblick auf strafrechtliche Ermittlungsverfahren präventivrechtliche Unterstützung dringend anzuraten.

Auch die anzutreffenden Modelle, wonach ein Labor „Sammelrechnungen" ausstellt und der einsendende Arzt die einzelne Leistung (teilweise mit anderem Steigerungssatz) „weiterberechnet", sind zweifelhaft, wenn nicht eindeutig rechtswidrig: Der Arzt müsste auf seiner Rechnung vermerken, dass er nur ihm selbst entstandene Kosten weitergibt, er darf dann aber eben auch keinen höheren Steigerungssatz verlangen. Falls der Arzt tatsächlich nur die Laborrechnung weitergibt, kann dies bei unzweifelhafter Offenlegung der Fremdleistung rechtmäßig sein, es stellt sich dann allerdings die Frage, weshalb der

Arzt als Inkassostelle des Labors fungiert. Das zur Rechtfertigung eines solchen Vorgehens häufig verwandte Argument, es sei für den Patienten doch einfacher, wenn er nur eine Rechnung erhalte, überzeugt nicht: Der in dieser Weise argumentierende Arzt wird sich fragen lassen müssen, ob er z.B. auch radiologische oder pathologische Leistungen, die von den jeweiligen Facharzt-Kollegen erbracht worden sind, auf seiner Rechnung „für diese" mit abrechnet, da es der Patient dann einfacher hat. Dies ist sicherlich nicht der Fall, den ein Staatsanwalt oder ein Strafrichter entsprechend – negativ – würdigen wird.

Man sollte sich Folgendes vergegenwärtigen: Im Laborbereich haben sich in den vergangenen Jahrzehnten Verhaltensweisen „eingeschlichen", die allerdings auch früher zu keinem Zeitpunkt rechtmäßig waren. Heute sind die Staatsanwaltschaften – und inzwischen sogar die privaten Krankenversicherungen – sensibilisiert. Kein Arzt kann es sich leisten, die Abrechnung von Laborleistungen nicht ernst zu nehmen und das Gebot der persönlichen Leistungserbringung nicht strikt einzuhalten.

2.3.4 Umsatzsteuer

Ausgelöst durch ein Urteil des Europäischen Gerichtshofes im Jahr 2000 und die Begehrlichkeit des Fiskus wird die Umsatzsteuerpflicht auf ärztliche Leistungen derzeit diskutiert und – in verschiedenen gerichtlichen Pilotverfahren – verhandelt.

Einige IGeL-Leistungen (z.B. die nicht indizierte Schönheitsoperation und die reise- oder sportmedizinische Beratung) sind grundsätzlich umsatzsteuerpflichtig. Für andere individuelle Gesundheitsleistungen, insbesondere solche der Vorsorge- und Präventivmedizin, lässt sich auf der Grundlage der jetzigen Gesetzeslage eindeutig feststellen, dass keine Umsatzsteuerpflicht besteht.

Eine abschließende rechtliche Klärung der hiermit zusammenhängenden Fragen steht aus, die meisten Ärzte können dies aber gelassen abwarten: Zum einen dürfte jede rückwirkende Einführung einer Umsatzsteuerpflicht nach der jüngsten Rechtsprechung des Bundesfinanzhofes ausscheiden, zum anderen kann fast jeder IGeL-Arzt von dem so genannten Kleinunternehmerprivileg gebrauch machen.

Der derzeitigen Diskussion der Rechtslage liegt Folgendes zugrunde: Das Umsatzsteuergesetz sowie die Umsatzsteuerrichtlinien sehen vor, dass heilkundliche Leistungen nicht mehrwertsteuerpflichtig sind. Nummer 88 UStR definiert Heilkunde wie folgt:

„Ausübung der Heilkunde ist Feststellung, Heilung oder Linderung von Krankheiten; auch Leistungen der vorbeugenden Gesundheitspflege gehören zur Heilkunde."

Es soll also darauf ankommen, ob die abgerechneten Leistungen medizinisch indiziert waren oder nicht. Hiermit wird das Problem aber nur anders umschrieben: Was ist medizinisch indiziert? Die Finanzämter vertreten teilweise die Auffassung, dies seien alle Leistungen, die von der jeweiligen Krankenkassen erstattet werden, alle anderen seien nicht indiziert. Dies ist bei näherer Betrachtung nicht haltbar: Die Vorsorge-Koloskopie wird seit 2003 von den gesetzlichen Kassen übernommen, soll sie deshalb im Jahr 2004 indiziert, im Jahr 2002 aber nicht indiziert gewesen sein? Weitere Beispiele für die fehlende Tragfähigkeit eines solchen Ansatzes sind das Mammographie-Screening oder die Methadon-Substitution. Aber auch solche Leistungen die derzeit nicht von den Kassen übernommen werden, können selbstverständlich indiziert sein. Man muss dies nicht an IGeL-Leistungen belegen, es bieten sich viel „unangreifbarere" Beispiele: Die Positronen-Emissions-Tomographie ist in der GOÄ unter Nr. 5488 aufgeführt; Privatkassen erstatten diese Leistung. PET ist aber bekanntlich keine Leistung der GKV, da der Bundesausschuss die Anerkennung als „Kassenleistung" abgelehnt hat. Soll nun PET bei privat versicherten Patienten medizinisch indiziert, bei gesetzlich Versicherten aber nicht indiziert sein? Die Ansätze der Finanzämter sind ersichtlich falsch.

Solange die abschließende gerichtliche Klärung aller hiermit zusammenhängenden Fragen aussteht, sollte sich jeder Arzt durch zwei Maßnahmen absichern:

Er sollte IGeL-Leistungen sorgfältig dokumentieren. Selbsverständlich gilt die berufsrechtliche Pflicht zur Dokumentation ohnehin auch bei IGeL-Leistungen, das Festhalten des therapeutischen oder präventiven Zweckes kann aber im Zweifel helfen, den heilkundlichen Schwerpunkt der Leistungen und damit die Umsatzsteuerbefreiung zu belegen.

Derjenige Arzt, der einige Leistungen erbringt, die eindeutig der Umsatzsteuer unterliegen, sollte von dem Kleinunternehmerprivileg gebrauch machen: Trotz der grundsätzlichen Steuerpflicht der Leistung sind hierbei solche Praxen umsatzsteuerbefreit, deren umsatzsteuerpflichtige Umsätze im Jahr 2004 weniger als 17.500,00 € betragen haben und deren umsatzsteuerpflichtige Umsätze im Jahr 2005 voraussichtlich weniger als 50.000,00 € betragen werden. Insbesondere im Hinblick auf die Prognose – die sich später auch als unzutreffend erweisen kann, ohne dass dies steuerrechtliche Auswirkungen hat – ist Rücksprache mit einem Medizin- und Steuerrechtler sinnvoll.

2.3.5 Analoge Leistungsbewertung

Die analoge Anwendung existierender Leistungsziffern bzw. Leistungsbeschreibungen setzt voraus, dass die erbrachten individuellen Gesundheitsleistungen nach Art und Aufwand der in Bezug genommenen GOÄ-Ziffer entsprechen. Die sich hieraus ergebenden Konsequenzen werden häufig ver-

kannt. Wer z.B. die Ziffer 30 GOÄ (homöopathische Erstanamnese, Mindestdauer 1 Stunde) analog abrechnen möchte, muss nicht nur selbst eine Anamnese (z.B. eine endokrinologische) erheben, er muss vielmehr auch die Min-
destzeit beachten und die individuelle Gesundheitsleistung in dem in der
GOÄ vorgesehenen zeitlichen Umfang erbringen. Auch bei der analogen Anwendung apparatebezogener Leistungsziffern ist die Frage der Vergleichbarkeit von besonderer Bedeutung, da der GOÄ-Bewertung – jedenfalls nach
Auffassung der Rechtsprechung – auch die Anschaffungs- und Betriebskosten
des medizinischen Gerätes zugrunde liegen.

Selbstverständlich darf die Analogbewertung nicht zur Umgehung des Ziel-
leistungsprinzips der GOÄ missbraucht werden. Ist eine Leistung Bestandteil
einer anderen Leistung des Gebührenverzeichnisses, so ist eine doppelte Abrechnung unzulässig. Umgekehrt wird aber beim Ansatz von Analogziffern
auch häufig übersehen, dass weitere, nicht eingeschlossene Leistungen zusätzlich erbracht werden und deshalb auch gesondert abzurechnen sind. Beim
Ansatz von Analogziffern gilt nichts anderes, als bei der „üblichen" Abrechnung nach GOÄ.

Das „Auffinden" der richtigen Analogziffer ist häufig nicht einfach. In Zweifelsfällen kann zunächst das Verzeichnis der analogen Bewertungen der Bun-
desärztekammer helfen, welches jedoch nur wenige Ziffern enthält. Auch die
Abrechnungsempfehlungen von Vereinen, Verbänden oder Geräteherstellern
sind häufig juristisch geprüft und können herangezogen werden. Da sich die
Rechtmäßigkeit solcher Empfehlungen und damit deren Seriosität vom einzelnen Arzt aber nicht immer überprüfen lässt, sollte er keinesfalls blind vertrauen: Er muss die Plausibilität seiner Abrechnung selbst prüfen und im
Zweifel rechtfertigen.

Der Medizinrechtler wird teilweise mit der Fragestellung konfrontiert, ob in
einer Honorarvereinbarung die Abrechnung einer bestimmten GOÄ-Ziffer
für eine – nicht vergleichbare – Leistung frei vereinbart werden kann. Dies ist
eindeutig zu verneinen. Es darf nach § 2 GOÄ allein eine von der Gebühren-
höhe abweichende Vereinbarung geschlossen werden, also ein höherer Steigerungsfaktor ausgehandelt werden. Eine abweichende Bewertung der Behandlungsleistung, rechtlich also ein Abweichen von der Punktzahl der GOÄ, ist
unzulässig. Die GOÄ enthält mit § 6 Abs. 2 Vorschriften zur Analogbewertung, diese sind nicht disponibel. Es muss also stets die tatsächlich gleicharti-
ge und gleichwertige, die analoge Leistungsziffer bestimmt, benannt und abgerechnet werden.

2.4 Patienteninformation und Werbung

Der Arzt darf den Patienten – auch auf eigene Initiative hin – sachlich und unaufdringlich über Art und Sinnhaftigkeit der IGeL-Leistungen informieren, der freie Wille des Patienten darf jedoch nicht beeinflusst werden; dieser muss selbstbestimmt entscheiden, ob er die Leistung wählt oder nicht. Dieser Maßstab ergibt sich bereits aus der Definition individueller Gesundheitsleistung:

„IGeL-Leistungen sind Leistungen, die nicht zum Leistungsumfang der gesetzlichen Krankenversicherung – und teilweise nicht zum Umfang der privaten Krankenversicherung – gehören, dennoch von Patientinnen und Patienten nachgefragt werden, ärztlich empfehlenswert oder aufgrund des Patientenwunsches ärztlich vertretbar sind.“

Allerdings müssen IGeL-Leistungen „verkauft“ werden, nur wenn der Patient das Angebot kennt, kann er über die Inanspruchnahme entscheiden. Da der Arzt Freiberufler und nicht Gewerbetreibender ist und die Gesundheit zu Recht als herausragendes Rechtsgut Verfassungsschutz genießt, ist die Information über Gesundheitsleistungen vom rechtlichen Widerstreit zwischen Aufklärungsrecht und -pflicht des Arztes einerseits sowie Patientenschutz andererseits geprägt. Dies birgt in der Praxis häufig Probleme, die allerdings mit den nachstehenden Grundsätzen allesamt zu lösen sind.

Im Hinblick auf das Spannungsverhältnis zwischen ärztlichem Informationsrecht und freier Entscheidung des Patienten sollte man sich Folgendes vergegenwärtigen: Der Arzt hat erheblichen Einfluss auf die Willensentscheidung des Patienten. Untersuchungen, die der Arzt als medizinisch sinnvoll darstellt, wird der Patient in der Regel auch als für ihn selbst sinnvoll erachten, da er zu Recht vom überlegenen Fachwissen des Arztes ausgeht. Der Patient ist nicht „unmündig“, der Arzt muss mit dem ihm entgegengebrachten Vertrauen jedoch verantwortungsbewusst umgehen: Dies kann durch die einfache Selbstkontrolle dahingehend erreicht werden, ob der Patient ausdrücklich darauf hingewiesen wurde, dass die Leistungen in Anspruch genommen werden können, da dies ärztlich empfehlenswert und medizinisch vertretbar ist, der Patient die Leistung aufgrund seines konkreten Gesundheitszustandes allerdings nicht in Anspruch nehmen muss.

Diese Maßstäbe gelten sowohl für die schriftliche Information des Patienten als auch für die persönliche Beratung durch den Arzt.

2.4.1 Informationsbroschüren

Schriftliche Patienteninformationen zu sämtlichen individuellen Gesundheitsleistungen, insbesondere solchen der Vorsorgemedizin, bieten sich an und sind rechtlich zulässig. Auch hier ist jedoch sachliche Darstellung und verantwortungsbewusster Umgang mit der Beeinflussbarkeit des Patienten oberstes Gebot; falsche oder manipulative Praxisbroschüren führen nicht selten zu wettbewerbsrechtlichen Abmahnungen, Disziplinar- oder gar Zulassungsentzugsverfahren.

Die Maßstäbe der werbenden Außendarstellung eines Arztes sind in den letzten Jahren durch das Bundesverfassungsgericht sowie den Europäischen Gerichtshof für Menschenrechte festgelegt worden. Die Muster-Berufsordnung für die deutschen Ärztinnen und Ärzte nimmt diesen Standard auf und beschreibt ihn wie folgt:

„Sachliche berufsbezogene Information ist dem Arzt gestattet, berufswidrige Werbung ist dem Arzt untersagt. Berufswidrig ist insbesondere eine anpreisende, irreführende oder vergleichende Werbung."

Als sachliche berufsbezogene Information ist all das erlaubt, was einem sachgerechten und angemessenen Informationsbedürfnis des Patienten gerecht wird und einer Kommerzialisierung des Arztberufes keinen Vorschub leistet.

Es ist einem Arzt grundsätzlich unbenommen, in angemessener Weise auf seine Leistungen hinzuweisen und ein vorhandenes, an ihn herangetragenes Informationsinteresse zu befriedigen. Anders als die gewerbliche Wirtschaft hat der Arzt jedoch das verfassungsrechtlich geschützte Rechtsgut der Gesundheit der Bevölkerung in besonderer Weise zu beachten. Die Grenze zwischen zulässiger Information und unzulässiger, anpreisender Reklame wird durch das sogenannte Sachlichkeitsgebot gezogen: Der Arzt darf über Behandlungsmethoden und Behandlungsalternativen informieren, muss sich jedoch der reißerischen Aufmachung enthalten. Stellt der Arzt z.B. IGeL-Angebote dar, so müssen die dortigen Beschreibungen sachlich zutreffend und für den Laien verständlich sein; unverständliche medizinische oder naturwissenschaftliche Ausführungen sind aus der Perspektive des Patienten unsachlich und können anpreisende Wirkung haben.

Nach der jüngsten Rechtsprechung des Bundesverfassungsgerichtes und des Bundesgerichtshofes ist der Arzt – jedenfalls auf seinen Internetseiten – allerdings nicht auf die Mitteilung nüchterner Fakten beschränkt: Eine so genannte „Sympathiewerbung" ist zulässig, da solche Informationen ebenfalls zu dem auch emotional geprägten Vertrauensverhältnis zwischen Arzt und Patient beitragen können, soweit durch sie nicht der Informationscharakter der Darstellung in den Hintergrund gedrängt wird. Mit dieser Begründung wurden z.B. die Mitteilung eines Arztes über seine privaten Hobbys, die Beherrschung eines Dialektes und die Veröffentlichung der Urkunde über die Mitgliedschaft in einer ärztlichen Fachgesellschaft von der Rechtsprechung gebilligt.

Solange Informationsbroschüren sachlich über Tatsachen berichten, die einem – wohl verstandenen – Informationsbedürfnis des Patienten gerecht werden und solange personenbezogene Mitteilungen nicht über das hinaus gehen, was im Rahmen einer vertrauensvollen, gleichberechtigten Arzt-Patienten-Beziehung sinnvoll erscheint, ist dem Arzt eine solche Außendarstellung gestattet. Juristisch kann inzwischen mit guten Gründen von einer Ablösung des ärztlichen Werbeverbotes durch die ärztliche Werbefreiheit gesprochen werden. Reklamehafte Darstellungen, die die in dieser Weise liberalisierte Grenze überschreiten, dürften auch häufig zu dem Gegenteil des Intendierten führen: Der anpreisend oder irreführend werbende Arzt wird mit solchen Darstellungen in weiten Bevölkerungskreisen auf Unverständnis stoßen, da die Patienten zu Recht davon ausgehen, dass sich das Handeln des Arztes primär an medizinischen Notwendigkeiten und nicht an ökonomischen Erfolgskriterien orientiert. Die rechtlichen Grenzen der Werbefreiheit sind Spiegel der gesellschaftlichen Auffassung; ärztliche Leistungen haben eine andere Qualität als z.B. Waschmittel, über sie ist deshalb – auch und gerade im Interesse der Ärzte – anders zu informieren.

2.4.2 Information durch Praxispersonal

Die genannten Möglichkeiten und Grenzen der schriftlichen Information und Werbung gelten in gleicher Weise bei der persönlichen Ansprache des Patienten in der Praxis. Häufig wird die erste Kontaktperson des Patienten für Fragen der individuellen Gesundheitsleistungen ein nichtärztlicher Mitarbeiter oder eine nichtärztliche Mitarbeiterin der Praxis sein. In einigen Praxen sind auch Anreizsysteme installiert, die den Mitarbeiterinnen Boni bei der Vermittlung von IGeL-Leistungen versprechen.

Der Arzt muss regelmäßig kontrollieren, ob die vorstehenden Grundsätze von seinen Mitarbeiterinnen im Praxisalltag eingehalten werden. Er ist für deren Verhalten verantwortlich; ihm obliegt nicht nur die sachgerechte und zutreffende Einweisung des Personals sondern auch die regelmäßige Kontrolle und Überwachung. Falsche oder gar manipulative Informationen durch die Mitarbeiterinnen exkulpieren den Arzt nicht.

Gerade Anreizsysteme, so sinnvoll diese sind, bergen die Gefahr, dass in der täglichen Praxis die Gedanken der ausgewogenen Patienteninformation hinter die wirtschaftlichen Interessen der Mitarbeiterinnen zurück treten. Dies ist allerdings kein Spezifikum der IGeL-Leistungen oder des „Unternehmens Arztpraxis": Jeder der unmittelbar wirtschaftlich am Erfolg seiner Tätigkeit beteiligt ist, muss sich stets vor Augen führen, dass kurzfristiger Gewinn nicht zwingend auch langfristigen Erfolg bedeuten muss. Dem Arzt als Unternehmer ist dies bewusst, er sollte deshalb in regelmäßigen Besprechungen mit seinem Praxisteam die Art der Information über Selbstzahlerleistungen überprüfen. Falls dennoch im Einzelfall eine falsche oder angreifbare Patienteninformation durch Mitarbeiter oder Mitarbeiterinnen stattfindet, ist der Arzt –

trotz der Gewährung „gefahrgeneigter" Anreize – nicht verantwortlich im Sinne des Berufsrechts. Er hat die rechtswidrige Werbung weder veranlasst noch geduldet.

2.4.3 Internet-Darstellung

Wenn die Praxis über eine Homepage verfügt, sollte aus Marketinggründen das IGeL-Angebot nicht fehlen. Nicht zuletzt wegen der vom Arzt nicht zu kontrollierenden Zugriffsmöglichkeiten (neidende Konkurrenten, gewerbliche Abmahnvereine) müssen die vorstehenden Grundsätze auch hier sorgfältig beachtet werden. Allerdings hat das Bundesverfassungsgericht am 26.08.2003 in Bezug auf die Internetwerbung eines Arztes festgestellt, dass Ärztinnen und Ärzte in der Außendarstellung freier sind, wenn Informationen dem Patienten nicht unaufgefordert mitgeteilt werden, sondern dieser selbst aktiv werden muss, um sie sich zu verschaffen. Anders als bei der persönlichen Ansprache durch Arzt und Praxispersonal oder im Rahmen von Zeitungsanzeigen sucht der Patient im Internet gezielt nach Informationen; das Kriterium der „Verständlichkeit der Werbung für den Laien" ist deshalb weniger restriktiv auszulegen.

Bei der fremd- oder fachsprachlichen Beschreibung von Methoden und Behandlungen sind allerdings die Vorschriften des Heilmittelwerbegesetzes zu beachten. Dessen Geltung wird häufig – auch von Rechtsberatern – verkannt, da sich das Gesetz primär an die pharmazeutische Industrie richtet. Es enthält allerdings restriktive Vorschriften bezüglich der ärztlichen Außendarstellung, die von Abmahnvereinen oder Wettbewerbszentralen zunehmend bemüht werden. Vereinfacht dargestellt ist die Verwendung fremdsprachlicher Fachbegriffe, die noch keinen Eingang in den allgemeinen deutschen Sprachgebrauch gefunden haben, untersagt. Eine Darstellung der – wenig stringenten – Rechtsprechung zu diesem Komplex würde den Rahmen dieses Kapitels sprengen. Als Leitlinie für den Arzt gilt: Wenn fremdsprachliche Begriffe in der Außendarstellung verwendet werden, muss eine kurze Erläuterung in deutscher Sprache aufgenommen werden; wenn dies nicht gewünscht oder möglich ist, muss sich der Arzt vor Veröffentlichung beraten und absichern.

Ebenfalls ist Vorsicht bei der Beschreibung eingesetzter medizinisch-technischer Geräte oder dem Link auf die Internetseiten des Hersteller geboten. Apparative IGeL-Leistungen (z.B. Laserbehandlungen) erfolgen häufig mit reklamehafter Herausstellung des verwendeten Gerätes oder des Herstellers. Die Rechtsprechung ist in Bezug auf solche Sachverhalte konservativ und verneint in der Regel das sachliche Informationsbedürfnis des Patienten. Der Arzt sollte sich in einem ersten Schritt zur Selbstkontrolle fragen, ob der Patient eine für ihn verwertbare und ihm nutzende Zusatzinformation durch Benennung des Gerätes bzw. des Herstellers erhält. Dies wird häufig nicht der

Fall sein. Von einem Link auf die Seiten des Herstellers ist dringend abzuraten, da das Bundesverfassungsgericht ein diesbezügliches Informationsinteresse des Patienten ausdrücklich verneint. Gleiches gilt für die Beschreibung von Arzneimitteln und Verweise auf die Internetseite des pharmazeutischen Unternehmens.

2.5 Abgabe von Nahrungsergänzungsmitteln und Medizinprodukten

Häufig stellt sich im Zusammenhang mit der Erbringung von IGeL-Leistungen die Frage, ob der Arzt zulässigerweise in seiner Praxis Nahrungsergänzungsmittel, insbesondere Vitaminprodukte oder auch Medizinprodukte unmittelbar an den Patienten abgeben darf. Nachfolgend werden die Grundprinzipien dargestellt und eine Richtschnur für individuelles Handeln angeboten.

Die Gesamtproblematik des Verkaufes von Produkten in der Arztpraxis ist komplex, sie berührt sowohl gewerbesteuerrechtliche als auch berufsrechtliche Fragestellungen, die von der Rechtsprechung noch nicht abschließend geklärt sind und sich aufgrund der derzeitigen Veränderung im System der gesetzlichen Krankenversicherung im Wandel befinden.

Jüngst haben zwei Oberlandesgerichte divergierende Urteile erlassen, die den derzeitigen Stand der Rechtsprechung deutlich widerspiegeln. Streitgegenständlich war jeweils, ob ein Arzt in seiner Praxis Diabetes-Teststreifen an die Patienten abgeben darf.

Das Oberlandesgericht Köln hat in seiner Entscheidung vom 22.11.2002 die §§ 3 und 34 der Musterberufsordnung der Ärzte in den Mittelpunkt gestellt. § 3 Abs. 2 der in den Ländern inhaltsgleich umgesetzten MBO hat folgenden Wortlaut:

„Dem Arzt ist untersagt, im Zusammenhang mit der Ausübung seiner ärztlichen Tätigkeit Waren und andere Gegenstände abzugeben oder unter seiner Mitwirkung abgeben zu lassen sowie gewerbliche Dienstleistungen zu erbringen oder erbringen zu lassen, soweit nicht die Abgabe des Produktes oder die Dienstleistung wegen ihrer Besonderheiten notwendiger Bestandteil der ärztlichen Therapie sind."

Als maßgeblich erachtete das Gericht die Frage, ob das Produkt nicht auch durch einen Dritten, z.B. einen Apotheker oder einen Mitarbeiter eines Sanitätshauses oder nur durch den Arzt selbst dem Patienten verabreicht werden kann. Es soll nicht ausreichen, dass das Produkt selbst notwendiger Bestandteil der ärztlichen Therapie ist, vielmehr sei es erforderlich, dass gerade die

Abgabe durch den Arzt medizinisch geboten ist. Wenn schließlich – wie dies § 34 Abs. 5 der MBO vorschreibt – dem Arzt sogar schon der Verweis an einen bestimmten Anbieter von gesundheitlichen Leistungen oder Produkten untersagt ist, könne es ihm auf der anderen Seite nicht gestattet sein, die betreffenden Produkte selbst zu vertreiben.

Die Diabetes-Teststreifen sah das Gericht nicht als „notwendigen Bestandteil der Therapie" an. Anders hätte es wohl nur bezüglich solcher Produkte entschieden, die unter Aufsicht des Arztes eingenommen oder deren Anwendung im Rahmen einer Schulung durch den Arzt erläutert werden muss.

Das Oberlandesgericht Naumburg hat demgegenüber in seiner Entscheidung vom 03.07.2003 – ebenfalls zur Abgabe von Diabetes-Teststreifen – festgestellt, dass die Abgabe durch den Arzt zulässig sei, da dies im Ergebnis wirtschaftlicher ist als der Bezug über Apotheken. Eine wesentliche Rechtfertigung für die unmittelbare Abgabe sei darüber hinaus die Möglichkeit, dass der Arzt eventuell notwendige Einweisungen und Erläuterungen sogleich in der Praxis vornehmen könne.

Mit dieser Entscheidung folgt das OLG Naumburg der Rechtsprechung des Bundesgerichtshofes zur Abgabe von Hörgeräten, die allerdings durchaus auf Besonderheiten dieses Hilfsmittels und seines Vertriebsweges (zwingend notwendige enge Zusammenarbeit zwischen Arzt und Hörgeräteakustiker) beruht.

Standes- und wettbewerbsrechtlich muss man mangels höchstrichterlicher Rechtsprechung einerseits und der Existenz von Verbotsregelungen in den Berufsordnungen andererseits derzeit davon ausgehen, dass die Abgabe von Nahrungsergänzungsmitteln und Medizinprodukten durch den Arzt in seiner Praxis unzulässig ist.

Hinzu kommt die gewerbesteuerrechtliche Implikation der so genannten „Einfärbung": Die Abgabe von Produkten ist gewerbliche Tätigkeit; wer dies geschäftsmäßig betreibt, ist gewerbesteuerpflichtig. Die Gewerbesteuerpflicht kann die gesamten Einkünfte, also auch diejenigen aus freiberuflicher ärztlicher Tätigkeit umfassen. Nach der Rechtsprechung des Bundesfinanzhofes gilt dies allerdings nur für Gemeinschaftspraxen, nicht für – getrennt buchende – Einzelpraxen. Nachdem die allgemeine Gewerbesteuerpflicht für Freiberufler nicht eingeführt wurde, sollte dieses rechtliche und wirtschaftliche Problem nicht unterschätzt werden.

Zusammenfassend kann derzeit jedem Arzt seriöserweise nur geraten werden, nicht selbst Produkte zu vertreiben.

Dies steht allerdings nicht einer Gestaltung entgegen, wonach eine dritte Person – ggf. in räumlicher Nähe zur Arztpraxis – solche Produkte anbietet. Dies muss in eindeutig von der Arztpraxis abgegrenzten, von der gewerbetreibenden Person selbst unterhaltenen (z.B. angemieteten) Räumen geschehen. Nach einer jüngeren gerichtlichen Entscheidung kann die räumliche Abgrenzung auch dadurch erreicht werden, dass der Produktverkauf zwar in den Praxisräumen, jedoch zeitlich erst nach Beendigung der Praxistätigkeit erfolgt. Es muss dann aber nach außen eindeutig ersichtlich sein, dass zwei „Unternehmen" sich zeitlich die Räume teilen. Diese Entscheidung ist richtig, sie darf jedoch nicht dazu verleiten, die Notwendigkeit der „nach außen erkennbaren Trennung" nachlässig zu behandeln. Darüber hinaus ist zwingend zu beachten, dass der Arzt keinerlei unmittelbaren Einfluss auf die gewerbliche Tätigkeit des verkaufenden Dritten haben darf. Er darf an dem Gewinn der Verkaufstätigkeit nicht unmittelbar beteiligt sein. Einnahmen aus der Vermietung von Gewerberäumen oder unternehmerische Beteiligungen, die denen eines Aktionärs entsprechen, sind allerdings bei umsichtiger Gestaltung zulässig. Ob eine solche Konzeptionierung möglich und sinnvoll ist, kann und sollte im konkreten Einzelfall unter Beteiligung eines medizinrechtlich spezialisierten Rechtsanwaltes und eines Steuerberaters geklärt werden.

Vor durchschaubaren Versuchen der Umgehung, z.B. durch Verkauf in einem der Arztpraxis zuzuordnenden Zimmer und Vorschieben eines „Strohmannes", kann nur nachhaltig gewarnt werden: Sowohl die Ärztekammern als auch die Finanzbehörden prüfen solche Sachverhalte eingehend und sind mit gängigen Umgehungsversuchen vertraut.

Durch die mit dem Gesundheitssystemmodernisierungsgesetz erweiterten Möglichkeiten der Kooperation zwischen Apotheken und Ärzten und der hiermit einhergehenden Lockerung des Empfehlungsverbotes (§ 34 MBO) ist eine weitere Liberalisierung des Berufsrechts nicht ausgeschlossen. Ähnliche Tendenzen lassen sich aufgrund der gesetzlichen Zulassung von Versandapotheken prognostizieren. Der innovative Arzt-Unternehmer sollte diese Entwicklungen aufmerksam verfolgen; derzeit muss rechtlich allerdings eindeutig noch zu einem konservativen Verhalten, d.h. dem Unterlassen der Veräußerung von Nahrungsergänzungsmitteln und Produkten, oder aber der professionellen Ausgestaltung differenzierter Lösungen geraten werden.

2.6 IGeL-Kooperationen

Die nächsten Jahre werden noch stärker als bisher von ärztlichen Kooperationen geprägt sein. Im GKV-Bereich ist dies politisch gewünscht und wird in verschiedener Weise gefördert, jeder wirtschaftlich denkende Arzt muss sich angesichts rückläufiger Realeinkommen aus vertragsärztlicher Tätigkeit überlegen, ob die Praxiskosten gemindert (und die Fallzahlen gesteigert) werden können. Häufig ist dies nur möglich, wenn man sich mit Kollegen oder aber auch Krankenhäusern „zusammenschließt". Mit dem Medizinischen

Versorgungszentrum werden die vertragsarztrechtlichen Möglichkeiten gemeinsamer Berufsausübung erweitert, mit den Beschlüssen des 107. Deutschen Ärztetages zur Novellierung der Musterberufsordnung (Anerkennung von überörtlichen Gemeinschaftspraxen, von Teilgemeinschaftspraxen und Aufhebung der Bindung an einen Praxissitz) ist ein mutiger und weit reichender Schritt getan, tradierte Beschränkungen der ärztlichen Berufsausübung hinter sich zu lassen.

Auch IGeL-Leistungen können in Kooperation erbracht werden. Es bieten sich je nach Bedürfnis und Möglichkeit verschieden intensive Formen der gemeinsamen Zusammenarbeit mit anderen IGeL-Ärzten an: Von der gemeinsamen Informationsstrategie (Vorträge, Veranstaltungen), über die gegenseitige Empfehlung bezüglich abgestimmter Leistungen, bis zur gemeinsamen Gerätenutzung in der jeweiliger Praxis („Ring-Tausch") ist alles rechtlich gestaltbar; ob es gewünscht und wirtschaftlich Erfolg versprechend ist, muss und sollte jeder Arzt überlegen.

Als „Kür" der kooperativen Erbringung individueller Gesundheitsleistungen kann ein gemeinsames IGeL-Zentrum in externen Räumen, ein „Gesundheitszentrum für Selbstzahlerleistungen" angesehen werden (vgl. Kapitel 4). Ein solches Zentrum kann mit den bereits heute bestehenden rechtlichen Möglichkeiten verwirklicht werden, es sind hierbei jedoch einige Prämissen zu beachten, die nachfolgend kurz dargestellt werden:

IGeL-Zentren wurden bisher nicht als Gemeinschaftspraxen gestaltet, da das Berufsrecht in der Vergangenheit solche Teilgemeinschaftspraxen (die ärztliche Behandlung zu Lasten der Krankenkassen wird ja weiterhin in der jeweiligen Einzelpraxis ausgeübt) und die Zugehörigkeit zu mehreren Berufsausübungsgemeinschaften (falls man die „Kassenleistungen" in Gemeinschaftspraxis erbringt) verbot. Mit der Umsetzung der Beschlüsse des 107. Ärztetages werden IGeL-Zentren nunmehr auch als (Teil)gemeinschaftspraxis möglich sein, aus verschiedenen, z.B. haftungsrechtlichen Gründen bleibt die Gestaltung des Zentrums als „ausgelagerter" Praxissitz des jeweiligen Arztes ohne Gründung einer IGeL-Gemeinschaftspraxis aber sicherlich in den meisten Fällen das Mittel der Wahl.

Die Pflicht zur persönlichen Leistungserbringung ist damit auch bei der Erbringung individueller Gesundheitsleistungen zu beachten. Man darf die im Zentrum erbrachten Leistungen nicht selbst abrechnen, wenn diese dort von „irgendeinem" anderen Arzt erbracht wurden. Allerdings lässt sich eine dem Grundsatz der persönlichen Leistungserbringung entsprechende Arbeitsteilung erreichen, wenn aufgrund schriftlicher Vereinbarungen eine Delegation an den anderen Arzt erfolgt, die notwendigen Kontroll- und Überwachungspflichten ebenfalls schriftlich vereinbart und eingehalten werden.

Auch wenn berufsrechtlich die Erbringung heilberuflicher Leistungen durch juristische Personen (z.B. GmbH) oder durch Vereine möglich ist, empfiehlt sich weiterhin aus steuer- und haftungsrechtlichen Gründen in der Regel die Leistungserbringung durch den Arzt selbst. IGeL-Zentren sind deshalb so zu gestalten, dass der Behandlungsvertrag mit dem Arzt, nicht mit der „Gesundheitszentrum GmbH" abgeschlossen wird. Es kann durchaus sinnvoll sein, eine solche Gesellschaft zu errichten. Ihre Aufgaben liegen aber im Management, im Betrieb der Räumlichkeiten, in der Personalgestellung (Achtung: eventuell genehmigungspflichtige Arbeitnehmerüberlassung), dem Marketing und eventuell der Abrechnung (Achtung: gewerblich und umsatzsteuerpflichtig), sie sollte nicht selbst die ärztliche Leistung versprechen und schulden.

Schließlich ist das Verbot der Zuweisung gegen Entgelt strikt zu beachten. Es wäre rechtswidrig, ein Konzept zu vereinbaren, wonach jeder beteiligte Arzt Patienten ins Zentrum schickt und hierfür von dem „diensthabenden" Arzt, der die Leistung gegenüber dem Patienten abrechnet, ein „kick-back" erhält. Leider sind solche Modelle in Deutschland anzutreffen, sie stehen allerdings rechtlich auf ausgesprochen dünnem Eis und werden keiner berufsrechtlichen Kontrolle standhalten. Ein solcher Verstoß gegen das Verbot der Zuweisung gegen Entgelt ist aber auch eindeutig vermeidbar, wenn die Innenverhältnisse, der das Zentrum betreibenden Ärzte, klug und umsichtig geregelt werden. Es lassen sich Regelungen zur Nutzungszeit und zur Nutzungsabgabe eines jeden Arztes einerseits und zur Umlage der Gesamtkosten andererseits treffen, die wirtschaftlich gerechte, konsensfähige und vor allem rechtmäßige Ergebnisse liefern.

2.7 Fazit

Die finanziellen Probleme des deutschen Krankenversicherungssystems, die zunehmenden medizinischen Erkenntnisse und Möglichkeiten und nicht zuletzt die zunehmende Akzeptanz innerhalb der Bevölkerung, medizinische Leistungen selbst zu bezahlen, haben zur Etablierung individueller Gesundheitsleistungen geführt. Es ist bereits jetzt ersichtlich, dass die Sozialpolitik all diese Umstände dahingehend verwendet, immer mehr medizinische Leistungen dem Selbstzahlerbereich zuzuweisen. Man mag dies politisch und medizinisch-ethisch befürworten oder nicht: Derjenige Arzt, der keine IGeL-Leistungen anbietet, verzichtet auf zusätzliche Einkommensmöglichkeiten.

Da die Erbringung und Abrechnung von individuellen Gesundheitsleistungen nicht im GKV-System erfolgt, allerdings auch nicht völlig identisch mit der „normalen" Behandlung von Privatpatienten ist, muss der Arzt die rechtlichen Rahmenbedingungen dieses Leistungsbereiches kennen und die – überwiegend im Detail liegenden – Probleme berücksichtigen.

Die vorstehenden Ausführungen bieten Lösungshilfen. Wer in Gedanken hinter jedem Abschnitt dieses Kapitels „einen Haken gemacht hat", sollte mit seiner IGeL-Praxis fortfahren und diese ausbauen. Wer in einzelnen Bereichen zweifelt, sollte problembewusst prüfen und eventuell seine Leistungserbringung, Werbung oder Abrechnung modifizieren.

Individuelle Gesundheitsleistungen sind kein „Buch mit sieben Siegeln", sie sind allerdings auch kein rechtsfreier Raum. Dem informierten und problembewussten Arzt bieten sich erhebliche dauerhafte Möglichkeiten; wenn er sie nicht nutzt, werden es andere tun.

3 Praktische IGeL-Umsetzung

IGeL in meiner Praxis – eine tolle Sache!

W. GREBE

Seit circa 1997 wird die deutsche Ärzteschaft zunehmend unsicherer: Während die Veröffentlichung „Kostenerstattung und Individuelle Gesundheitsleistungen" von Dr. med. Lothar Krimmel (Autor des Kapitel 1 dieses Buches und damals stellvertretender Hauptgeschäftsführer der Kassenärztlichen Bundesvereinigung) insbesondere den niedergelassenen Kollegen Hoffnung auf eine sozial gesicherte Zukunft gab, wird bis heute von Gesundheitspolitik und Krankenkassen das zarte Pflänzchen „Recht auf ein gesichertes Leben vor dem Tod auch für den Vertragsarzt" zunehmend konterkariert.

ZITATE:

J. RAU: „Gesundheit ist keine Ware und Patienten sind keine Kunden!"

U. SCHMIDT: „Wer sich von einem Arzt abzocken lässt, ist selber Schuld!"

AOK Frankenberg: „Als GKV-Versicherter kriegen Sie alles auf Chipkarte!"

R. HERZOG: „Eine Krankenversicherung ist für das medizinisch Notwendige da, nicht für das sozialpolitisch Wünschenswerte!"

Dr. med. B. KLEINKEN: „Manche Untersuchungen nach den Früherkennungs-Richtlinien nicht privat (IGeL) zu liquidieren bedeutet Abrechnungsbetrug!"

Dr. med. W. GREBE: „Seriöses IGeLn setzt nicht nur Ressourcen für den wirklich Kranken frei, sondern auch wieder Freude am Beruf!"

Es stellen sich Fragen: Warum wird IGeLn einerseits verteufelt? Warum wird andererseits beklagt, dass sich das öffentliche Gesundheits-System nur noch am ökonomisch Machbaren orientiert? Die Antworten liegen auf der Hand: Über Jahrzehnte wurde die Vollkasko-Mentalität unserer Patienten auch von uns Ärzten trefflich geschürt. Über Jahrzehnte konnte und wollte sich die Ärzteschaft zudem nicht darum kümmern, dass im „Dienstleistungsunternehmen" Praxis auch Chancen und Freiräume existieren. Dies hat seine Wurzeln schon in der Hierarchie und Ausbeutung in vielen Krankenhäusern, wird fortgesetzt durch Bürokratie und Interessenverwaltung der Krankenkassen und mündet im vollen wirtschaftlichen Existenz-Risiko der Vertragspraxis.

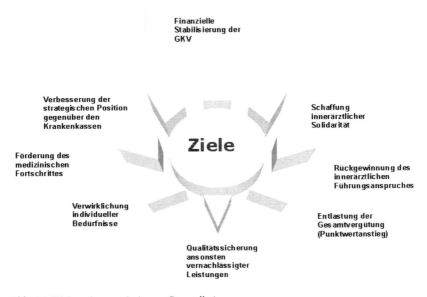

Abb. 14: Vision eines optimierten Gesundheitssystems

Bekanntlich sind IGeL-Angebote solche ärztlichen Leistungen, die nicht zum Leistungsumfang der gesetzlichen Krankenversicherung gehören, dennoch von Patienten nachgefragt werden und ärztlich empfehlenswert oder – je nach Intensität des Patientenwunsches – zumindest ärztlich vertretbar sind. Allein schon die Formulierung „vom Patienten nachgefragt" wird in jedem von uns unterschiedliche Assoziationen auslösen: Während der „liberale Wessi-Doc" mit ohnehin hohem Privatpatienten-Anteil sofort an neue „Kundengewinnungs-Strategien" denkt, wird der vorwiegend Rentner und sozial Schwache betreuende Kollege in Berlin-Marzahn oder auf dem Lande gar keine Zeit und Lust haben, Gedanken und Pläne über seine Samariterfunktion hinaus zu entwickeln!

Nach meinen Erfahrungen in sieben Jahren IGeL-Seminaren lehnen 50 % der deutschen Ärztinnen und Ärzte IGeL als grundsätzlich unethisch und unseriös ab. Weitere 30 % würden zwar gerne mit dem IGeLn anfangen, wissen aber nicht wie und 20 % haben bereits mehr oder weniger konsequent und überzeugt IGeL-Angebote in ihrer Praxis umgesetzt. Die IGeL-Skeptiker müssen sich dabei folgende Fragen gefallen lassen: Bedeutet nicht beispielsweise

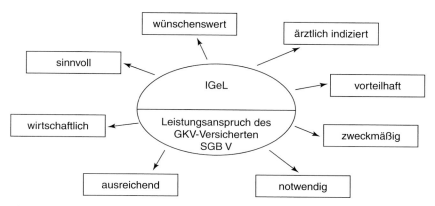

Abb. 15: Die Unterscheidung von IGeL und GKV-Leistungsanspruch

die Abrechnung einer Kindergarten-Eignungsuntersuchung zu Lasten der Gesetzlichen Krankenversicherung Abrechnungsbetrug zu Lasten der Solidarge-
meinschaft der Versicherten ebenso wie zu Lasten der Kollegen? Ist der
Wunsch des Patienten, gesund zu bleiben, nicht auch dadurch zu respektie-
ren, dass man ihm jährlich eine Gesundheits-Untersuchung anbietet? Habe
ich zum Beispiel als Augenarzt das Recht, wider besseren Wissens und entgegen der Forderungen der Früherkennungs-Richtlinien eine Spiegelung des Au-
genhintergrundes zu unterlassen, nur weil sie kein Bestandteil der GKV ist?
Über Labor-Ergänzungen zur Gesundheits-Untersuchung, PSA-Bestimmung
auch ohne Krebs-Nachweis, Osteodensitometrie, Hyaluronsäure-Behand-
lung u.v.a.m. zu berichten, würde den Raum sprengen.

Mir hat die Beschäftigung mit folgenden Fragen zu einer sachlichen und kon-
struktiveren Einstellung zum Thema IGeL verholfen:

- Woher nehme ich das Recht, seriöse IGeL meinen Patienten vorzuenthal-
ten und gar nicht erst anzubieten?
- Können nicht auch Leistungen sinnvoll und vorteilhaft für meine Patienten
sein, die (aus welchen Gründen auch immer!) nicht im EBM stehen?
- Würde ich meine IGeL-Leistungen selber in Anspruch nehmen?
- Habe ich die Grundvoraussetzungen (GOÄ-Vorgaben) für die Erstellung
einer IGeL-Rechnung eingehalten?

Zusammengefasst bedeutet IGeLn eine Chance, trotz knapperer Ressourcen
wirtschaftlich zu überleben und wieder mehr Spaß an der Medizin zu gewinnen. Durch IGeL-Leistungen werden die Möglichkeiten des Arztes erweitert,
Menschen dabei zu helfen, gesund zu bleiben.

So werden Sie mit IGeL-Leistungen erfolgreich

1. Bieten Sie nur Leistungen mit hohem Nutzen für den Patienten/Kunden an.
2. Streichen Sie Leistungen, die sich nicht lohnen.
3. Überprüfen Sie die Patienten/Kunden-Nachfrage und Akzeptanz.
4. Reservieren Sie bestimmte Termine nur für Selbstzahler.
5. Schaffen Sie ein besonderes Ambiente in Ihrer (Wohlfühl-)Praxis.
6. Trauern Sie keinem Patienten nach, der für IGeL kein Verständnis hat.

Umsetzung in der Praxis – Gibt es ein Erfolgsgeheimnis?

O. FRIELINGSDORF

Knapp 80 % aller Ärzte sind der Meinung, dass IGeL-Leistungen zukünftig wichtiger werden. Interessant ist die Begründung hierfür. Nach einer Umfrage von PVS/Die Privatärztlichen VerrechnungsStellen und Ärzte-Zeitung sieht die überwiegende Mehrzahl der befragten Ärzte die Bedeutung von IGeL-Leistungen zukünftig im wirtschaftlichen und medizinischen Bereich. Dies ist verständlich, berücksichtigt man die vom Gesetzgeber kontinuierlich betriebene Ausgrenzung von Leistungen aus dem Leistungs-Katalog der gesetzlichen Krankenversicherungen.

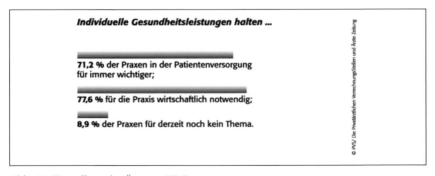

Abb. 16: Einstellung der Ärzte zu IGeL

Aufgrund der hohen Bedeutung von IGeL-Leistungen in der Zukunft befassen sich die meisten Praxisinhaber der verschiedensten Fachrichtungen mittlerweile mit dem Aufbau eines eigenen IGeL-Angebotes. Eine Praxis-Umfrage des Düsseldorfer Instituts für betriebswirtschaftliche Analysen, Beratung und Strategie-Entwicklung nach der Zufriedenheit der Praxisinhaber mit den eigenen IGeL-Aktivitäten zeigt jedoch, dass sich der Erfolg bislang in den meisten Praxen nicht wie gewünscht einstellt. Die Ursache liegt zumeist in dem Fehlen eines schlüssigen Konzeptes und in einer mangelhaften Umsetzung der ausgewählten IGeL-Angebote in der Praxis.

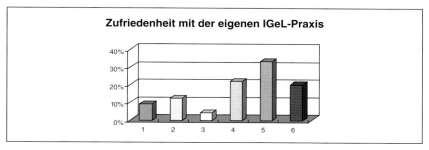

Abb. 17: Zufriedenheit mit der eigenen IGeL-Praxis

Als hilfreiche Orientierung hat sich daher das so genannte *4 Säulen-Konzept zur IGeL-Praxis* bewährt. Das Konzept umfasst folgende Bereiche:

1. Säule Strategie
2. Säule Organisation
3. Säule Finanzen
4. Säule Marketing

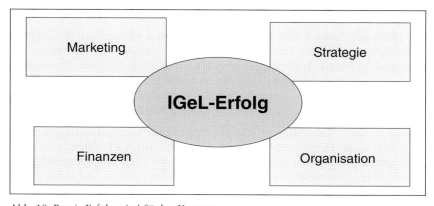

Abb. 18: Praxis-Erfolg mit 4 Säulen-Konzept

In den folgenden Kapiteln geben Ihnen erfahrene Praxis-Experten aus den unterschiedlichsten Bereichen und hausärztliche Kollegen zu allen vier Säulen wertvolle Hinweise und Tipps zur Herleitung eines zu Ihnen, zu Ihren Patienten und zu Ihrer Praxis passenden IGeL-Konzeptes und zu dessen optimaler Umsetzung.

3.1 Säule 1 – Strategie

O. Frielingsdorf

Generell gilt: Um Erfolg zu haben, müssen die eigenen Kräfte effektiv auf das Wesentliche an der entscheidenden Stelle konzentriert werden. Eine Erfolgs-Strategie für die IGeL-Praxis entsteht durch die bewusste und gezielte Zusammenstellung des medizinischen Leistungsangebots, natürlich immer mit Bezug auf die Bedürfnisse der bevorzugten Patienten-Zielgruppe. Der Nutzen der medizinischen Leistungen der Praxis für diese Zielgruppe muss daher bekannt und für die Patienten verständlich kommunizierbar sein. Daraus entsteht eine klare Positionierung der Praxis, die die Praxis für die Patienten unterscheidbar macht. Voraussetzung für die gezielte Zusammenstellung eines IGeL-Angebotes in der eigenen Praxis ist zunächst die Kenntnis der Zielgruppe, für die dieses Angebot attraktiv sein soll. Als Kriterien für die darauf folgende konkrete Auswahl von IGeL-Leistungen sind u.a. zu nennen:

- eigene medizinische Fähigkeiten des Praxisinhabers
- medizinischer Nutzen für den Patienten
- Wirtschaftlichkeit und Rentabilität der IGeL-Leistungen
- Kombinationsmöglichkeiten mit GKV-Leistungen
- Übereinstimmung mit dem Praxisimage
- Marktpotenzial und Nachfrage

Zu all diesen Punkten gibt es in der Regel eine subjektive Einschätzung des Praxisinhabers. Ergänzend sollten stets einige objektive Praxisdaten erfasst und zu einer Praxis-Analyse zusammengefasst werden. Mithilfe dieser Informationen verschafft sich der Praxisinhaber einen Überblick über die Möglichkeiten in seiner Praxis – also z.B. über die Zielgruppen, deren Wünsche und die Übereinstimmung zu dem bisherigen fachlichen Leistungsangebot.

Von besonderer Bedeutung ist, dass der Prozess der Strategiefindung intensiv betrieben wird. Denn letztlich entscheidet über den IGeL-Erfolg vor allem Ihre innere Motivation und die Bereitschaft, für Ihr Leistungsangebot im Praxisalltag einzustehen. Dies fällt leicht, wenn der Prozess der Leistungsauswahl sorgfältig und fundiert betrieben wurde.

In dem folgenden Kapitel haben wir daher für Sie den Ablauf bei der Definition der Zielgruppe und der darauf folgenden Auswahl von IGeL-Leistungen beschrieben. Praxis-Beispiele und wertvolle Hinweise ergänzen das Kapitel und machen es zu einem Leitfaden zum passenden IGeL-Konzept für Ihre Praxis.

3.1.1 Leistungsauswahl

R. BEITZEN

Die Auswahl von „frei verkäuflichen" Leistungen für die eigene Praxis muss abhängig gemacht werden von:

- den eigenen Fähigkeiten und den Fertigkeiten und der Motivation seiner Mitarbeiter/innen,
- den Vorteilen und dem Nutzen für den Patienten/Kunden,
- der Wirtschaftlichkeit der Leistungen für den Anbieter,
- einer Kombinationsmöglichkeit mit Leistungen des GKV-Katalogs,
- dem Marktpotenzial der eigenen Praxis in ihrem wirtschaftlichen und sozialen Umfeld.

Wenn alle diese Faktoren nicht vor Einführung dieser Leistungen für den eigenen Praxisbereich abgeklärt sind und sorgfältige Beachtung finden, wird das Angebot mit hoher Wahrscheinlichkeit kläglich scheitern.

Denn keiner kann überzeugend Dienstleistungen oder Produkte verkaufen, wer nicht von deren Nutzen (für den Kunden/Patienten!) selbst überzeugt ist und diese Leistungen gerade von diesem Anbieter an sich selbst zuließe, wenn er denn ihrer bedürftig wäre.

3.1.1.1 Eigene Fähigkeiten, Fertigkeiten und Motivation der Mitarbeiter/innen

Motivation bedeutet: Bedürfnisse schaffen oder „Nutzen stiften".

Der Patient, der wegen einer „Kassenleistung" in die Praxis gekommen ist, muss den Nutzen einer selbst zu zahlenden Leistung für sich erkennen und das Bedürfnis verspüren, diese Leistung abzurufen und zu nutzen.

Die Mitarbeiter/innen hingegen müssen zunächst den Nutzen erkennen, den die angebotenen Zusatzleistungen für den Kunden der Praxis, also den Patienten haben. Das können sie jedoch nur, wenn sie das Gefühl haben, der Praxiseigner ist von der Seriosität dieser Leistung selbst überzeugt und hat die Fähigkeit, diese Leistung fachlich einwandfrei zu erbringen!

Außerdem wollen Mitarbeiter den Nutzen für sich selbst erkennen, ob es sich für sie selbst „lohnen" wird und nicht nur für die Praxis. Sie wollen wissen, für was sie zusätzliche Arbeit auf sich nehmen, wie aktiv sie den Telefonhörer bedienen und potenzielle Kunden anrufen, um zum Beispiel an eine fällige Auffrischimpfung oder eine Gesundheitsuntersuchung zu erinnern. Es gilt in der Praxis wie überall in der freien Marktwirtschaft, Leistung und Gegenleistung in ein faires Verhältnis zueinander zu setzen.

Eine finanzielle Gegenleistung stellt dabei nur eine von vielen, zweifelsohne wichtige Gegenleistung dar.

Eine ausführliche Darstellung dieser Zusammenhänge und Möglichkeiten wird im Kapitel 3.2 geboten.

Zunächst muss sich der Praxiseigner eine Liste mit den eigenen fachlichen Qualifikationen und manuellen Fertigkeiten erstellen und überlegen, welche dieser Leistungen als IGeL-Angebote nutzbar sind ohne großen zusätzlichen zeitlichen und finanziellen Aufwand, d.h. mit vorhandenen Ressourcen angeboten und erbracht werden können. Dies geschieht am besten schriftlich protokolliert in einer eigens zu diesem Thema einberufenen Team-Sitzung.

Danach kann er/sie überlegen, welche zusätzlichen Fähigkeiten ohne großen Aufwand erwerbbar sind, so sie denn zu zusätzlichen Leistungsangeboten führen, von deren Seriosität und Nutzen der Anbieter unbedingt überzeugt ist.

Erst wenn diese Möglichkeiten ausgeschöpft sind, empfiehlt es sich, über Leistungen nachzudenken, zu deren Erbringung viel Geld und Zeit investiert werden muss.

Im Idealfall entscheidet sich das Team zunächst für Leistungen, die alle angeführten Kriterien erfüllen, aber kein zusätzliches Personal, keinen zusätzlichen Raumbedarf und keine zusätzlich zu erwerbenden Qualifikationen erfordern:

• Sport-Check, Tauchsport-Untersuchung, Intervall-Check zwischen den präventiven Untersuchungen der GKV o.ä.
Sämtliche dazu nötigen Geräte (Stethoskop, Otoskop, Spirometrie und Ergometrie) und Unterlagen befinden sich im Besitz einer jeden ernstzunehmenden hausärztlichen Praxis, die Bedienung dieser Geräte ist seit Jahren eingeübte Routine auch seitens des Personals.
Der Nutzen für die Praxis zu Profil und Profit ist immens, der Patient fühlt sich gut aufgehoben und sicher bei der Ausübung seines Sports. Den Mitarbeitern wird für die Akquisition, die Erfassung in geeigneten Recall-Listen und die Hilfe bei der Durchführung dieser Leistungen Bonuszahlungen in Aussicht gestellt, sodass diese auch ihren eigenen geldwerten Nutzen neben der Imageförderung erkennen können. Nebenbei fallen bei diesen

Untersuchungen oft genug zusätzlich Impfleistungen an, sowohl als un-budgetierte GKV-Leistungen nach den Vorgaben der Ständigen Impfkommission, als auch als IGeL, sofern es Reiseimpfungen sind.

Eine Kuriosität stellt im Impfwesen abrechnungsstrategisch die FSME-Impfung dar: wer in den deutschen Gebieten mit FSME-Risiko lebt, darf zu Lasten der GKV in den üblichen Intervallen gegen FSME geimpft werden, auch wer in diese deutschen Risiko-Gebiete reisen will. Wer in ausländische Länder mit FSME-Risiko verreisen möchte, muss diese Impfungen selbst bezahlen. Wer aber auf dem Weg in ein ausländisches Risikogebiet ein deutsches Risikogebiet passiert und dort pausiert, der erhält diese Impfung als Kassen-Leistung! Ebenso, wer zunächst einen Urlaub in deutschem Risikogebiet geplant hat, sich aber nach der Impfung wegen besserer Bedingungen doch für das Ausland entscheidet.

- Piercing

Auch diese Leistung lässt sich ohne weiteres mit den vorhandenen Möglichkeiten einer hausärztlichen Praxis erbringen, das Material wird zusätzlich zur Leistung dem Patienten in Rechnung gestellt. Auch der Nutzen für den Kunden ist offensichtlich, denn er/sie kommt ja mit dem Wunsch nach einem Piercing. Ob nun für diese Leistung in der Praxis offensiv geworben werden kann („was der Tattoo-Laden liefert, bringen wir klinisch sauber an!"), hängt einerseits vom Klientel der Praxis ab, andererseits davon, ob neben der/dem Azubi auch alle anderen Praxismitarbeiter von der Seriosität dieser Leistung überzeugt sind, nämlich dass, wenn es denn schon sein muss mit einer derartigen Körperver(un)zierung, in einer Arztpraxis nur einwandfreies Material und strikte Sterilität garantiert wird.

Zur glaubwürdigen Demonstration des eigenen Überzeugtseins bedarf es nicht zwingend eigener Piercings für Chef und Mitarbeiterinnen.

- Vitaminspritzen-Kur

Auch diese Leistung lässt sich ganz einfach mit vorhandenen Ressourcen erfüllen, sie ist sogar an entsprechend befähigtes Personal delegierbar, wenn sich der Chef von der Fähigkeit der Mitarbeiterin, fachgerecht Spritzen setzen zu können, vorher überzeugt hat. Die Ampullen werden per Privatrezept dem Patienten verordnet und die Injektion abgerechnet. Wenn jedoch das Team nicht von der medizinischen Sinnhaftigkeit dieser Maßnahme überzeugt ist und diese Therapie nur zum Zwecke des Gelderwerbs durchführt, erfüllt ein solcher „Eingriff" letztlich den Tatbestand der Körperverletzung.

Überzeugend verkaufen lässt sich diese Leistung dann ebenfalls nicht.

- Akupunktur

Die Sinnhaftigkeit dieser Therapie wird inzwischen nicht mehr ernsthaft bestritten, jedoch ist zur Befähigung eine jahrelange und mehrere tausend Euro teure Ausbildung erforderlich, wenn man qualifiziert die traditionelle chinesische Medizin und Akupunktur ausüben will. Auch wenn der Praxiseigner überaus überzeugt ist von der Wirksamkeit der Akupunktur, wird es Jahre dauern, bis sich die Kosten der Ausbildung amortisieren, geschweige denn Gewinne erzielt werden können. Das sollte man vor einer Entscheidung gut überlegen und mit dem Steuerberater besprechen.

- Kosmetische Operationen
Wer handwerklich sehr geschickt ist und auch als Hausarzt die Chirurgie hinreichend beherrscht, kann sich mit dem Thema kosmetische Chirurgie befassen, wenn denn die Überzeugung vorhanden ist, damit seiner Kundschaft einen wertvollen Dienst zu erweisen.
Wer dieses Handwerk lediglich des Profites wegen ausübt, wird wahrscheinlich mittelfristig scheitern.
Die Qualitätsanforderungen sind sehr hoch und die Wahrscheinlichkeit von Schadensersatzforderungen bei Unzufriedenheit mit dem erzielten Ergebnis auch. Vor Fettabsaugung und Botolinumtoxin-Injektionen in großem Stil zum Zwecke der Geldvermehrung kann nicht genug gewarnt werden.
Das Fettabsaugen ohne hochqualifizierte Ausstattung und Ausbildung ist mit einem extrem hohen Risiko behaftet. Und die „Botox-Spritze" wirkt leider nur sechs Monate, die unerwünschte Wirkung einer Gesichtsnervlähmung allerdings zum Glück auch.

- Lasertherapie und andere Therapieverfahren mit elektrischen Geräten
Behandlungsmaßnahmen mittels Geräten wie Magnetfeldtherapie, Lasertherapie, Massageliege, Bioresonanzbehandlung usw. haben alle eine nicht unerhebliche Investition als Voraussetzung, ehe diese Therapien in der Praxis angewendet werden können. Das Leasing solcher Geräte belastet die Liquidität der Praxis in vergleichbarem Maß wie die Kosten einer Finanzierung.
Wenn Chef und Mitarbeiter gut genug geschult sind, ist diese Leistung auf das Personal delegierbar. Wenn alle Mitarbeiter im Team von der anzubietenden Leistung überzeugt sind, das Klientel für einige Behandlungen pro Tag vorhanden ist und der Steuerberater die Investition absegnet, dann kann mit solchen Therapiegeräten gutes Geld verdient werden.

3.1.1.2 Nutzen für den Patienten

Bei der Einschätzung des Nutzens für den Patienten muss zwischen „subjektivem" und „objektivem" Nutzen unterschieden werden.

Bei „subjektivem" Nutzen für einen Kunden, wie beispielsweise kosmetische Operationen, geht es um Leistungen, die einen individuellen Wunsch nach äußerlicher Veränderung bedienen. Veränderungen, die einem aktuellen Schönheitsideal entsprechen sollen. Von einem „subjektiven" Nutzen kann man auch bei Anwendung von Bräunungsgeräten, Anticellulitis-Apparaten ausgehen und auch bei anderen „passiv leistungsfördernden" Maßnahmen wie Sauerstoff- und Vitamintherapien.

Einen „objektiven" Nutzen kann man überall dort unterstellen und annehmen, wo es um persönliche gesundheitliche Sicherheit und aktive Förderung der körperlichen Leistungsfähigkeit geht und auch bei der Behandlung von Schmerzen und labortechnisch nachweisbaren Mangelzuständen, soweit diese nicht im Leistungskatalog der gesetzlichen Krankenversicherungen aufgeführt sind.

IGeL-Anwendungen, die einen „objektiven" Nutzen stiften, wie Sportleistungstests und Trainingspläne, Intervall-Check-Ups zwischen den gesetzlich möglichen Gesundheitsuntersuchungen und Akupunktur, sind leichter zu verkaufen, da diese erstens eine breitere Zielgruppe betreffen und zweitens gut an Leistungen der gesetzlichen Krankenkassen angelehnt werden können.

Das fällt bei Leistungen zu „subjektivem" Nutzen schwerer, da Patienten zu diesen Anwendungen nur motiviert (motivieren bedeutet Bedürfnis schaffen!) werden können, wenn der Leistungsanbieter mitsamt seinem Personal selbst vom Nutzen dieser Leistungen überzeugt ist und diese auch an sich selbst vornimmt oder zulassen würde.

3.1.1.3   Wirtschaftlichkeit

Vor jeder Einführung einer neuen Selbstzahlerleistung und deren aktiver Bewerbung muss klar sein, dass sich diese Leistung für die Praxis wirtschaftlich rechnet, also hinreichend sicher Profite damit erzielt werden in absehbarer Zeit.

Diese Wirtschaftlichkeitsberechnung will heutzutage auch jede Bank sehen, die eine Neuanschaffung finanzieren soll.

Frielingsdorf hat zusammen mit „Arzt und Wirtschaft" einen IGeL-Kalkulator entwickelt, der jedem Praxiseigner und seinem Steuerberater eine praxisnahe Hilfe bei der Einschätzung der Wirtschaftlichkeit von Zusatzleistungen bietet.

Die Finanzierungs- und Folgekosten einer Neuanschaffung und einer Zusatz-Ausbildung sind leicht und schnell zu berechnen. Die Einnahmen jedoch, die mit diesen Investitionen erzielt werden, sind im Vorfeld nur schwer zu schätzen, weil die Benutzungsfrequenz nicht bekannt ist.

Näheres zur Berechnung von Wirtschaftlichkeit und „break even" ist in Kapitel 3.3.3 aufgeführt.

Wenn sich die Anschaffung lohnt im Sinne einer Wirtschaftlichkeit, wird der Steuerberater und die finanzierende Bank ihr Einverständnis geben.

3.1.1.4 Kombinationsmöglichkeit mit GKV-Leistungen

Die Kombinationsmöglichkeit von IGeL-Angeboten mit GKV-Leistungen ist eine ideale Voraussetzung, Kassenpatienten mit den Zusatzangeboten der Praxis vertraut machen zu können, denn für die „Kassen-Leistung" ist der Weg in die Praxis schon gebahnt und die Leistung selbst weitgehend bekannt.

Gerade bei den Patienten der Praxis-Stammkundschaft, die selten krank sind und entsprechend selten die Praxis aufsuchen, ist die Einladung und der „Recall" zu einer Gesundheitsuntersuchung das perfekte Eingangsportal in den IGeL-Tempel.

Dazu lohnt es sich, zunächst das Marktpotenzial der Praxis für präventive Leistungen außerhalb des Honorarbudgets auszuloten.

Von den Patienten, die wegen einer Erkrankung die Praxis besuchen, ist theoretisch jede/r potenzieller Kunde für IGeL, wenn ihm der Nutzen dieser Zusatzleistungen für sein Befinden und die Linderung seines Leidens klar wird.

Dazu ist jedoch eine konsequente Schulung auch des Personals in kommunikativen und fachlichen Fähigkeiten erforderlich.

3.1.1.5 Marktpotenzial

Wer das für seine Praxis verfügbare Potenzial an Kunden für außerbudgetäre Leistungen und IGeL ermitteln will, muss seinen Praxiscomputer auch zu statistischen Zwecken nutzen. Auf entsprechende Befehle unter den Navigationspunkten „Statistik" ermittelt der Rechner namentlich alle Patienten zwischen 12 und 14 Jahren für die „Jugenduntersuchung" und entsprechende Auffrischimpfungen, ab 35 Jahren für die Gesundheitsuntersuchung, ab 55 Jahren für die präventive Coloskopie, sämtlich präventive Leistungen nach EBM. Die Liste von Patienten ab 55 Jahren ist ebenfalls für Anti-Aging-Angebote interessant. Auch eine Auswertung nach bestimmten Schlüsselworten wie „Schmerz" ist möglich und ermittelt das Potenzial an Kunden für Zusatzleistungen wie Akupunktur und Lasertherapie. „Pollinose" und „Allergie" sind Suchwörter für den Kundenstamm, der für Akupunktur, Eigenblutbehandlung und Bioresonanz-Behandlung in Frage kommt.

Anhand der folgenden Rechnung kann jeder für seine eigene Praxis ermitteln, was an zusätzlichem Umsatz pro Jahr allein an präventiven Leistungen möglich ist, und zwar außerhalb des budgetierten Honorars:

Ausgangslage

1200 GKV-Patienten pro Quartal entsprechen defensiv gerechnet 2400 „Köpfen" pro Jahr, wenn man bedenkt, dass viele der hausärztlichen Patienten jedes Quartal in Behandlung sind. Davon sind sicher 75 % älter als 35

Jahre und kommen somit für die Gesundheitsuntersuchung in Betracht, also 1800 theoretisch erreichbare „Kunden" für diese Leistung. Da nach der momentanen Vertragslage diese Untersuchung alle zwei Jahre erbracht werden darf, sind es nach dieser Rechnung jährlich 900 Patienten oder 225 pro Quartal.

Die Differenz zwischen der in der Frequenztabelle der eigenen KV-Abrechnung ausgewiesenen Anzahl an diesen Untersuchungen und der theoretisch erzielbaren multipliziert mit ungefähr 40,– € ergibt sicher ein fünfstelliges Euro-Umsatzplus pro Jahr, wenn man dieses Potenzial ausschöpft ohne zusätzlich nötige Investitionen an Personal und Material.

Als Nebeneffekt ist bei einer Reihe dieser „GKV-Kunden" die Möglichkeit gegeben, Zusatzleistungen wie Impfungen und medizinisch nicht unbedingt nötige Labor- und Diagnostikleistungen anzubieten und nach GOÄ abzurechnen.

Das Markt-Potenzial für solche Leistungen kann erhöhen, wer beispielsweise als Sportarzt Mitglieder des ortsansässigen Turn- oder Sportvereins bei der Vorbereitung für einen Marathon medizinisch begleitet einschließlich der Erstellung von geeigneten und individuellen Trainingsplänen. Selbstverständlich steht bei einem solchen Event dann der Doktor und sein Team im Zielbereich, um die betreute Gruppe gebührend zu feiern.

Auch die eigene aktive Teilnahme an einer solchen Veranstaltung, ob als Mitläufer oder medizinischer Betreuer, dürfte zusätzliches Kundenpotenzial schaffen.

So erwirbt man sich allmählich den Ruf eines Fachmanns für „fit for life" und Prävention.

3.1.2 Zielgruppenauswahl

O. Frielingsdorf

Die klassische Vertragsarztpraxis ist zumeist geprägt durch das Angebot eines sehr breiten medizinischen Leistungsspektrums. Innerhalb des Fachgebietes ist die Vertragsarzt-Praxis Vollversorger und wird auch von den Patienten als solche angesehen. Im Bereich der individuellen Gesundheitsleistungen ist die Situation eine andere. Die Palette der IGeL-Leistungen ist längst unüberschaubar, viele der IGeL-Leistungen sind zudem nicht an eine bestimmte Fachgruppe gebunden. Ein Komplettangebot ist also nicht zu realisieren, es muss eine Auswahl getroffen werden.

Dieser Leistungsauswahl und den Entscheidungs-Kriterien, die dabei beachtet werden sollten, widmete sich das vorhergehende Kapitel.

In diesem Kapitel geht es nun darum, die passende Zielgruppe zu finden, für die IGeL-Leistungen in der Praxis angeboten werden sollen. Da IGeL-Leistungen nicht zum Leistungsumfang der GKV gehören, müssen die Patienten für diese Leistungen selber bezahlen. Dazu werden sie nur bereit sein, wenn die in der Praxis angebotenen IGeL-Leistungen ein besonderes Bedürfnis auf den Punkt erfüllen. Für eine Zielgruppe eine Spitzenleistung zu erbringen ist besser, als „für alle" Durchschnitt zu sein. Die Auswahl der zu den eigenen IGeL-Leistungen passenden Zielgruppe ist also Voraussetzung für den IGeL-Erfolg.

Ein entsprechend ausgerichtetes IGeL-Angebot kann so auch eine beabsichtigt positive Auswirkung auf den Bereich der vertragsärztlichen Tätigkeit haben. Nämlich dann, wenn durch ein speziell auf eine bestimmte Indikation zugeschnittenes Zusatzangebot an individuellen Gesundheitsleistungen die betroffenen Patienten in der Annahme bestärkt werden, die betreffende Praxis habe auch im Rahmen der klassischen Vertragsarzttätigkeit einen Vorsprung an Erfahrung und medizinischem Know-how vor anderen Praxen, die nicht entsprechend positioniert sind. Diese Wechselwirkung zwischen IGeL- und Kassen-Praxis gilt es bei der Zielgruppen-Auswahl zu berücksichtigen.

Auch der Praxis-Service, ebenfalls wichtiges Kriterium für den IGeL-Erfolg, sollte nach Möglichkeit auf spezielle Wünsche der umworbenen Zielgruppe ausgerichtet sein (vgl. Kapitel 3.2.1).

3.1.2.1 Zielgruppen in der Praxis

Welche Zielgruppen gibt es nun in einer Praxis überhaupt? Die Einteilung der eigenen Patientenschaft kann in verschiedenen Kategorien erfolgen. Eine Möglichkeit besteht darin, die Patienten in Altersklassen einzuteilen, eine andere Unterscheidung kann über die berufliche Situation, das Geschlecht oder auch die vorhandenen Indikationen und Krankheitsbilder erfolgen. Die Zielgruppe in der Praxis kann durch mehrere oder auch nur durch eines dieser Kriterien beschrieben werden. Beispiele wären:

- Berufstätige ab 50 Jahren
- Rückenschmerzpatienten
- Frauen zwischen 20 und 40
- Krebspatienten

Je mehr Kriterien angesprochen werden, um so schärfer ist die Zielgruppe umrissen und umso gezielter lässt sich das Angebot auf deren spezielle Bedürfnisse hin ausrichten. Zudem gilt: Je schärfer die Zielgruppe definiert ist, desto mehr fühlen sich die dazu gehörigen Patienten persönlich angesprochen. Dies erhöht die Wahrscheinlichkeit, dass diese Patienten sich für die so positionierte Praxis entscheiden.

Bei der Auswahl einer Zielgruppe spielen verschiedene Aspekte eine Rolle. Natürlich ist die Anzahl der eigenen Patienten, die zu einer Zielgruppe gehören, wichtig. Es macht für den Beginn selten Sinn, eine Zielgruppe auszuwählen, die bislang kaum die eigene Praxis aufsucht. Natürlich kann in einer fortgeschrittenen IGeL-Praxis über die Erschließung völlig neuer Patientengruppen nachgedacht werden. Zunächst sollte allerdings der Umgang mit IGeL-Leistungen in der Praxis zur Routine gehören. Und dies fällt leichter, wenn die umworbene Patientengruppe bereits zahlreich die eigene Vertragsarztpraxis besucht.

Um diejenigen Zielgruppen ausfindig zu machen, die bereits zahlreich in der eigenen Praxis vorhanden sind, ist die Patientenstruktur zu analysieren. Die meisten Praxis-EDV-Systeme bieten hierzu die benötigten Abfragen. Die Patientenschaft lässt sich mit deren Hilfe nach verschiedenen Kriterien wie Geschlecht, Alter oder Einträgen in die Karteikarte strukturieren und analysieren. Alternativ kann eine standardisierte Patientenstrukturanalyse über die Auswertung einer Abrechnungsdiskette weitere Informationen liefern, wie zum Beispiel die Herkunft der Patienten.

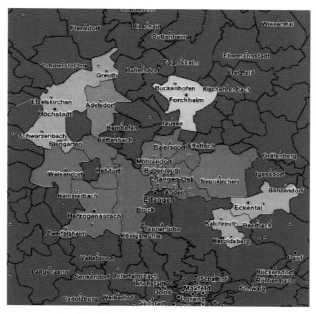

Abb. 19: Patienten-Herkunft nach PLZ-Gebieten

Daneben lohnt ein Blick in die Zukunft. Natürlich ist es von Vorteil, wenn die ausgewählte Zielgruppe in Zukunft wächst, sei es durch demographische, gesellschaftliche oder medizinische Effekte. So kann davon ausgegangen werden, dass die Zielgruppe 50+ in der Zukunft zahlenmäßig weiter zunimmt.

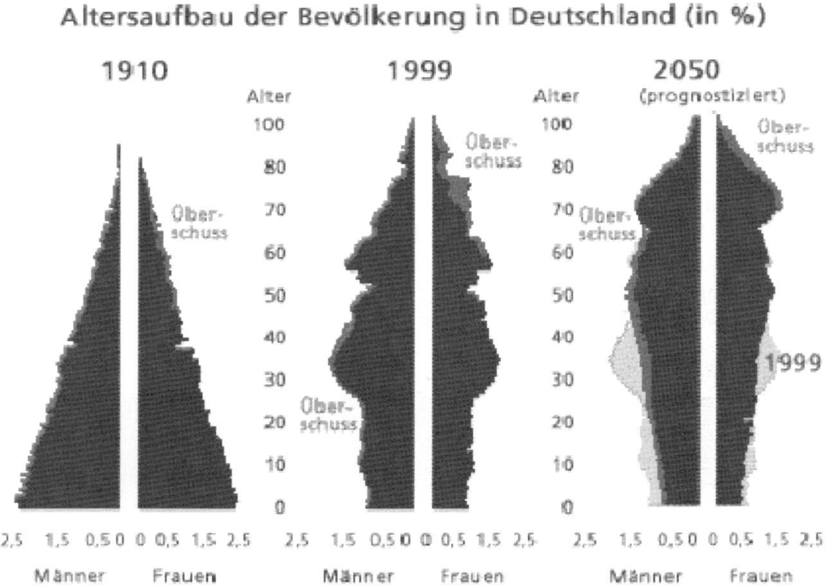

Abb. 20: Demographische Entwicklung in Deutschland

Auch bestimmte Beschwerden oder Krankheitsbilder sind prädestiniert dafür, als Kriterium für die Zielgruppendefinition im IGeL-Bereich zu dienen. In Frage kommen Krankheiten und Beschwerden,

• deren Häufigkeit in der Bevölkerung hoch ist

Studien zufolge leiden beispielsweise 80 % der Bevölkerung mindestens einmal in ihrem Leben an Rückenschmerzen. Zu jedem Zeitpunkt sind 40 % der Bevölkerung von Rückenschmerzen betroffen, über ein Jahr gesehen sind es 70 %. Rückenschmerzen stehen damit in Deutschland an erster Stelle der Arbeitsunfähigkeit bei Männern und an zweiter Stelle bei Frauen.

• deren Folgen schwerwiegend sind

In Deutschland erleiden jährlich rund 250.000 Personen einen Schlaganfall. Die Frühletalität beträgt 26 % bis 45 %.

- deren Häufigkeit aufgrund von Lebensbedingungen zunimmt

Die Zahl der Amerikaner mit diagnostiziertem Diabetes wird sich bis zum Jahr 2050 um 165 % erhöhen. Ähnlich erschreckende Zahlen werden für die Bundesrepublik Deutschland erwartet.

Basis bei der Auswahl der Zielgruppe sind natürlich die eigenen medizinischen Fähigkeiten, Schwerpunkte und Vorlieben. Nur mit der entsprechend medizinischen Kompetenz und Überzeugung kann letztlich erfolgreich ein konkreter medizinischer Nutzen für die ausgewählte Zielgruppe angeboten werden. Dieser Aspekt wurde im vorangegangenen Kapitel, in dem es um die Auswahl konkreter IGeL-Leistungen ging, bereits ausführlich aufgegriffen.

Abseits der medizinischen Fähigkeiten des Praxisinhabers müssen bei der Zielgruppenauswahl wirtschaftliche Aspekte berücksichtigt werden. Die Berücksichtigung der Kaufkraft der verschiedenen Patientengruppen ist dabei keineswegs verwerflich, sondern Voraussetzung dafür, dass die Praxis ein sorgfältig zusammengestelltes IGeL-Angebot auch dauerhaft zum Nutzen der Patienten aufrecht erhalten kann. Ein Angebot ohne kaufkräftige Nachfrage muss zwangsläufig früher oder später eingestellt werden, was von Patienten und Mitbewerbern registriert werden wird. Entsprechende Informationen über die Kaufkraft in bestimmten Regionen oder der verschiedenen Bevölkerungsgruppen liefern zahlreiche Informations-Anbieter (z.B. die GfK).

Leider sind nur die wenigsten Praxen heute noch Allein-Anbieter. Längst haben sich viele Praxen im Bereich der IGeL-Leistungen positioniert und bestimmte Felder und Themen besetzt. Daher gehört zur Auswahl einer passenden Zielgruppe für ein eigenes IGeL-Angebot immer auch ein Blick auf die Kollegen im Umfeld. Zwar kann es in einzelnen Fällen durchaus günstig sein, sich in ein nachgewiesenermaßen gut laufendes Themen-Gebiet einzuklinken. Andererseits wird auf diese Weise die vorhandene IGeL-Nachfrage einer bestimmten Zielgruppe auf verschiedene Anbieter verteilt, die zudem höheren Aufwand treiben müssen, um sich wirksam darzustellen. Es wird also im Einzelfall entschieden werden müssen, ob sich der Einstieg in ein bereits abgedecktes Feld lohnt.

Als Grundlage ist es erforderlich, die medizinischen Angebote der umliegenden Praxen zu sammeln und auszuwerten. Informationsquellen, die das eigene Wissen um die Angebote der Kollegen ergänzen, sind zum Beispiel das Internet, lokale Zeitungen und Anzeigenblätter, Gelbe Seiten oder Patientenberichte.

Eine besonders wertvolle Ergänzung bei der Einschätzung der beschriebenen Faktoren ist schließlich eine systematische Befragung innerhalb der eigenen Patientenschaft. Der Nutzen einer Patientenbefragung wird leider häufig nur auf die Zufriedenheitsermittlung reduziert. Richtig ausgeführt, liefert eine Patientenbefragung jedoch viel mehr, nämlich objektiven Aufschluss über die tatsächlichen Bedürfnisse der verschiedenen Patientengruppen. Nachfolgend haben wir daher einige Ergebnisse aus Patientenbefragungen zusammengestellt, um anhand dieser Beispiele den Nutzen einer solchen Befragung zu verdeutlichen.

3.1.2.2 Patientenstruktur und Patientenwünsche

Ein bewährtes Instrument, um die Bedürfnisse und die Struktur der eigenen Patientenschaft objektiv und detailliert zu erfassen, ist eine schriftliche Patientenbefragung. Zwar liefert bereits die eigene Praxis-EDV wichtige Aufschlüsse zu Patientenstruktur und Diagnosen. Andere Informationen, die bei der Auswahl einer Zielgruppe für das eigene IGeL-Angebot dienlich sein können, finden sich jedoch üblicherweise nicht in der Praxis-EDV. Zu denken ist hier an die Berufsgruppe der Patienten, an die favorisierten Gesundheitsthemen oder an die Bereitschaft, für die Bedienung dieser Interessen selber zu bezahlen. Fertige Fragebögen stehen in großer Zahl zur Verfügung und können im Internet, von Beratern, Verbänden oder Banken bezogen werden.

Moderne Patientenbefragungen verfolgen eine so genannte *zweidimensionale Befragungsmethodik*. Dabei wird nicht nur die Zufriedenheit der Patienten abgefragt, sondern auch die Wichtigkeit und Bedeutung, die einem Sachverhalt (zum Beispiel aus den Bereichen Praxis-Service und Praxis-Organisation) beigemessen wird. Dies ermöglicht die Darstellung der abgefragten Sachverhalte in einem so genannten Stärken-Schwächen-Profil.

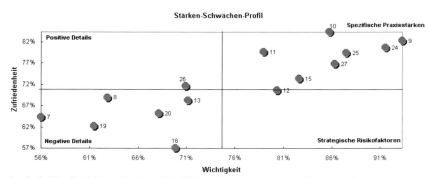

Abb. 21: Stärken-Schwächen-Profil

Die Auswertung eines solchen Stärken-Schwächen-Profils liefert eine praxisindividuelle Unterteilung der potenziellen Erfolgsfaktoren in sogenannte

„Nice-to-have-Faktoren" einerseits, und in „Begeisterungsfaktoren" andererseits. Erkenntnisse, die sich später bei der Realisierung eines effektiven Marketings und eines zielgruppengerechten Praxis-Services auszahlen (vgl. dazu auch Kapitel 3.2 in diesem Buch).

Tab. 1: Erfolgsfaktoren in der IGeL-Praxis

Nice-to-have-Faktoren	Begeisterungsfaktoren
Gestaltung des Wartezimmers	Sauberkeit und Hygiene
Gestaltung der Praxisräume	Verständlichkeit des Arztes
Schriftliche Praxisinformationen	Aufklärung über verschiedene Behandlungsmethoden
Erweiterte Öffnungszeiten	Geduld und Zeit des Arztes
Informationen über Krankheitsthemen	Freundlichkeit des Teams

Viele Praxisinhaber sind der Meinung, dass das konkrete Interesse der eigenen Patienten an IGeL-Leistungen gering ist. Diese subjektive Einschätzung basiert jedoch meist nicht auf den Rückmeldungen der Patienten. Das angeblich mangelnde Interesse der Patienten dient vielfach sogar als Ausrede, um den schwierigen IGeL-Bereich in der eigenen Praxis nicht weiter bearbeiten zu müssen. Mit dieser Grundeinstellung durchgeführte IGeL-Versuche sind von vornherein zum Scheitern verurteilt. Es hilft ein Blick auf harte Daten. In einer Querschnittstudie über rund 3000 Patientenfragebögen ermittelte das Beratungsunternehmen Frielingsdorf Consult aus Köln für Hausarzt-Patienten das Interesse an IGeL-Leistungen. Dabei wurden die Patienten zunächst nach ihrem Interesse an verschiedenen Gesundheitsthemen befragt. Besonderer Wert wurde dabei auf die patientenverständliche Formulierung der Leistungsangebote gelegt. Favorit bei den Patienten waren übereinstimmend die Vorsorgeleistungen. Ebenfalls auf gesteigertes Interesse stießen „Steigerung der Abwehrkräfte", „Körperliches Wohlempfinden", „Stressbewältigung im Alltag" und „Alternative Heilmethoden".

Einer Vergleichsgruppe wurden zusammen mit dem Fragebogen schriftliche Erläuterungen zu den Gesundheitsthemen zur Verfügung gestellt. Aus den Fragebögen dieser vorinformierten Patienten ging ein noch höheres Interesse an den angebotenen Gesundheitsleistungen hervor, wie die folgende Tabelle zeigt.

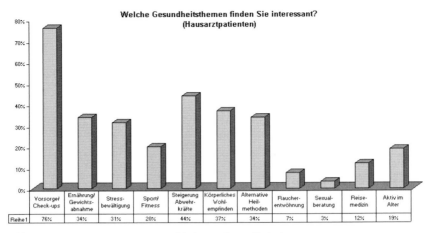

Abb. 22: Patienten-Interesse an verschiedenen Gesundheitsthemen

Tab. 2: Patienten-Interesse in Abhängigkeit von Vorinformation

Patienten-Interesse für ...	Anteil Interesse, wenn Angebot beschrieben	Anteil Interesse, wenn Angebot nicht beschrieben
Vorsorgeuntersuchungen/-maßnahmen	97 %	76 %
Ernährung und Gewichtsabnahme	45 %	34 %
Stressbewältigung im Alltag	58 %	31 %
Sport und Fitness	43 %	20 %
Steigerung der Abwehrkräfte, Aufbau-kuren	55 %	44 %
Körperliches Wohlempfinden	47 %	37 %
Alternative Heilmethoden	41 %	34 %
Raucherentwöhnung	9 %	7 %
Sexualberatung	12 %	3 %
Reisemedizin	29 %	12 %
Aktiv im Alter	33 %	19 %

Diese Ergebnisse legen nahe, dass das von manchem Praxisinhaber in seiner Praxis beobachtete Desinteresse der Patienten an IGeL-Leistungen offenbar häufig zurück zu führen ist auf mangelnde Information und fehlendes Wissen seitens der Patienten über Art und Nutzen der zusätzlichen Gesundheitsleistungen. Wird diese Wissenslücke in einer für Patienten verständlichen Sprache wirksam geschlossen, ist die Basis für ein erfolgreiches IGeL-Angebot gelegt.

Nachdem die befragten Patienten sich intensiv Gedanken über die verschiedenen Gesundheitsthemen gemacht hatten, folgte die Frage nach der Zahlungsbereitschaft. Dabei zeigte sich, das knapp 90 % der befragten Patienten grundsätzlich Interesse an kostenpflichtigen IGeL-Leistungen in der Praxis haben, sofern ihnen zuvor der individuelle Nutzen verständlich gemacht wurde.

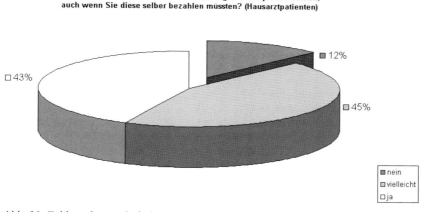

Abb. 23: Zahlungsbereitschaft der Patienten

Durch eine nach Patientenprofilen differenzierte Auswertung der Zahlungsbereitschaft für Gesundheitsleistungen zeigte sich, dass bestimmte Patienten-Zielgruppen eher daran interessiert sind, zusätzliche Gesundheitsleistungen gegen Zuzahlung in Anspruch zu nehmen, als andere. Die größte Bereitschaft, für zusätzliche Gesundheitsleistungen zu bezahlen, haben demnach folgende Patientengruppen:

- Alter 34 bis 59 Jahre
- Weibliche Patienten
- Beamte, Selbständige und Hausfrauen

Nach Auswahl der Zielgruppe gilt es, diejenigen Patienten der eigenen Praxis ausfindig zu machen, die der ausgewählten Zielgruppe angehören. Dies gelingt am einfachsten über die eigene Praxis-EDV. In den meisten Systemen können Patientenlisten über Filterkriterien zusammengestellt werden. Eine namentliche Übersicht über die Patienten, die auf eine bestimmte IGeL-Leistung angesprochen werden sollen, erleichtert die Planung von entsprechenden Marketingmaßnahmen und erhöht die Sicherheit im Team bei dem Umgang mit dem neuen IGeL-Angebot.

3.1.2.3 Fazit

Eine moderne Patientenbefragung liefert eine Fülle harter Informationen, die die subjektive Einschätzung des Praxisinhabers in Bezug auf die Patientenwünsche ergänzen und fundieren. Auf diese Weise ist eine solide Entscheidung darüber möglich, auf welche Patienten-Zielgruppe die eigene IGeL-Praxis bevorzugt ausgerichtet werden soll.

3.1.3 Typische IGeL-Leistungen für Hausärzte und Internisten

P. GABRIEL

1. Vorsorge-Untersuchung
2. Freizeit, Urlaub, Sport, Beruf
3. Medizinisch-Kosmetische Leistungen
4. Umweltmedizin
5. Psychotherapeutische Angebote
6. Alternative Heilmedizin
7. Ärztliche Serviceleistungen
8. Laboratoriumsdiagnostische Wunschleistungen
9. sonstige Wunschleistungen
10. Neuartige Untersuchungs- und Behandlungsverfahren

Wir wollen anhand praktischer Hinweise die Rechnungsstellung der IGeL-Abrechnung gegenüber Patienten aus gebührenrechtlicher Sicht erleichtern.

3.1.3.1 Typische Vorsorge-Untersuchungen

Gesundheits-Untersuchung (Check Up) optional einschließlich Belastungs-EKG, Lungenfunktionsprüfung, Ultraschall-Untersuchung sowie Untersuchung verschiedener Blut- und Stoffwechselwerte:

GOÄ-Ziffer	Leistung	Faktor	Euro-Betrag
29	Gesundheitsuntersuchung	2,3	58,89
250	Blutentnahme	2,3	4,20
651	EKG in Ruhe	1,8	26,54

GOÄ-Ziffer	Leistung	Faktor	Euro-Betrag
652	Belastungs-EKG	2,3	59,66
410	Sono-Check erstes Organ	2,3	26,81
420	Sono-Check weiteres Organ	2,3	10,72
420	Sono-Check weiteres Organ	2,3	10,72
420	Sono-Check weiteres Organ	2,3	10,72
605	Lungenfunktion	1,8	25,39
605a	Flussvolumenkurve	1,8	14,69
3501	BSG	1,15	4,02
3550	Blutbild	1,15	4,02
3551	Differentialblutbild	1,15	1,34
3563.H1	HDL-Cholesterin	1,15	2,68
3564.H1	LDL-Cholesterin	1,15	2,68
3565.H1	Triglyceride	1,15	2,68
3583.H1	Harnsäure	1,15	2,68
3584.H1	Harnstoff	1,15	2,68
3585.H1	Kreatinin	1,15	2,68
3587.H1	Alkalische Phosphatase	1,15	2,68
3592.H1	Gamma-GT	1,15	2,68
3594.H1	GOT	1,15	2,68
3595.H1	GPT	1,15	2,68
3555	Kalzium	1,15	2,68
3557	Kalium	1,15	2,01

Soweit der Gesundheitscheck als Ergänzung zu dem GKV-Check angeboten wird und im gleichen zeitlichen Zusammenhang erbracht werden soll, ist die Ziffer 3563, 3564 und 3560 nicht berechnungsfähig. Ferner kann entweder die Ziffer 651 oder die Ziffer 652 bei entsprechender Leistungserbringung abgerechnet werden.

Darüber hinaus können noch weitere Laborleistungen medizinisch sinnvoll sein:

GOÄ-Ziffer	Leistung	Faktor	Euro-Betrag
3558	Natrium	1,15	2,01
3573 H1	Gesamteiweiß	1,15	2,01
3580 H1	Anorg. Phosphat	1,15	2,68
3620	Eisen	1,15	2,68
3621	Magnesium	1,15	2,68

Die Laborleistungen stammen aus Kapitel M II Basislabor und können vom Arzt direkt als Gemeinschaftslabor-Leistung abgerechnet werden. Dabei ist der Höchstwert 3541 H1 zu beachten. Sofern der Hausarzt auch Kinder behandelt und fachlich versiert ist, kommt im Rahmen der Vorsorge-Untersuchung auch eine Ergänzungsuntersuchung zu den Kinderfrüherkennungsuntersuchungen bis zum 18. Lebensjahr („Kinder-Intervall-Check") zur Schließung der Lücke zwischen dem 14. und 18. Lebensjahr (EBM Ziffer 151) in Betracht.

Hier kann der Arzt die Ziffer

| 26 | Egänzungsuntersuchung zu den Kinderfrüherkennungsuntersuchungen bis zum 18. Lebensjahr | 2,3fach | 60,33 |

abrechnen.

Soweit der Hausarzt über ein Röntgengerät verfügt oder in Zusammenarbeit mit einem Radiologen diese Leistung (indirekt) anbieten möchte, kann er bei Selbsterbringung bzw. der Radiologe die Ziffer 5137 Brustorganübersicht (2 Ebenen) und weitere medizinisch sinnvolle radiologische Leistungen abrechnen.

3.1.3.2 Freizeit, Urlaub, Sport, Beruf

Dies ist der klassische Sektor der Wunschleistungen der Patienten, der von der kassenärztlichen Versorgung ausgeschlossen ist, zumal eine akute Erkrankung in der Regel nicht vorliegt.

Die reisemedizinische Beratung anlässlich eines bevorstehenden Urlaubes, der sportmedizinische Fitnesstest zur Feststellung der eigenen körperlichen Möglichkeiten, die Flugtauglichkeitsuntersuchung zur Bestreitung eines Hobbys in der Luft und die ärztliche Berufseignungsuntersuchung darf auf keinen Fall über die Chip-Karte und/oder aufgrund einer Überweisung abgerechnet werden, ansonsten würde der Arzt gegen vertragsärztliche Bestimmungen verstoßen und würde regresspflichtig.

Welche Abrechnungsmöglichkeiten gibt es?

- Reisemedizinische Beratung einschließlich Impfberatung und schriftliche Information.

| 3 | Umfassende reisemedizinische Beratung einschl. Impfberatung | 2,3 | 20,12 |

oder

1	Reisemedizinische Beratung einschl.	2,3	10,72
375	Impfung	2,3	10,72
377	Injektion bei Mehrfachimpfung für jede zusätzliche Impfung	2,3	6,70

Sollten Sie eine reisemedizinische Beratung und eine dazu notwendige körperliche Untersuchung durchführen, so können Sie folgende Ziffern ansetzen:

1	Beratung	2,3	10,72
5	Symptombezogene Untersuchung	2,3	10,72
76	Schriftliche Information	2,3	9,38

Sollte sich eine sehr ausführliche Beratung ergeben, so kommt die Ziffer 3 in Betracht, bei einer umfassenden Untersuchung können Sie die Ziffer 7 oder 8 je nach Körperregion und Umfang ansetzen.

Die Berechnung der Ziffer 76 analog setzt voraus, dass eine auf die jeweiligen Reiseländer bezogene schriftliche Zusammenfassung wichtiger reisemedizinischer Informationen ausgehändigt wurde.

Als weitere Leistung kommt zum Thema Urlaub und Freizeit die Beratung zur Zusammenstellung und Anwendung einer Haus- oder Reiseapotheke in Betracht.

| 3 | Beratung Hausapotheke | 2,3 | 20,11 |

oder

| 3 | Beratung zur Selbstmedikation | 2,3 | 20,11 |

Erfreulicherweise treiben immer mehr Menschen Sport in ihrer Freizeit. Vorher lassen sie sich von diversen Fitnessstudios, Krankengymnasten etc. für viel Geld beraten, ohne dass die medizinische Fachkompetenz, die oft dabei erforderlich ist, gegeben ist.

Besetzen Sie dieses Feld, sofern Sie qualifiziert dazu sind, und bieten Sie die sportmedizinische Beratung und Untersuchung einschließlich Fitness-Test an.

Welche Ziffern kann man abrechnen?

3	Sportmedizinische Anamnese und Beratung (Dauer mind. 10 Minuten)	2,3	20,11
8	Sportmedizinische Status-Untersuchung	2,3	34,86
70	Bescheinigung	2,3	5,36

Da neben der Ziffer 3 keine weiteren Leistungen abrechenbar sind, weitere Leistungen jedoch im selben zeitlichen Zusammenhang anfielen, sollten Sie die Ziffer 1 ggf. mit einem höheren Faktor (3,5fach mit Begründung z.B. sehr zeitaufwendig) abrechnen.

Bei einem Belastungs-EKG können Sie dann zusätzlich die Ziffer

652	Sportmedizinischer Fitness-Test	2,3	59,66

oder ggf.

651	Ruhe-EKG	1,8	26,54

abrechnen. Weitere Leistungen wären z.B.

605	Lungenfunktionsstörung	1,8	25,39
605a	Darstellung der Flussvolumenkurve	1,8	14,69
5137	Brustorganübersicht in 2 Ebene	1,8	47,21

Soweit Sie dies für medizinisch sinnvoll erachten, z.B. als sportmedizinische Trainingsbegleitung.

Ein Fitness-Check kann die ergometrische Untersuchung einschließlich Belastungs-EKG und motorisch-funktionelle Testverfahren (Kraft-Dauer-Test) beinhalten.

1	Beratung	2,3	10,72
650	Analog, ergometrische Funktionsprüfung mittels Fahrrad- oder Laufbandergometer	1,8	15,95
606	Spiroergometrische Untersuchung	1,8	39,76
715	Analog, motorisch-funktionelle Testverfahren	2,3	29,49
3511	Serum-Laktat-Spiegel (sofern in der Praxis erbracht)	1,15	3,35

Die Ziffer

| 76 | Analog, sportmedizinische Information | 2,3fache | 9,38 |

kann für die Überlassung schriftlicher sportlicher Informationen berechnet werden.

Soweit medizinisch aus Ihrer Sicht sinnvoll, können Sie sich auch an den Abrechnungsmöglichkeiten des Check-Up (s.o.) orientieren, sofern die Leistungen von Ihnen erbracht werden können.

Mögliche Leistungen zur Feststellung der Berufseignung

29	Ärztliche Berufseignungsuntersuchung einschl. Erhebung der Vorgeschichte und Beurteilung der Arbeitsplatzbedingungen, analog	2,3	58,99
651	Ruhe-EKG	1,8	26,54
605	Lungenfunktionsstörung	1,8	25,39
605a	Darstellung der Flugvolumenkurve	1,8	14,69
5137	Brustorganübersicht in 2 Ebene	1,8	47,21
380	Epikutantest, allergolog-Diagnostik je Test (1.–30. Test)	2,3	4,02
381	Epikutantest, allergolog. Diagnostik je Test (31.–50.Test)	2,3	2,68
385	Pricktest, je Test (1.–20. Test)	2,3	6,03
386	Pricktest, je Test (21.–40. Test)	2,3	4,02
388	Reab.-, Scrotch- oder Skorifikatrontest je Test (bis zu 10 Tests)	2,3	4,69
3572	Gesamt-IGeL	1,15	16,76
410	Ultraschalluntersuchung erstes Organ	2,3	26,81
420	Ultraschalluntersuchung weiteres Organ	2,3	10,72
420	Ultraschalluntersuchung weiteres Organ	2,3	10,72
420	Ultraschalluntersuchung weiteres Organ	2,3	10,72

Die Organe sind jeweils anzugeben. Alternativ zu Ziffer 29 könnte bei einem Berufsanfänger die

32	Ärztliche Berufseingangsuntersuchung oder arbeitsplatzbezogene Untersuchung, analog	2,3	53,62

abgerechnet werden.

Arbeitsplatzbezogene Untersuchungen können darüber hinaus spezielle Fragestellungen enthalten (z.b. spez. Seh- oder Hörprüfungen), die nicht im Leistungsumfang der Ziffer 32 mit inbegriffen sind. Sofern eine gutachterliche Stellungnahme oder ein Befundbericht angefordert wird, können folgende Ziffern abgerechnet werden.

75	Ausführlicher schriftlicher Befundbericht	2,3	17,43

oder

80	Schriftliche gutachterliche Äußerung	2,3	40,22
95	Schreibgebühr, je angefangene DINA 4 Seite	1,0	3,50
96	Schreibgebühr, je Kopie	1,0	0,17

Tauglichkeitsuntersuchung mit schriftlichem Attest

In Anlehnung an die Richtlinien der GTÜM, nicht der Untersuchung bei Berufstauchern oder speziellen Fragestellung (z.B. weitergehende HNO-ärztliche Abklärung), wird von Hobbytauchern diese Leistung nachgefragt, sofern Sie sie auch anbieten.

1	Beratung	2,3	10,72
8	Ganzkörperstatus, einschl. Otoskopie	2,3	34,86
605	Ruhespirographie	1,8	25,39
605a	Flussvolumenkurve	1,8	14,69
652	Belastungs-EKG	2,3	59,66
3511	Harnstreifentest	1,15	3,35
70	Bescheinigung	2,3	5,36

Soweit medizinisch sinnvoll, können weitere reisemedizinische Leistungen (s.o.) abgerechnet werden. Allerdings kann keine zweite Beratung im selben zeitlichen Zusammenhang abgerechnet werden.

Die Flugtauglichkeitsuntersuchungen beinhalten neben den oben aufgeführten Leistungsziffern 1, 8, 652, 605, 605a, 3511 und 70 noch die Ziffer

1401	Hörprüfung	1,8	6,30

und ggf. eine augenärztliche Untersuchung, die für den Hausarzt fachfremd ist.

3.1.3.3 Medizinisch-Kosmetische Leistungen

Hier können beispielhaft nur wenige Leistungen aufgeführt werden, die typischerweise vom Hausarzt angeboten werden können. Auf den individuellen Spezialisierungsgrad kann daher nur sehr eingeschränkt eingegangen werden.

3	Medizinisch-Kosmetische Beratung Dauer mindestens 10 Minuten	2,3	20,11
3	Sonnenlicht- und Hauttyp-Beratung	2,3	20,11

Die Glatzenbehandlung bei Männern stellt keine behandlungsbedürftige Erkrankung im Sinne des SGB V dar, somit gehören die ärztlichen Leistungen im Z.m. dem Einsatz von Mitteln zur Glatzenbehandlung auch nicht zur Kassenbehandlung.

1	Beratung	2,3	10,72
5	Untersuchung	2,3	10,72
4860	Trichogramm	1,15	16,79

Bei der Ziffer 4860 handelt es sich um eine Leistung aus dem Speziallabor, die nur vom Laborarzt abgerechnet werden kann, sofern der Hausarzt sie nicht selbst erbringt.

742	Epilation von Haaren, analog	2,3	12,12

Bei krankhaftem und entstehendem Haarwuchs an Händen und Gesicht muss eine Abrechnung über die Krankenkasse (KV) erfolgen, demzufolge ist dies nur bei kosmetischen Gründen eine IGeL-Leistung.

3.1.3.4 Umweltmedizin

Sofern Sie über ausreichende Erfahrung und Kenntnisse verfügen, ist die umweltmedizinische Beratung und die damit verbundene Wohnraumbegehung ein immer wichtigeres Feld, da diese Fragen für die Bevölkerung in ihrem Stellenwert gestiegen sind. Da der Umfang der Beratung in der Regel mindestens 60 Minuten und die Folgeberatung mindestens 30 Minuten dauert, schlagen wir folgende Ziffer zur Abrechnung vor:

30	Umweltmedizinische Erstanamnese, analog	2,3	120,65
31	Umweltmedizinische Folgeanamnese, analog	2,3	60,33

bei kürzeren Beratungen (Folgeberatungen):

3	Eingehende umweltmedizinische Beratung, analog (Dauer mind. 10 Minuten)	2,3	20,11
34	Eingehende umweltmedizinische Beratung, analog (Dauer mind. 20 Minuten)	2,3	40,22

Je nach Umfang der Erstellung eines umweltmedizinisch begründeten Behandlungskonzeptes kommen folgende Ziffern alternativ zum Ansatz

76	Behandlungsplan, analog	2,3	9,38
77	Schriftliche individuelle Planung	2,3	20,11
78	Behandlungsplan, analog	2,3	24,13

Bei dem jeweiligen analog alternativen Ansatz sollte die Gleichwertigkeit des Leistungsinhaltes der Originalziffer beachtet werden. Bei einer gutachterlichen Stellungnahme kommen – je nach Umfang – folgende Ziffern alternativ in Betracht.

80	Schriftliche gutachterliche Äußerung	2,3	40,22
85	Ausführliches, wissenschaftlich begründetes Gutachten, je angefangene Stunde Arbeitszeit	2,3	67,03
95	Schreibgebühr, je angefangene DINA 4 Seite	1,0	3,50
96	Kopie	1,0	0,17

Bei einer Hausbegehung kann die Ziffer

50	Umweltmedizinische Wohnraumbegehung	2,3	42,90

abgerechnet werden. Hierzu kommt das Wegegeld, deren Höhe sich aus der zurückgelegten Kilometerzahl ergibt (vgl. N8 der GOÄ).

3.1.3.5 Psychotherapeutische Angebote

Zunächst ist für diesen Leistungsbereich zu beachten, dass auch im IGeL-Bereich die Bestimmungen der Gebührenordnung für Ärzte und die einschlägige Rechtsprechung zu beachten ist. Danach darf eine Leistung nur dann erbracht und abgerechnet werden, wenn diese in das jeweilige Fachgebiet des Leistungserbringers (Arzt) fällt.

Ferner resultiert daraus als Voraussetzung auch die entsprechende medizinische Qualifikation beim Arzt.

Hierzu möchten wir folgende Leistungen als Abrechnungsmöglichkeiten aufzeigen:

Psychotherapeutische Selbsterfahrung

846	Psychotherapeut. Verfahren zur Selbsterfahrung ohne medizinische Indikation, analog	2,3	20,11

Selbstbehauptungstraining

846	Selbstbehauptungstraining, analog	2,3	20,11
870	Verhaltenstherapie (mind. 20 Minuten)	2,3	100,55
847	Selbstbehauptungstraining, analog je Teilnehmer	2,3	6,03
871	Verhaltenstherapie in Gruppenbehandlung	2,3	20,11
849	Verhaltenstherapie, analog	2,3	30,83

Es kommen nicht in jedem Fall alle Ziffern in Betracht, sondern der Ansatz muss nach Verfahren und Aufwand erfolgen. Ferner kommt am Anfang der Behandlung eine Eingangsberatung nach der Ziffer 3 in Betracht. In unmittelbar zeitlichem Zusammenhang darf jedoch keine weitere der oben genannten Ziffern abgerechnet werden, allenfalls eine Untersuchung nach Ziffer 5, 7 oder 8, soweit eine Untersuchung in diesem Zusammenhang überhaupt in Frage kommt.

Stressbewältigungstraining

Vgl. die Ziffern zum Selbstbehauptungstraining mit abgewandelter Leistungslegende.

Entspannungsverfahren

Vgl. die Ziffern zum Selbstbehauptungstraining mit abgewandelter Leistungslegende.

3.1.3.6 Alternative Heilmethode

Die alternativen Heilmethoden bzw. Therapierichtungen oder komplementären/unkonventionellen Heilverfahren sind nicht alle grundsätzlich aus dem Leistungsumfang der gesetzlichen Krankenversicherungen ausgeschlossen, manche Therapierichtungen sind insgesamt (z.B. Ayurvedische Medizin), andere (z.B. Homöopathie) bei bestimmten Indikationen keine GKV-Leistungen.

An dieser Stelle können nur wenige Verfahren genannt werden, da der Umfang der zum Teil auch außerschulmedizinischen Leistungen sehr breit gefächert ist. Hier empfiehlt sich eine Einzelanfrage bei der PVS.

269	Akupunktur zur Schmerzbehandlung, je Sitzung	2,3	26,81
269a	Akupunktur zur Schmerzbehandlung (Dauer mindestens 20 Minuten), je Sitzung	2,3	46,92
725	Musiktherapie, je Einzelbehandlung, analog	1,8	31,48
725	Kunsttherapie, je Einzelbehandlung, analog	1,8	31,48
521	Rhythmische Massage, analog	1,8	6,82

Ayurveda

30	Umfassende ayurvedische Erstanamnese, analog	2,3	120,65
31	Ayurvedische Folgeanamnese, analog	2,3	60,33
831	Ayurvedische Pulsdiagnostik	2,3	10,72
505	Atemtherapie	1,8	8,92
846	Yoga-Aroma-Therapie, analog	2,3	20,11
20	Yoga-Aroma-Therapie in Gruppen, analog	2,3	16,09
846	Meditation und Entspannungsverfahren	2,3	20,11

Hinzu kommen verschiedene physikalische Leistungen, z.B. die Ziffer 521, 531, 532, 533 mit unterschiedlichen Leistungslegenden, je nach Verfahren. Viele Naturheilverfahren fallen ebenfalls in den Bereich der IGeLLeistungen. Hier empfiehlt sich ggf. eine Anfrage bei der jeweiligen GKV vor Behandlungsaufnahme.

3.1.3.7 Ärztliche Serviceleistungen

Hier kommen zunächst ärztliche Untersuchungen und Bescheinigungen außerhalb der kassenärztlichen Pflichten auf Wunsch des Patienten in Frage.

Bescheinigung für den Besuch von Kindergarten, Schulen, Sportvereine oder bei Reiserücktritt z.B.:

7 oder 8	Ärztliche Untersuchung	2,3	21,45
8	Ganzkörperstatus	2,3	34,86

Ansatz je nach Umfang der Untersuchung

70	Bescheinigung	2,3	5,36

oder

75	Befundbericht	2,3	17,43

Weitere Leistungen können sein

855	Untersuchung zur Überprüfung des intellektuellen	1,8	75,75
oder			
856	und psychosozialen Leistungsnachweise, analog	1,8	37,88
857	Durchführung von psychosomatischen Test	1,8	12,17
4	Diät-Beratung ohne Vorliegen einer Erkrankung, analog	2,3	40,22
20	Gruppenberatung bei Adipositas, analog	2,3	16,09
34	Raucherentwöhnung, analog	2,3	40,22
5	Beratung zur Zusammenstellung und Anwendung einer Hausapotheke, analog	2,3	40,22
1 oder 3, 5, 7 oder 8	Begleitende Beratung und Betreuung bei Verordnung von Lifestyle-Arzneimittel, analog	2,3	je nach Leistung

Ärztliche Wehrtauglichkeitsuntersuchung auf Wunsch des Patienten Ziffer 1 oder 3 (Beratung) und Ziffer 7 oder 8 (Untersuchung), sowie ggf. Ziffer 80 oder 85 (Gutachten) plus Ziffer 95 und 96 (Schreibgebühr).

3.1.3.8 Beratung im Zusammenhang mit der Labordiagnostik zum Ausschluss wichtiger Erkrankungen

Nach den gebührenrechtlichen Bestimmungen kann der Hausarzt nur die persönlich erbrachten Leistungen bzw. Laborleistungen aus dem Abschnitt M I (Praxislabor) und M II (Basislabor = Laborgemeinschaft) selbst abrechnen. Oft sind hier jedoch Speziallaborleistungen aus M III/IV diagnostisch erforderlich, die vom Laborarzt erbracht und auch abgerechnet werden.

In diesem Zusammenhang kann der Hausarzt die Eingangsuntersuchung und Beratung, die Blutentnahme und die Abschlussberatung nach Erhalt des Laborbefundes abrechnen. Je nach Umfang der Beratung kommt hier die Ziffer

1	Beratung	2,3	10,72
oder die Ziffer			
3	Eingehende Beratung (mind. 10 Minuten)	2,3	20,11

und sofern Angehörige/Bezugspersonen mit einbezogen werden die Ziffern

4	Unterweisung/Führung der Bezugspersonen	2,3	29,49

in Betracht, wobei neben der Ziffer 3 die Ziffer 250 für die Blutentnahme nicht mehr abrechenbar ist.

Sollte eine körperliche Untersuchung notwendig sein, so wäre – je nach Umfang die Ziffer

5	Symptombezogene Untersuchung	2,3	10,72
7	Vollständige Untersuchung	2,3	21,45
8	Ganzkörperuntersuchung	2,3	34,86

anzusetzen.

Die Ziffern 1, 3, 4, 5, 7, 8 sind bei entsprechender Leistungserbringung anzusetzen, falls nicht eine Gesundheitsuntersuchung nach der Ziffer 29 (26) berechnet wird.

Typische Spezial-Laborleistungen in diesem Zusammenhang dienen

- der Prostata-Abklärung
- der Darmkrebsfrüherkennung
- der Erstellung eines Anti-Aging-Profils Frauen/Männer
- der Abklärung des Thrombose-Risikos
- der Abklärung des Arteriosklerose-Risikos
- der Abklärung des Osteoporose-Risikos
- der Abklärung des Reizdarmsyndroms
- der Abklärung des Immunstatus
- der Abklärung von sexuell übertragbaren Krankheiten.

Damit der Patient im Zusammenhang mit den oben genannten Speziallaborleistungen, die das Behandlungsspektrums des Hausarztes sinnvoll ergänzen, nur eine Rechnung mit allen Leistungen bekommt, empfiehlt sich insbesondere die Beauftragung der PVS, die auf einer „Sammelrechnung" sowohl die Leistungen des Hausarztes als auch des Laborarztes im Auftrag beider Ärzte gegenüber dem Patienten liquidiert und bei Zahlungseingang die Gelder anteilig verteilt.

3.1.3.9 Sonstige Wunschleistungen

Hier kommt es auf Ihre Spezialität und Ihr Patientenklientel an. Vergleichen Sie auch Nr. 2.

3.1.3.10 Neuartige Untersuchungs- und Behandlungsverfahren

Beispielhaft sei die Stoßwellentherapie (Ziffer 1860) und die Bright-Light-Therapie bei saisonaler Depression (Ziffer 567 oder 849) genannt, die aber nicht originär in das Fachgebiet eines Hausarztes oder Internisten passen.

Die oben aufgeführten – beispielhaften genannten – Abrechnungsmöglichkeiten sind bei GKV-Versicherten nur dann als Individuelle Gesundheitsleistungen nach GOÄ berechnungsfähig, wenn keine Indikation zur Durchführung als Leistung der gesetzlichen Krankenversicherung vorgelegen hat und wenn der Versicherte eine Privatbehandlung wünscht. Dabei sollte eine schriftliche Vereinbarung zwischen Arzt und Patient abgeschlossen werden, wobei die Bestimmungen der GOÄ zu beachten sind.

3.2 Säule 2 – Organisation

O. Frielingsdorf

Die organisatorische Qualität einer Praxis entscheidet in der Regel ebenso stark über den Praxiserfolg, wie die medizinische Qualität. Ein Großteil des Eindrucks, den der Patient aus einer Praxis mitnimmt, kommt vom Engagement der Mitarbeiterinnen und den organisatorischen Abläufen der Praxis. Eine gute Praxis-Organisation ist die halbe Miete.

Dies gilt in besonderem Maße für den Bereich der IGeL-Leistungen. Denn der selbstzahlende Patient stellt besondere Ansprüche an reibungslose Abläufe und Stil einer Praxis. Um mit beidem zu glänzen, kommt es besonders auf die Überzeugung des Praxisteams an sowie auf dessen Bereitschaft, das Angebot von IGeL-Leistungen aktiv zu unterstützen. Teile der Aufgaben, die dazu von den Mitarbeiterinnen bewältigt werden müssen, sind neu und ungewohnt. Daher macht es sich bezahlt, dem Team Anreize und Hilfestellungen zu geben, um diese neuen Herausforderungen erfolgreich zu bewältigen.

So wird Teammotivation unter anderem durch komplette Informationen des Teams über die angebotenen IGeL-Leistungen und den medizinischen Hintergrund erreicht. Durch Kommunikations-Trainings können erforderlichenfalls Selbstvertrauen und Kommunikationsfähigkeit der Helferinnen gezielt gestärkt werden. Auch ein individuell passendes Bonussystem trägt dazu bei, dass das Praxisteam den Praxisinhaber im IGeL-Bereich engagiert und ergebnisorientiert unterstützt.

Das folgende Kapitel befasst sich mit den besten Wegen zur Teammotivation, mit IGeL-förderlichen Entlohnungssystemen und dem besonderen Patientenservice. Ein eigenes Kapitel ist dem Thema Kommunikation gewidmet, das maßgeblich über den Erfolg eines IGeL-Konzeptes entscheidet. Gelungene Kommunikation – sowohl innerhalb des Teams als auch in Richtung des Patienten – ist einer der Schlüssel zum IGeL-Erfolg.

3.2.1 Service-Qualität

A. Schuhmacher

Welche Faktoren beeinflussen die Patientenzufriedenheit?

Fachliches allein reicht heute nicht aus, um den Patienten zu begeistern: Es mag zwar enttäuschend sein, aber die medizinische Leistung selbst wird vom Patienten als „normal" bzw. als „Standard" angesehen: Die medizinische Kernleistung trägt gerade einmal mit knapp 25 % zur Zufriedenheit des Patienten bei. Der Löwenanteil der Gesamtzufriedenheit (75 %) setzt sich aus den Faktoren Praxis-Service und Kommunikation zusammen.

Darüber hinaus ist davon auszugehen, dass der Patient die Qualität der medizinischen Versorgung in der Regel nicht wirklich beurteilen kann. Das hindert ihn jedoch nicht daran, Urteile über die medizinische Leistungsfähigkeit einer Arztpraxis abzugeben.

In der Regel nimmt der Patient seine Beurteilung auf der Basis von „Ersatzkriterien" vor, welche etwa den o.g. Zufriedenheitsfaktoren entsprechen: Wenn der Patient also den Eindruck hat, die Praxismitarbeiter seien unkollegial, im Umgang miteinander unfreundlich, es würden gegenseitige Schuldzuweisungen getroffen oder Informationen zurückgehalten, dann ist dies in der Beurteilung des Patienten ein Indiz für mangelnde Fachkompetenz.

Fazit: Es sind genau die bislang wenig beachteten sogenannten „weichen" Faktoren wie Service, Patientenorientierung und Kommunikation, die vorrangig zur Zufriedenheit des Patienten beitragen. Ihre Optimierung wird künftig zum Wettbewerbsvorteil bzw. Erfolgsfaktor der Arztpraxis – ganz besonders auch im Hinblick auf Selbstzahler-Leistungen.

Was hat exzellenter Service mit IGeL-Leistungen zu tun?

Meist denkt der Arzt beim Thema Selbstzahler-Leistungen vorrangig an das anstehende Verkaufsgespräch. Diese Konzentration auf die Gesprächsführung ist jedoch trügerisch, denn der erfolgreiche IGeL-Weg beginnt nicht mit dem Verkaufsgespräch, sondern bereits wesentlich früher bei exzellentem Service und patientenorientierter Kommunikation. Ein Patient wird nur dann eine IGeL-Leistung in Anspruch nehmen, wenn er im Vorfeld eine vertrauensvolle Beziehung zu „seiner" Praxis entwickelt hat und mit dem Service zufrieden ist. Das Verkaufsgespräch selbst bildet dabei nur das letzte Glied in einer Kette von bereits vermittelten Eindrücken und Erfahrungen beim Patienten.

Hierzu ein typisches Beispiel aus der Perspektive des Patienten:

Bereits die telefonische Kontaktaufnahme gestaltet sich schwierig, da das Telefon entweder pausenlos besetzt ist oder aber bei freier Leitung niemand das Gespräch annimmt. Nimmt der Patient nun endlich den lange erwarteten Arztbesuch wahr, wird er am Empfang erst einmal ignoriert, während sich die Arzthelferinnen vor seinen Ohren über den Chef oder Kolleginnen auslassen. Im Anschluss daran darf er eine beschauliche Stunde im überfüllten Wartezimmer verbringen, um schließlich seinen Arzt zu treffen.

Mit dem Wissen um den zu erwartenden Service wird dieser Patient wohl kaum an zusätzlichen IGeL-Leistungen interessiert sein – selbst wenn für ihn die Argumente bzgl. der gesundheitlichen Vorteile deutlich sichtbar sind. In einem solchen Fall wird der unbefriedigende Service verhindern, dass es überhaupt bis zum Verkaufsgespräch kommt.

Was genau versteht man unter Service?

Service ist jeder Mehrwert/Nutzen für den Patienten, der über die normale Dienstleistung hinausgeht. Service dient der Verbesserung der Patientenbeziehung. Service bedeutet offene und ehrliche Zuwendung zum Patienten, Anteilnahme an seiner Person, seinen Wünschen und Bedürfnissen.

Beispiele für Service-Faktoren in der Arztpraxis	Ziel
Patientenorientierter Empfangs-Service	Die Patienten sollen einen guten ersten Eindruck von der Praxis bekommen und sich willkommen fühlen.
Telefon-Service und Telefonsprechstunde	Die Patienten sollen einen guten ersten Eindruck von der Praxis am Telefon bekommen. Die Anliegen des Patienten sollen freundlich, schnell und kompetent bearbeitet werden.
Patientenbefragung	Die Erhebung von Patientenerwartungen und Patientenzufriedenheit soll zur Steigerung der Betreuungsqualität und der Erhöhung der Patientenbindung führen.
Reklamationsmanagement	Die kommunikative Kompetenz der Praxismitarbeiterinnen im Umgang mit unzufriedenen Patienten wird verbessert. Patientenreklamationen sollen systematisch durch entsprechende Verfahren erfasst, analysiert und zur Qualitätsverbesserung genutzt werden.
Geringe Wartezeiten	Die Praxisorganisation soll so gestaltet werden, dass Wartezeiten bei einbestellten Patienten möglichst gering sind.

Beispiele für Service-Faktoren in der Arztpraxis	Ziel
Wartezimmerausstattung	Die Patienten sollen sich im Wartezimmer wohl fühlen und die Wartezeit angenehm, angst- und stressfrei verbringen
Erweiterte Öffnungszeiten	Erweiterte Sprechstunden sollen die Möglichkeit der Inanspruchnahme für bestimmte Patientengruppen verbessern.
Patientenschulungen und Seminare für Patienten	Der Dialog mit ausgewählten Patientengruppen zu gesundheits-relevanten Themen soll zur Verbesserung der Patienteninformation und zur Steigerung der Compliance beitragen.

Wie lässt sich der Praxis-Service optimieren?

Der wichtigste Schritt besteht darin, allen in der Praxis Tätigen eine Sensibilität für guten Service zu vermitteln. Gegen ungewollte Betriebsblindheit hilft z.B. ein einfacher „Praxis-Service-Check": Dazu sollte sich das Praxisteam in die Perspektive des Patienten versetzen (die Praxis mit seinen Augen sehen) und Fragen zu einzelnen Service-Aspekten beantworten.

PRAXIS-SERVICE-CHECK

Bitte versetzen Sie sich in folgende Situation: Sie sind als neuer Patient in *Ihre Praxis* gekommen und werden beim Hinausgehen von einer Journalistin kurz zu Ihrem ersten Eindruck befragt. Bitte antworten Sie so konkret wie möglich.

Telefonischer Kontakt:

- Wie oft läutet das Telefon bis der Hörer abgenommen wird?
- Werden Sie mit Ihrem Namen angesprochen?
- Wie freundlich werden Sie am Telefon behandelt?
- Wie schnell erhalten Sie einen Termin?
- Wie wird der Weg zur Praxis beschrieben?
- Wie schnell werden Sie mit dem richtigen Ansprechpartner verbunden?
- Wie erfolgt die Verabschiedung am Telefon?
- Wird ggf. ein Rückruf vereinbart?

Der Weg zur Praxis

- Wie ist die Erreichbarkeit (Anfahrt, öffentliche Verkehrsmittel usw.)?
- Gibt es spezielle Praxis-Parkplätze für Patienten?
- Wie ist der Eingangsbereich gestaltet (ausreichend beleuchtet, Praxis-schild gut erkennbar)?
- Wie ist der Weg zur Praxis innerhalb des Gebäudes (sauber, gut zugänglich, leicht zu finden)?

Der Empfang

- Sie betreten die Praxis. Wie ist Ihr erster Eindruck?
- Wann werden Sie am Empfang begrüßt?
- Wie werden Sie begrüßt?
- Wie erfolgt die Aufnahme Ihrer Daten (werden Ihre Daten vertraulich behandelt)?
- Welchen optischen Eindruck haben Sie von der Anmeldung (sauber, überschaubar, ordentlich, Beleuchtung)?
- Wie würden Sie die Atmosphäre beschreiben?
- Gibt es die Möglichkeit zur Fax- und Telefonbenutzung?
- Wie gehen die Arzthelferinnen miteinander um?

Wartezimmer

- Gibt es ausreichend Sitzgelegenheiten?
- Wie bequem sind die Sitzgelegenheiten?
- Werden Getränke angeboten?
- Welche Zeitungen liegen aus?
- Gibt es Infoplakate und Broschüren oder eine Patientenbücherei?
- Wie ist die Luft (frisch und unverbraucht)?
- Welche Musik läuft?
- Wie erfolgt die Abholung aus dem Wartezimmer?

usw.

Fazit: Wie zufrieden sind Sie insgesamt mit dem Praxis-Service?

3.2.2 Mitarbeiterführung und Team-Motivation

Führen ist ein eigener Job! Motivierte und eigenverantwortlich handelnde Mitarbeiter sind kein Zufall. Immer wieder beschrieben wird in diesem Zusammenhang das Phänomen der „Inneren Kündigung": Empirischen Studien zufolge haben ca. 40 % der Mitarbeiter deutscher Unternehmen bereits innerlich gekündigt – sie arbeiten ohne Engagement und Identifikation mit ihrem Arbeitgeber.

Die klassische 25 %-Theorie zur Mitarbeitermotivation lautet: 25 % aller Mitarbeiter sind zu Höchstleistungen bereit, 25 % lassen sich motivieren, 25 % erfüllen nur ihre Pflicht, und Vorsicht vor den restlichen 25 %!!! Nur die Mitarbeiter der ersten beiden Kategorien sind auf Dauer dazu in der Lage, einen exzellenten, qualitativ hochwertigen Service zu leisten.

Dies gilt auch für jede Arztpraxis: Die Arzthelferinnen sind die wichtigste „Software" der Praxis. Etwa 70 % des Eindrucks, den der Patient aus der Praxis mitnimmt, kommt nicht vom Arzt und der Behandlung, sondern vom Engagement der Mitarbeiterinnen. Die Arzthelferinnen haben als erste mit dem Patienten zu tun und verbringen meist viel mehr Zeit mit ihm als der Arzt selbst. Aktuellen Studien zufolge wird die Zufriedenheit des Patienten – und letztlich auch die Bindung an die Praxis – ganz entscheidend davon beeinflusst, dass dieser sich willkommen und zuvorkommend behandelt fühlt.

Patientenorientierung und Mitarbeiterorientierung sind zwei Seiten derselben Medaille: Es liegt auf der Hand, dass nur zufriedene und motivierte Arzthelferinnen in der Lage sind, im oben skizzierten Sinne serviceorientiert zu handeln, d.h. auf die Bedürfnisse und Erwartungen des Patienten einzugehen.

Die in diesem Kontext erforderlichen kommunikativen und sozialen Fähigkeiten im Umgang mit dem Patienten werden den Arzthelferinnen jedoch nicht im Rahmen ihrer Ausbildung gelehrt. Hinzu kommt, dass sie sich tradierterweise nicht als Dienstleister verstehen und nicht unternehmerisch denken.

Hier ist der Arzt in seiner Rolle als Führungskraft gefragt: Die gezielte Auswahl und Förderung der Mitarbeiterinnen – also professionelle Personalentwicklung – ist die Basis für die Bildung eines zufriedenen und motivierten Praxisteams. Je größer die Praxis ist, desto wesentlicher ist die aktive Wahrnehmung der Führungsaufgaben.

Was motiviert Mitarbeiter?

Eine Vielzahl von Untersuchungen hat gezeigt, dass Mitarbeiter nicht nachhaltig über sog. „Fremdmotivation" (in Form äußerer Anreizsysteme z.B. mit Geld) motiviert werden können. Prämien und Umsatzbeteiligungen können zwar kurzfristig zu höheren Leistungen führen, sie nutzen sich i.d.R. jedoch schnell ab und sind als alleiniges Mittel zur Motivation ungeeignet.

Die materiellen Aspekte sollten jedoch nicht völlig ignoriert werden: Schließlich dienen sie der Absicherung des Lebensstandards. Hinzu kommt, dass jede Mitarbeiterin gerecht für ihre Leistung entlohnt werden will. Dieses subjektive Gerechtigkeitsempfinden führt dazu, dass sie die eigene Leistung und das eigene Engagement mit dem der Kollegen vergleicht – sowie mit der dafür enthaltenen Entlohnung.

Und dennoch haben eine Vielzahl von Studien untermauert: Nachhaltige Motivation entsteht nicht primär durch Geld.

Auch in Arztpraxen entwickeln Mitarbeiterinnen „Selbstmotivation" vor allem durch die Möglichkeit zu eigenverantwortlichem Handeln, der Ermöglichung von Entscheidungsspielräumen sowie über Erfolgserlebnisse und Freude an der Arbeit.

Es ist die Aufgabe des Arztes in seiner Rolle als Führungskraft, gezielt durch den Einsatz von „Führungsinstrumenten" die Selbstmotivation seiner Mitarbeiterinnen zu fördern. Die in diesem Zusammenhang wichtigen Führungsinstrumente zur Motivation sind:

- Kompetenzorientierung/Einsatz nach Stärken
- Delegation von Aufgaben, Kompetenzen und Verantwortungen
- Klare Zielsetzungen
- Regelmäßige Personalgespräche
- Eine funktionierende Informations- und Besprechungskultur (Teambesprechungen)

CHECKLISTE: PERSONALGESPRÄCHE

Die Grundregeln der Gesprächsführung

- Die Führungskraft hat die Aufgabe, das Gespräch zu steuern und zu lenken.
- Das Gespräch durch Fragen steuern.
- Kein Beurteilungsgespräch unter Zeitdruck führen.
- Für störungsfreie Zeit sorgen.
- Dem Mitarbeiter aktiv zuhören, ihn in seinen Äußerungen ernst nehmen (zusammenfassen, wiederholen).
- Kritik auf ein konkretes Verhalten bzw. die Leistung des Mitarbeiters beziehen (nicht auf die Person).
- Wenn die Situation emotional zu geladen ist, sollte das Gespräch vertagt werden.

CHECKLISTE FÜR PERSONALGESPRÄCHE

Thema: Aufgaben und Ziele

- Wie zufrieden ist die Mitarbeiterin mit ihren Aufgaben?
- Wie wurden die vereinbarten Ziele und Aufgaben erreicht bzw. erledigt?
- Welche Aufgaben entsprechen den Fähigkeiten / den Stärken der Mitarbeiterin am meisten?
- Welche Kenntnisse und Fähigkeiten sollte die Mitarbeiterin noch entwickeln, um diese Aufgaben noch besser ausfüllen zu können?

Thema: Fortbildung und Entwicklung

- Welche Fortbildungsmaßnahmen waren vereinbart und wie erfolgreich waren sie?
- In welchen Bereichen sieht die Mitarbeiterin für sich weiteren Fortbildungsbedarf?

Thema: Zusammenarbeit

- Wie zufrieden ist die Mitarbeiterin mit dem Arbeitsklima?
- Wie klappt die Zusammenarbeit mit den Kolleginnen?
- Wie wurde die Mitarbeiterin bei der Erfüllung ihrer Aufgaben unterstützt?
- Welche Wünsche hat die Mitarbeiterin an die zukünftige Zusammenarbeit?

Thema: Ausblick und Ziele

- Welche wichtigen Aufgaben stehen an?
- Welche wichtigen unternehmerischen Ziele stehen für die Praxis an?
- Welchen persönlichen Beitrag soll die Mitarbeiterin zur Erreichung dieser Ziele leisten?
- Welche Ziele soll die Mitarbeiterin zukünftig in ihrer Arbeit verfolgen?

Diese klassischen Führungsinstrumente bilden auch die Grundlage für die erfolgreiche Einführung von IGeL-Leistungen:

- Kompetenzorientierung bedeutet in diesem Zusammenhang, genau diejenige Mitarbeiterin für den Verkauf auszuwählen (und ggf. zur IGeL-Managerin ausbilden zu lassen), die ein besonderes Dienstleistungstalent sowie eine positive Einstellung zum Verkaufen hat.
- Die richtige Delegation von Aufgaben, Kompetenzen und Verantwortungen stellt sicher, dass alle Mitarbeiterinnen – bezogen auf den Verkauf – genau wissen, was ihre Aufgaben sind und welchen Teil sie eigenverantwortlich durchführen können (Wer übernimmt welchen Part im Verkaufsgespräch, z.B. die aktive Ansprache des Patienten?).

- Klare Ziele zu setzen heißt hier, eindeutig bestimmbare und konkrete Zielgrößen zu definieren (z.B. die Anzahl der einzeln verkauften IGeL-Leistungen pro Monat) und diese deutlich den Mitarbeitern zu kommunizieren.
- Regelmäßige Teambesprechungen dienen der Weiterentwicklung des gesamten Praxisteams. Sie stellen ein geeignetes Führungsinstrument für die alltägliche Zusammenarbeit bzw. das aktuelle Tagesgeschäft dar – im Gegensatz zu individuellen Personalgesprächen, welche auf die Motivation und Beurteilung der einzelnen Mitarbeiterin fokussieren.

Bezogen auf das IGeL-Thema dienen Teambesprechungen der konkreten Absprachen bezüglich der gemeinsamen IGeL-Strategie (z.B. Wer übernimmt welche Rolle, wer beteiligt sich nicht aktiv am Verkauf), der Ausarbeitung eines gemeinsamen Skripts zur Beschreibung der IGeL-Leistungen (Wie kommunizieren wir die IGeL-Leistung gegenüber dem Patienten?) sowie dem kontinuierlichen Informationsaustausch (z.B. Was lief gut in dieser Woche, wo hat es noch gehakt?).

Teambesprechungen bieten dem Arzt zudem den geeigneten Rahmen, den Mitarbeiterinnen eine positive Einstellung zu IGeL-Leistungen zu vermitteln: Denn es reicht nicht aus, dass der Arzt selbst mit voller Überzeugung hinter den angebotenen IGeL-Leistungen steht. Das Praxisteam muss gleichermaßen überzeugt und begeistert sein und die Angebote entsprechend begeistert dem Patienten kommunizieren.

Um nachhaltige Veränderungen zu erzielen, sollten Teambesprechungen regelmäßig stattfinden (minimal einmal im Monat, besser wöchentlich; Dauer ca. 30 Minuten). Alle besprochenen Themen (Tagesordnungspunkte) und Vereinbarungen werden schriftlich protokolliert, damit eine entsprechende Ergebnisorientierung und Verbindlichkeit hergestellt wird (siehe Zeit- und Maßnahmeplan).

Die Vorteile regelmäßiger Teambesprechungen sind:

- Die Förderung von Gemeinschaftsgefühl und Zusammengehörigkeit
- Die Erarbeitung einer gemeinsamen Praxis-Philosophie („Corporate Identity")
- Die Identifikation mit und Verpflichtung gegenüber der Praxis („Commitment")
- Das Erlernen einer gemeinsamen „Sprache"
- Die Erarbeitung einer Kultur des gegenseitigen Umgangs

Zeit- und Maßnahmeplan für IGeL				
Ziel	Maßnahme	Verantwortlich	Erledigt bis	Kontrolle durch

3.2.3 Mitarbeiterauswahl

Meist stehen die *fachliche Eignung* und Sachkenntnisse einer Bewerberin im Mittelpunkt des Einstellungsverfahrens. Weitaus weniger Wert wird auf die *persönliche* Eignung gelegt, und noch weniger wird diese systematisch in das Bewerbungsgespräch mit einbezogen (Frage: Passt die Bewerberin als Person wirklich zu unserer Praxis?). Eben diese „nicht passende Persönlichkeit" kann jedoch später zu Unzufriedenheiten führen und ist dann der eigentliche Grund für eine Kündigung. Ein Beispiel:

Ein Arzthelferin wird wegen ihres hervorragenden fachlichen Könnens eingestellt. Bereits nach kurzer Zeit ist der Praxisinhaber jedoch sehr unzufrieden mit seiner neuen Mitarbeiterin, da diese sich grundsätzlich nicht an zeitliche Vorgaben und Termine hält, und „sich von ihren Kolleginnen nichts sagen lässt".

Nicht selten werden Gespräche mit Bewerberinnen unvorbereitet und unstrukturiert durchgeführt. Die gute Vorbereitung ist hier jedoch „mehr als die halbe Miete". Das Einstellungsgespräch sollte als professionelles Auswahlinstrument genutzt werden – gerade auch im Hinblick auf die gezielte Überprüfung der persönlichen Eignung in Form der sog. „Schlüsselqualifikationen". Dazu zählen:

- Persönlichkeitsbezogene Kompetenz
  (z.B. Lernfähigkeit, Zuverlässigkeit, Belastbarkeit)
- Soziale Kompetenz
  (z.B. Teamfähigkeit, Kommunikationsfähigkeit, Kontaktfähigkeit)
- Methoden-Kompetenz
  (z.B. Planungs- und Organisationsfähigkeit, Arbeitstechniken).
- Unternehmerische Kompetenz
  (z.B. unternehmerisches Denken und Handeln, vernetztes Denken)

Eben diese Faktoren sind es, die sich jedem Patienten im täglichen Umgang vermitteln: Bei Betreten der Praxis, im Gespräch an der Rezeption, bei der Abholung zur Untersuchung, im Labor usw., usw. Eine Mitarbeiterin mit hoher persönlichkeitsbezogener und sozialer Kompetenz signalisiert jedem Patienten durch ihr wahrnehmbares Verhalten, dass er als Praxisbesucher willkommen ist und mit seinen Wünschen und Anliegen dort gut aufgehoben ist.

Gerade auch mit Blick auf einen geplanten Einsatz als „Verkaufsmanagerin" sind diese Faktoren von zentraler Bedeutung. Gute Kommunikationsfähigkeit und Freude am Kontakt mit Menschen bilden auch hier die Erfolgsbasis. Hinzu kommen muss in diesem Fall die Fähigkeit zu unternehmerischem Denken sowie eine positive Grundhaltung zum Thema „Verkauf".

Schlüsselqualifikationen lassen sich jedoch nicht einfach durch direktes Fragen (z.B. „Wie flexibel sind Sie denn so?"), sondern nur mit Hilfe indirekter Strategien ermitteln. Sinnvoll ist hier die Vorgabe von konkreten Situationen bzw. Szenarien, anhand welcher die Bewerberin ihr Handeln mit einem eigenen Lösungsweg verdeutlichen kann. Die Vorbereitung eines entsprechenden persönlichen Gesprächsleitfadens gelingt in drei Schritten:

Schritt 1: Identifizierung der wichtigen Auswahlkriterien (welche Fähigkeiten sind bei dieser Stelle für Ihre Praxis ganz besonders wichtig?)

Schritt 2: Auswahl einer konkreten Situation, in der genau diese Fähigkeit besonders gefragt ist oder zum Ausdruck kommen kann.

Schritt 3: Beschreibung dieser konkreten Situation und Formulierung einer direkten Frage an die Bewerberin.

Beispiel 1: Planungs-/Organisationsfähigkeit

Sie wollen wissen: Ist die Bewerberin in der Lage, ihre Aufgaben systematisch und geplant anzugehen?
Frage: „Sie haben die Aufgabe übernommen, eine Fortbildung für unsere Patienten vorzubereiten. Ihre Kolleginnen sind alle so eingespannt, dass sie Ihnen nicht helfen können. Wie gehen Sie vor?"

Beispiel 2: Lernfähigkeit/-bereitschaft

Sie wollen wissen: Arbeitet die Bewerberin aktiv an ihrer Wissenserweiterung?
Frage: „Bitte stellen Sie sich vor. Sie müssen sich in ein neues Aufgabengebiet – z.B. IGeL-Leistungen – einarbeiten. Auf welche Art und Weise verschaffen Sie sich die erforderlichen Informationen?"

Beispiel 3: Konfliktfähigkeit

Sie wollen wissen: Wie löst die Bewerberin Konflikte im Umgang mit Patienten?
Frage: „Eine unzufriedene Patientin verhält sich Ihnen gegenüber beleidigend oder ausfallend, weil….passiert ist. Wie reagieren Sie darauf?"

Die Fragen zu den Schlüsselqualifikationen sind in Form eines „persönlichen Gesprächsleitfadens" in den üblichen Gesprächsablauf integrierbar. Während des Gesprächs dient dieser zur Orientierung und Strukturierung. Die wichtigsten Ergebnisse sollten spätestens im Anschluss an das Gespräch schriftlich festgehalten werden. Ein Gesprächsleitfaden bietet unter anderem folgende Vorteile:

- Der Arzt wird sich bereits im Vorfeld darüber klar, welche Anforderungen bei dieser Stelle ganz besonders wichtig und unverzichtbar sind. Der Leitfaden hilft dabei, sich nicht in Details zu verlieren und die einzelnen Anforderungskriterien gleichermaßen zu beleuchten.

- Da die Antworten der Bewerberinnen immer auf die Beschreibung eines konkreten Szenarios Bezug nehmen, erhält man einen bessern Einblick in deren Handlungsrepertoire als durch allgemeine Aussagen (deren Umsetzung dann offen bleibt).
- Wichtige Kriterien werden sicher bei jeder Bewerberin erfasst. Dadurch wird die Vergleichbarkeit erleichtert.

In Ergänzung zum gut vorbereiteten und professionell geführten Einstellungsgespräch stellt die *Probezeit* die wichtigste Methode der Personalauswahl dar. Denn letztlich beruht auch das beste Einstellungsgespräch nur auf einer Prognose und ersetzt nicht die Überprüfung im Arbeitsalltag. Damit die Probezeit erfolgreich zur Mitarbeiterauswahl genutzt werden kann, sollte sie folgende Elemente beinhalten:

- Planung und entsprechend gesteuerte Einarbeitungsphase
- Umfassende Information der neuen Mitarbeiterin
- Kontinuierliche Beobachtung
- Seriöse Begleitung und Hilfestellung sowie
- Konsequente Auswertung.

3.2.4 IGeL-Managerin

Der Verkauf von IGeL-Leistungen kann nicht allein durch den Arzt geleistet werden. Für das Gelingen des Verkaufs reicht es nämlich keinesfalls aus, dass der Arzt selbst mit Begeisterung und Überzeugung hinter den angebotenen IGeL-Leistungen steht. Das Praxisteam muss gleichermaßen begeistert sein. Ein einziger unbedacht geäußerter Satz einer Mitarbeiterin kann die gerade gefällte Entscheidung des Patienten zunichte machen. Hierfür ein Beispiel:

Ein Patient hat sich nach der überzeugenden Präsentation des Arztes für eine Kur zur Stärkung des Immunsystems entschieden. Nun muss er nur noch die Termine mit der Mitarbeiterin an der Rezeption absprechen. Eher nebenbei erkundigt er sich, ob die Mitarbeiterin denn auch persönliche Erfahrungen damit habe, schließlich brauche sie für ihren Beruf doch ein besonders fittes Immunsystem. Die niederschmetternde Antwort dazu: „Ja, ich hab das schon mal versucht, aber ich hab' das dann abgebrochen." Der Patient hat auf diese Aussage hin dann die Suche nach weiteren Terminen abgebrochen.

Motivierte und gut informierte Mitarbeiterinnen nehmen also auch hier eine Schlüsselfunktion ein. Außerdem werden die Mitarbeiterinnen vom Patienten häufig als glaubwürdiger empfunden, sie sprechen eher die Sprache des Patienten und es wird unterstellt, dass sie nicht finanziell an den IGeL-Leistungen beteiligt – folglich unparteiisch oder neutral – sind.

Zwar sollten grundsätzlich alle in der Praxis tätigen Mitarbeiterinnen über die angebotenen IGeL informiert sein und sie entsprechend dem Patienten anbieten können, aber dies entspricht nicht dem Praxisalltag. In der Regel gibt es im Team auch nach intensiver Information und Diskussion einige, die entweder ethische Bedenken haben oder von der Wirksamkeit der angebotenen Leistungen nicht überzeugt sind.

Hier ist es sinnvoll, mit diesen Mitarbeiterinnen klare „Spielregeln" aufzustellen, wie sie zu reagieren haben, wenn sie vom Patienten angesprochen werden (u.a. Vermittlung an die IGeL-Managerin). Zumindest muss sichergestellt sein, dass sich keine Mitarbeiterin gegenüber dem Patienten negativ über die Angebote äußert.

Bewährt hat sich die Schaffung der Funktionsstelle der IGeL-Managerin – zumal oft eine Mitarbeiterin besonderes Interesse und Talent für das Verkaufen mitbringt. Diese hat dann die Aufgabe, im Teamplay mit dem Arzt die Leistungen gezielt anzubieten. Wichtig sind für diese Zusammenarbeit klare Absprachen darüber, welche Phasen im Verkaufsprozess jeweils vom Arzt oder der IGeL-Managerin übernommen werden. Häufig erfolgt die erste aktive Ansprache bzw. die erste Information bei bekundetem Interesse durch die IGeL-Managerin, die Vertiefung unter Berücksichtigung von Diagnose und Indikation übernimmt dann der Arzt. Informationen über Preise und Organisatorisches werden dann wieder von der IGeL-Managerin übernommen.

Grundlegend für den Erfolg ist bereits die sorgfältige Auswahl der zukünftigen IGeL-Managerin. Im Idealfall sollte sie neben guten fachlichen Kenntnissen über folgende Fähigkeiten verfügen:

- Eine positive Grundhaltung zum Thema „Verkauf"
- Verkaufstalent
- Ausgeprägte Kommunikationsfähigkeit
- Ein hohes Maß an sozialer Kompetenz
- Kontaktfähigkeit
- Die Fähigkeit zu unternehmerischem Denken
- Eine deutliche Serviceorientierung
- Zuverlässigkeit
- Belastbarkeit
- Begeisterungsfähigkeit

Nicht unberücksichtigt bleiben sollte bei der Auswahl auch, inwieweit die „Chemie" zwischen Arzt und zukünftiger IGeL-Managerin stimmt – schließlich wird Verkaufen i.d.R. als Teamplay praktiziert.

Um der Mitarbeiterin das nötige Know-how und Sicherheit in der neuen Rolle zu vermitteln, empfiehlt sich eine fundierte Weiterbildung oder Zusatzqualifikation, in welcher die angehende IGeL-Managerin fachliche Aspekte, professionelle Kommunikation sowie Verkaufspsychologie erlernt.

3.2.5 Kommunikation

3.2.5.1 Grundlagen der Kommunikation

Die zentrale Bedeutung der Kommunikation ist unumstritten. Jeder kennt Sprichwörter wie „Wie man in den Wald ruft, so schallt es heraus" oder „Der Ton macht die Musik". Und wenngleich Kommunikation einen Großteil des Berufslebens ausmacht, haben die meisten Menschen niemals gelernt, richtig zu kommunizieren. Jeder hat jedoch schon erlebt, dass es sich dabei um ein vielschichtiges und kompliziertes Geschehen handelt – selbst die „einfache" Weitergabe einer Information kann ihre Tücken haben.

Kommunikation beschränkt sich nicht auf das gesprochene oder geschriebene Wort selbst (Sprache), sondern umfasst auch – oder besonders – die Körpersprache sowie die Art und Weise, wie man spricht (Sprechweise).

Das gesprochene Wort als solches trägt mit nur 7 % zur Gesamtwirkung bzw. zum Eindruck beim Gesprächspartner bei. Der „Löwenanteil" der Informationen wird durch die Körpersprache (55 %) und den stimmlichen Ausdruck/ die Sprechweise (38 %) aufgenommen.

Körpersprache umfasst:

- Mimik
- Gestik
- Blickkontakt
- Körperhaltung
- Gehen & Schritt
- Distanzzonen

Sprechweise bedeutet:

- Tonfall
- Lautstärke
- Sprechtempo & Pausen
- Stimmhöhe
- Artikulation
- Dialekt

Ein Mensch kann zwar aufhören zu sprechen, er kann aber nicht gleichzeitig aufhören, durch seine Körpersprache zu kommunizieren. Dabei ist die Interpretation der körpersprachlichen Signale nie klar und eindeutig – sie wird immer in Abhängigkeit mit dem gesprochenen Wort sowie der jeweiligen Situation vorgenommen. Die Beachtung, der gezielte Einsatz und das Wissen über mögliche Wirkungen von Körpersprache sind ein wesentlicher Bestandteil von kommunikativer Kompetenz.

Darüber hinaus bedarf es zur erfolgreichen Gestaltung von Gesprächen einer Reihe von Instrumenten der Gesprächsführung – egal, ob dieses Gespräch mit Patienten, Mitarbeitern oder im Freundeskreis stattfindet, ob es sich um ein diagnostisches ärztliches Gespräch oder ein IGeL-Verkaufsgespräch handelt. Die drei wesentlichen Instrumente sind: Zuhören, Fragen, Informieren.

Aktives Zuhören

Zuhören ist keinesfalls eine einfache Tätigkeit, sondern vielmehr der schwierigste Teil im Gespräch. Das eigene Denken behindert i.d.R. das Zuhören, denn: Während des „normalen" Zuhörens tauchen eigene Gedanken, Bewertungen, Lösungen und Ideen auf. Dies führt dazu, dass man dem Gesprächspartner nicht mehr völlig gedanklich folgt. Wesentliche Argumente oder Wünsche werden einfach „überhört".

Aktives Zuhören vermittelt dem Gegenüber das Gefühl, dass man ihm ausschließlich interessiert und konzentriert zuhört. Diese Zuwendung wird u.a. auch durch nonverbale Elemente signalisiert (z.B. Blickkontakt, Körperhaltung).

Aktives Zuhören löst eine Reihe positiver Phänomene aus und ist der Schlüssel zu jedem Gesprächspartner: Der Gesprächspartner fühlt sich in seiner Persönlichkeit mit all seinen Problemen akzeptiert (da er nicht kritisiert, angegriffen oder belehrt wird). Er wird entspannter und reagiert weniger emotional. Er kann sich selbst besser auf das Wesentliche konzentrieren. Er benötigt weniger Zeit, um sich klar auszudrücken, denn es begünstigt ein Klima der Verbundenheit und des Vertrauens.

Aktives Zuhören besteht zunächst einmal in einer positiven Grundeinstellung zum Gesprächspartner und zeigt sich in körpersprachlichen Signalen (der Technik des aktiven Zuhörens).

Aktives Zuhören als Grundeinstellung bedeutet, dem Gesprächspartner die volle Aufmerksamkeit zu schenken, ihm mit Wertschätzung und Empathie zu begegnen.

Bei der Technik des aktiven Zuhörens wird nicht nur darauf geachtet, was der andere sagt, sondern auch *wie* der andere spricht und sich verhält. Gefühle, Hoffnungen und Wünsche werden meist nicht direkt formuliert, doch schwingen sie in fast jeder Äußerung mehr oder minder deutlich mit.

Beim aktiven Zuhören fragt sich der Zuhörer im Stillen:

- Was empfindet mein Gesprächspartner?
- Was ist ihm an dem, was er gerade sagt, so wichtig?
- Welches Interesse will er damit verfolgen?
- Wie ist ihm zumute?

Aktives Zuhören geht auf mitschwingende Emotionen ein z.B.:

- „Sie haben das Gefühl, dass …"
- „Sie sind jetzt …" (z.B. verärgert, traurig, stolz)
- „Sie meinen …"
- „Aus Ihrer Perspektive …"

Aktives Zuhören verringert Missverständnisse, indem Aussagen des Gesprächspartners kurz mit eigenen Worten wiederholt werden. Einstiegsformulierungen dazu sind:

- „Ihnen ist wichtig, dass …"
- „Was Sie sagen, verstehe ich so …"
- „Sie meinen, wenn …"
- „Es geht Ihnen um …"

Aktives Zuhören verringert Missverständnisse auch dann, wenn nicht klar ist, was der Gesprächspartner meint. Mögliche Formulierungen sind:

- „Könnte es sein, dass …"
- „Ich frage mich, ob …"
- „Sagen Sie mir, wenn ich mich irre …"
- „Es hört sich an, als ob …"
- „Verstehe ich Sie richtig, …"

Aktives Zuhören ist auch die Grundlage im IGeL-Verkaufsgespräch – wer verkaufen will, muss zuhören können. Denn:

Patienten lassen sich nur dann von einem Angebot überzeugen, wenn es genau ihren Bedürfnissen entspricht. Insbesondere durch Zuhören erfährt der Arzt viel über diese Bedürfnisse und Wünsche. Das bedeutet gleichzeitig auch, dass der Arzt seine eigenen Redeanteile (gerade zu Beginn des Gesprächs) so weit wie möglich reduziert, den Patienten nicht unterbricht und seine eigenen Gedanken erst einmal hinten anstellt.

Aktives Zuhören hilft auch hier, die Befindlichkeit des Patienten genau einzuschätzen und auf die Botschaften „zwischen den Zeilen" zu reagieren – somit können Missverständnisse vermieden werden.

CHECKLISTE: AKTIVES ZUHÖREN

- Sich in die andere Person hineinversetzen
- Ausreden lassen
- Kurze Zusammenfassungen geben
- Bestätigende Wiederholungen machen
- Passende Fragen stellen
- Gedanken und Gefühle des anderen wiedergeben
- Keine Beurteilungen, keine Kritik
- Eigene Ideen, Meinungen oder Widerspruch zurückstellen
- Verständnis signalisieren
- Blickkontakt halten
- Interessierter Gesichtsausdruck, eine dem Thema angemessene Mimik
- Offene Gestik
- Zugewandte Körperhaltung

Wirkungsvolle Fragetechniken

Grundsätzlich gilt in jedem Gespräch „Wer fragt, der führt". Die richtige Frage zum richtigen Zeitpunkt zu stellen, gehört zu den wichtigsten Techniken der Gesprächsführung. Der gesamte Gesprächsverlauf wird ganz wesentlich vom Fragenden gesteuert und beeinflusst (so z.B. in der Talkshow: Der Moderator führt mit seinen Fragen das ganze Gespräch – und nicht der Gast.).

Gleichzeitig gilt: „Die richtige Antwort bekomme ich nur, wenn ich die richtige Frage stelle!" Die gute bzw. richtige Frage bringt das Gespräch weiter, sie fördert den Gesprächsfluss und hilft dem Gesprächspartner, wichtige Dinge auf den Punkt zu bringen. Sie dient nicht nur der Informationsgewinnung, sondern trägt auch zu einem guten Verhältnis bei.

Es gibt unterschiedliche Frageformen, die für unterschiedliche Situationen und Intentionen geeignet sind. Hier einige Kriterien für den Einsatz der wichtigsten Frageformen:

- Die Offene Frage (die so genannte W-Frage: z.B. wer, wie, welche, wodurch, was) ermöglicht dem Gesprächspartner, mit eigenen Worten sein Anliegen zu schildern. Die offene Frage wirkt im Tenor ermutigend; ein großer Spielraum für die Selbstdarstellung des Gegenübers ist hier gegeben. Sie ist geeignet, wenn man von einem Sachverhalt noch gar nichts weiß, wenn man an einer echten Meinungsäußerung des anderen interessiert ist oder wenn man möglichst detaillierte Informationen haben will.

  Beispiele für offene Fragen sind:

  - „Was halten Sie von …?"
  - „Was ist für Sie bei … besonders wichtig?"
  - „Wie sehen Sie die bisherigen Ergebnisse der Behandlung?"

– „Was verstehen Sie darunter, dass XY nicht wirkt?"

- Die Geschlossene Frage (Frage, auf die man mit „ja" oder „nein" antwortet) erleichtert dem Gesprächspartner die Kommunikation, da nur ja/nein-Antworten oder Kopfnicken erforderlich ist. Sie ist geeignet, wenn man nur eine knappe und klare Information will, wenn der Gesprächspartner wortkarg ist, oder wenn der Gesprächspartner eine Teilinformation hat, die man schnell benötigt. Sie dient der Straffung und Verkürzung des Gesprächs, wenn der Gesprächspartner ausschweift. Wichtig: Bei rascher Abfolge mehrerer geschlossener Fragen besteht die Gefahr, dass sich der Gesprächspartner ausgefragt fühlt (Verhörcharakter).

Beispiele für geschlossene Fragen sind:

- „Haben Sie Interesse an …?"
- „Sind Sie einverstanden, dass wir …?"
- „Können Sie morgen früh zur Untersuchung kommen …?"

- Die Alternativfrage (hier werden zwei Alternativen in der Frage zur Wahl gestellt) hilft, wenn man die Wahl zwischen zwei Lösungen schnell bearbeiten will. Beispiel:
  - „Sollen wir diesen Punkt jetzt noch weiter bearbeiten oder zum nächsten Punkt übergehen?"
  - „Passt es Ihnen besser am Montag oder Freitag …?"

- Die Suggestivfrage ist bei genauer Betrachtung keine echte Frage, da sie bereits Bewertungen oder Unterstellungen enthält. Sie hat zwar grundsätzlich einen manipulierenden Charakter, kann aber positiv eingesetzt werden, wenn der Gesprächspartner ermuntert werden soll. Beispiel:
  - „Wir sind uns doch alle einig, dass …"
  - „Sie sind doch sicher auch der Meinung, dass wir uns jetzt ganz… zuwenden sollten?"

- Die Gegenfrage eignet sich, um dem Druck einer Frage zu entgehen, und sich Zeit zu schaffen, um auf die gestellte Frage eine geeignete Antwort zu finden.

Im IGeL-Verkaufsgespräch sind Fragen – neben dem aktiven Zuhören – das wichtigste Instrument des Arztes. Mit den richtigen Fragen signalisiert der Arzt seinem Patienten, dass er an ihm und seinen Bedürfnissen interessiert ist.

Durch den gezielten Einsatz von Fragen werden die Wünsche und Bedürfnisse des Patienten ermittelt. Die so erhaltenen Informationen sind die Grundlage dafür, dem Patienten ein maßgeschneidertes Angebot zu machen. Vorschnelle und übereilte Angebote werden beim Patienten nur ein „Nein" auslösen.

Die Vorteile des Fragens im Verkaufsgespräch sind im Überblick:

- Der Arzt erhält Informationen über die Bedürfnisse, Wünsche und Probleme des Patienten.
- Der Arzt vermittelt dem Patienten, dass er sich für seine Probleme interessiert – der Patient fühlt sich ernst genommen.
- Der Arzt hilft dem Patienten, sich seine Bedürfnisse bewusst zu machen.
- Der Arzt kann dem Patienten zielgerichtet die passende Leistung anbieten.
- Der Arzt hilft dem Patienten, eine Entscheidung zu treffen.
- Der Arzt behält die Gesprächsinitiative und gestaltet das Gespräch aktiv.

Zu Beginn des Verkaufsgesprächs sind besonders offene Fragen geeignet; im weiteren Verlauf – besonders, wenn es zu einer Entscheidung kommen soll – helfen geschlossene Fragen.

Verständliche Information

Verständlichkeit ist die Voraussetzung für jedes erfolgreiche Gespräch. Jeder Mensch lebt, denkt und bewegt sich in seiner eigene Sprachwelt – und das kann zu Missverständnissen oder gar Unverständnis führen. Häufig wird dem Sprechenden nicht deutlich – und auch nicht vom Zuhörer rückgemeldet –, dass er sich unverständlich ausgedrückt hat. Die vier wichtigsten „Verständlichmacher" beim Sprechen sind:

- Einfachheit:
  - einfache Darstellung: kurze, einfache Sätze
  - kein Fachchinesisch
  - konkrete, anschauliche Darstellung
- Gliederung/Ordnung
  - übersichtliche Reihenfolge
  - klarer „roter Faden"
- Kürze/Prägnanz
  - Argumente auf das Wesentliche beschränken
  - Weichmacher vermeiden (z.B. Konjunktive)
- Zusätzliche Anregung
  - konkrete Beispiele, Geschichte,
  - ggf. humorvolle Darstellung,
  - Visualisierung (z.B. Skizzen)

Es liegt auf der Hand, dass diese Kriterien gleichermaßen in Gesprächen mit Mitarbeitern, wie im ärztlichen Gespräch mit dem Patienten berücksichtigt werden sollten.

Der gut informierte Patient gibt sich heute nicht mehr mit dem klassischen Arzt-Patient-Verhältnis zufrieden, sondern wünscht eine partnerschaftliche Diskussion über Diagnose, Therapieoptionen, Nutzen, Chancen und Risiken einer Behandlung.

Ein Indiz für das zunehmende Informationsbedürfnis auf Patientenseite: Patienten machen sich zunehmend im Internet über ihre Krankheiten und die zur Verfügung stehenden Therapieoptionen kundig – jeder dritte Suchbegriff stammt derzeit aus dem Gesundheitsbereich.

Tatsächlich wollen Patienten auch in „ihrer" Arztpraxis Informationen über Behandlungsmethoden, über Behandlungsoptionen, über Wartezeiten, über Organisatorisches sowie über Kosten und Honorare.

Kommunikative Störungen entstehen oft dann, wenn sich der Arzt in dem Glauben befindet, dem Patienten eben diese Informationen gegeben zu haben – und von seinem Patienten verstanden worden zu sein. Faktisch ist beim Patienten aber nur medizinisches „Fachchinesisch" angekommen. Aktuellen Studien zufolge traut sich etwa jeder fünfte Patient nicht, dem Arzt Fragen zu stellen. Drei Viertel der Patienten geben an, dass der Arzt die Krankheit nie erklärt habe.

Hilfreich sind hier ergänzende schriftliche Patienteninformationen, zumal schriftliche Empfehlungen eher umgesetzt werden als alleinige mündliche Hinweise. Dies gilt insbesondere für individuell erstellte Patienten-Anweisungen – im Vergleich zu anonymen Broschüren. Solche individualisierten Therapie- oder Verhaltensrezepte sind mit Hilfe der EDV mit relativ geringem Aufwand zu erstellen.

Sie ersetzen zwar nicht die mündliche Information, ergänzen sie jedoch und führen als schriftliche „Gedächtnisstütze" zu einer erhöhten Compliance.

Neben der Verständlichkeit von Formulierungen ist die Verwendung positiver Begriffe von Bedeutung. In der deutschen Sprache gibt es zahlreiche negative Formulierungen, die Menschen meist unbewusst gebrauchen. Diese Negativformulierungen können das Denken des Gesprächspartners in negativer Richtung beeinflussen. Jede negative Formulierung führt zu einem entsprechenden negativen Bild im Kopf des Gesprächspartners.

Es gibt mindestens drei Gründe für die Wahl positiver Begriffe: Der Mensch versteht positiv formulierte Aussagen gewöhnlich um ein Drittel schneller als solche, die negative und abweisende Begriffe enthalten. Negative Bilder erzeugen Stress. Positive und aktive Begriffe vermitteln Kompetenz.

Für eine erfolgreiche Kommunikation ist neben der Verwendung positiver Begriffe die Vermeidung sog. „Killerphrasen" wichtig. Killerphrasen sind Aussagen, mit denen man die Beziehung zum Patienten „killen" kann. Killerphrasen sind u.a. Ausdruck Ihrer Überforderung, mangelnder Motivation oder fehlender Flexibilität.

„Gesprächs-Verhinderer"	Positive Aussage
„Das ist gar nicht mal teuer …	„Für diese Investition erhalten Sie …"
„Der Doktor geht gerade nicht ans Telefon"	„… ist in der Untersuchung"
„… ist heute leider total voll"	„… ist um 14 Uhr zu sprechen"
„… alle Leitungen sind überlastet"	„… die nächste freie Mitarbeiterin ist für Sie da"
„… möchte nicht gestört werden"	„… behandelt gerade"
„Da weiß ich nicht Bescheid"	„Ich prüfe gerne bei der zuständigen Kollegin … und werde Ihnen dann mitteilen, wie die Dinge stehen."
„Das tut nicht weh …"	„Das geht ganz einfach und schnell …"
„Ich bin nur die Auszubildende, ich kenne mich noch nicht so gut aus …"	„Ich bin die Auszubildende und verbinde Sie gern mit …"

Die Konsequenz von Killerphrasen: Der Patient fühlt sich missachtet, angegriffen, hilflos oder minderwertig. Hier einige Beispiele mit Gegenmaßnahmen:

Killerphrase	Professionelle Antwort
„Weiß nicht, da bin ich überfragt!"	„Ich werde mich sofort informieren."
„Rufen Sie später noch mal an!"	„Wann kann ich Sie zurückrufen?"
„Nein, das geht nicht!"	„Ich kann jetzt … für Sie tun."
„Dafür bin ich nicht zuständig!"	„Es wird Ihnen Frau X sofort weiterhelfen."
„Das ist nicht meine Schuld!"	„Ich überlege, was ich für Sie tun kann."
„Da müssen Sie sich an den Chef wenden!"	„Ich werde Ihnen gerne weiterhelfen."
„Regen Sie sich doch nicht so auf!"	„Entschuldigen Sie bitte …"
„Warten Sie, ich bin gerade beschäftigt!"	„Ich bin gleich bei Ihnen …"
„Das kann ich besser beurteilen!"	„Ich tue mein Bestes, um sofort alles zu klären."
„Stimmt – das ist unmöglich hier!"	„Ich kann Ihren Ärger gut verstehen."
„Da haben Sie mich aber ganz falsch verstanden!"	„Da habe ich mich vielleicht unklar ausgedrückt."
„Da müssen Sie mal …!"	„Bitte füllen Sie … aus."

CHECKLISTE: ERFOLGREICHE GESPRÄCHSFÖRDERER IM ÜBERBLICK

- Die eigene Einstellung
  - Wertschätzung
  - Respekt
  - Einfühlungsvermögen
  - Höflichkeit, Freundlichkeit
  - Offen in das Gespräch gehen
  - Professionelle Distanz bewahren
- Nonverbales Verhalten
  - Blickkontakt
  - Passende räumliche Distanz
  - Vertrauensvolle Atmosphäre schaffen: Körperhaltung, Gestik, Mimik
  - Offene Gesten
  - Verstärken: Kopfnicken, Lächeln, Gesten
- Verbales Verhalten
  - Eigener geringer Redeanteil
  - Fragen stellen
  - Aktiv zuhören
  - Klar informieren
  - Gesprächspartner mit Namen ansprechen
  - Gesprächspartner ausreden lassen
  - Keine Killerphrasen
  - Positive Formulierungen

3.2.5.2 Kommunikation im Verkaufsgespräch

Die Einstellung zum Verkauf

*Es sind nicht die Dinge selbst, die uns Probleme bereiten,
sondern die Gedanken, die wir uns dazu machen!*

(Epiktet)

Verkaufserfolg beruht keinesfalls primär auf der medizinischen Sach- und Fachkenntnis. Die reine Informationsvermittlung über eine IGeL-Leistung reicht lange nicht aus, um den Patienten zu überzeugen und zum Kauf zu motivieren. Was der Arzt und sein Praxisteam für das Gelingen eines Verkaufsgesprächs brauchen, ist neben dem KÖNNEN (Verkaufstechnik) zuerst einmal das WOLLEN (eigene Einstellung).

Die Einstellung zum Verkauf allgemein:

Verkaufen muss man wollen – „verkaufen wollen" ist eine Denkhaltung.

„Verkaufen" wird oft als negativ beurteilt, meist denkt man dabei an unseriöse Händler oder den typischen Staubsaugerverkäufer an der Haustür. Entsprechend wird die Tätigkeit des Verkaufens gleichgesetzt mit negativen Begriffen wie aufdrängen, andrehen, aufschwätzen oder anpreisen. Diese Art von Verkauf ist natürlich nicht die Grundlage des ärztlichen Verkaufs.

Dem im Folgenden skizzierten „Beraterverkauf" liegt eine ganz andere Verkaufsphilosophie zugrunde. Hier sind Verkäufer (Arzt) und Kunde (Patient) gleichwertige Partner. Das erklärte Ziel des Verkäufers ist es, die Bedürfnisse und Wünsche des Kunden zu ermitteln und hierfür Lösungen anzubieten.

Wichtig ist also die Überzeugung des Arztes, ein Problem des Patienten mit Hilfe seiner fachlichen Kompetenz und Erfahrung zu lösen – u.a. auch mit Hilfe von IGeL-Leistungen. Verkaufen heißt hier nicht aufdrängen: Schließlich orientiert sich der Arzt mit seinem Angebot immer an den Bedürfnissen und Wünschen des Patienten. Und dieses Selbstverständnis als kompetenter und seriöser „Problemlöser" entspricht seinem originären ärztlichen Aufgabenfeld „beraten und informieren".

Grundsätzlich erwartet der mündige Patient von seinem Arzt eine umfassende Information – auch über IGeL-Leistungen. Einer aktuellen Umfrage zufolge ist das Interesse der Patienten an Selbstzahlerleistungen sehr hoch (repräsentative EMNID-Umfrage im Auftrag der KBV): 84,7 % der Patienten möchten von ihrem Arzt über individuelle Gesundheitsleistungen informiert werden, 76,6 % der Patienten wären bereit, für sinnvolle individuelle Gesundheitsleistungen beim Arzt privat zu bezahlen.

Das übergeordnete Ziel des Berater-Verkaufs in der Arztpraxis kann nur sein, den Patienten zufrieden zu stellen und ihn langfristig an die eigene Praxis zu binden. Der einmalige Verkauf unseriöser IGeL ist damit automatisch ausgeschlossen. Typische Merkmale des Beraterverkaufs sind:

- Die Patientenbedürfnisse werden gemeinsam ermittelt.
- Der Patient gewinnt mehr, als ihn die IGeL-Leistung kostet.
- Patient und Arzt gewinnen gleichermaßen: Man spricht hier von einem Win-Win-Verkauf.
- Der Verkauf dient der Bedürfnisbefriedigung des Patienten.
- Es werden nur seriöse Leistungen angeboten.
- Der Beraterverkauf zielt auf eine langfristige Patientenbindung.

Die Einstellung zu den eigenen IGeL-Leistungen:

Ärzte oder Praxisteams, die nicht von ihren eigenen Angeboten angetan sind, werden auch ihre Patienten nicht erreichen. Wichtig ist, dass der Arzt selbst mit Zuversicht und Überzeugungskraft hinter einer bestimmten IGeL-Leistung steht und sie entsprechend begeistert präsentiert.

Denn, wie für jeden anderen Verkauf gilt auch hier: Neben Verstandesargumenten (Fakten, Nutzen, Vorteile) wird jede Kaufentscheidung auch durch Emotionen (Sympathie, Akzeptanz, Vertrauen) bestimmt.

Ganz wichtig ist dabei: Das Praxisteam muss gleichermaßen begeistert sein. Ein einziger unbedacht geäußerter Satz einer Mitarbeiterin kann die gerade gefällte Entscheidung des Patienten zunichte machen.

Das Verkaufsgespräch im Überblick

Wenn die Einstellung zum Verkauf und den einzelnen IGeL-Angeboten stimmt, bedarf es noch des richtigen „Handwerkszeugs". Es ist ein Gerücht, dass erfolgreiche Verkäufer ausschließlich von ihrem Talent leben. Der Erfolg im Verkauf beruht zu ca. 80 % auf guter Vorbereitung – und sich richtig vorzubereiten ist erlernbar. Hier helfen u.a. auch professionelle Seminare und Trainings, in denen der Arzt und sein Team die Verkaufstechnik am Beispiel ihrer eigenen IGeL-Leistungen erarbeiten und erproben.

Gerade zu Beginn hilft es, wenn der Arzt und sein Team gemeinsam ein „Skript" anfertigen (schriftlich); quasi ein Drehbuch, in dem der Text für das Gespräch mit dem Patienten über die jeweiligen Zusatzangebote entwickelt wird: Selbstverständlich wird der so erarbeitete Text nicht dem Patienten einfach vorgelesen; er liefert jedoch eine gute Gedankenstütze und gibt Sicherheit – besonders in den ersten Verkaufsgesprächen.

Jedes Verkaufsgespräch hat einen typischen Ablauf in aufeinander folgenden Phasen, unabhängig davon, was man verkaufen will.

Phasen des Beratungs- und Verkaufsgesprächs:

- Gesprächsvorbereitung
- Gesprächseröffnung/Beziehungsaufbau
- Bedürfnisanalyse
- Angebot: Präsentation und Nutzenargumentation
- Preisnennung
- Einwandbehandlung
- Abschluss

Phase 1: Gesprächsvorbereitung

Gute Vorbereitung ist *das* Erfolgsgeheimnis für ein gelungenes Verkaufsgespräch. Vorbereiten heißt dabei nicht, sich stur an einen Gesprächsablauf zu klammern, sondern: Flexibel mit vorbereiteten „Gesprächsbausteinen" zu agieren.

Gute Vorbereitung in der Arztpraxis bedeutet u.a., mögliche Patientengruppen für die eigenen IGeL-Angebote im Vorfeld zu identifizieren, sich auf die

Gesprächssituation vorzubereiten und die Informationen zu den IGeL-Leistungen zusammenzustellen.

Wichtigstes Ziel ist die Vermeidung von „medizinischem Fachchinesisch". Da der Arzt und sein Team i.d.R. miteinander in Fachtermini kommunizieren, ist die Übersetzung der IGeL-Leistungen in eine für Laien/Patienten verständliche Sprache quasi mit dem Erlernen einer neuen Sprache vergleichbar: Erfahrungsgemäß ist nicht davon auszugehen, dass verständliche Begriffe zur Beschreibung der IGeL-Leistung während des Verkaufsgesprächs automatisch gefunden werden. Vielmehr ist hier eine intensive Vorbereitung im Vorfeld des Verkaufs erforderlich.

Als besonders erfolgreich hat sich in der Praxis die gemeinsame Ausarbeitung „guter Formulierungen" erwiesen. Ein zusätzlicher Vorteil liegt darin, dass Arzt und Praxisteam durch ein solches Vorgehen lernen, eine gemeinsame Sprache in Bezug auf die einzelnen, angebotenen IGeL zu sprechen. Diese Ausarbeitungen von guten, d.h. verständlichen Beschreibungen können in einer IGeL-Datei abgelegt und ständig optimiert und ergänzt werden.

In der Phase der Vorbereitung sollten sich der Arzt und sein Praxisteam auch auf einen einheitlichen Begriff – möglichst mit Signalwirkung – für die künftige Benennung der IGeL einigen. Denn: Für den Patienten ist der Begriff „IGeL" überhaupt nicht aussagekräftig, es werden höchstenfalls falsche bzw. irreführende Assoziationen geweckt (was hat das Tier mit der medizinischen Leistung zu tun?).

Sinnvolle Begriffe können bereits im Vorfeld auch zur Differenzierung von Kassen- und Selbstzahlerleistungen beitragen. Hier einige Vorschläge:

Wie der IGeL heißen kann:

- medizinische Wunschleistungen
- medizinische Komfortleistungen
- besondere medizinische Zusatzleistungen
- besonderer medizinischer Service
- Präventivmedizin
- Prävention und Vorsorge
- Innovative Medizin
- Alternativmedizin
- Umweltmedizin
- Lifestyle-, Anti-Aging-Medizin

Phase 2: Gesprächseröffnung und Beziehungsaufbau

Jedes normale Verkaufsgespräch beginnt mit der Gesprächseröffnung und der Analyse der Kundenbedürfnisse. In der Regel steht dabei ein unbekannter Käufer einem ihm unbekannten Verkäufer gegenüber.

Für das Verkaufsgespräch in der Arztpraxis ergibt sich hier eine Besonderheit: Da es sich bei den potentiellen IGeL-Kunden ja i.d.R. um die eigenen Stamm-Patienten der Praxis handelt, ist diese erste Phase der Kontaktgewinnung und Vertrauensbildung bereits erfolgt. Arzt und Patient kennen sich durch die Krankheitsgeschichte, sie haben bereits eine Beziehung zueinander.

Auf der Grundlage dieser tragfähigen Vertrauensbasis folgt dann das konkrete Verkaufsgespräch. Hier geht es darum, „Kopf und Herz des Patienten" zu gewinnen. Hintergrund: Die moderne Kognitionsforschung geht davon aus, dass auch bei jeder noch so rationalen Entscheidung Gefühle eine nicht unerhebliche Rolle spielen. Zwar werden über den Verstand Handlungsoptionen entwickelt und bewertet, die endgültige Entscheidung wird jedoch von der gefühlsmäßigen Bewertung beeinflusst. In einem Verkaufsgespräch ist also sowohl rationale als auch emotionale Überzeugungsarbeit zu leisten.

Ganz wesentlich für den Erfolg ist auch hier der gelungene Einstieg in das Gespräch. Wichtig sind dabei als Basisfaktoren eine entspannte und angenehme Atmosphäre, ein positives Gesprächsklima, die eigene positive Grundeinstellung sowie die in jeder Kommunikation wirksamen verbalen und nonverbalen Gesprächsförderer (siehe Kap. 3.2.5.1).

Phase 3: Bedürfnisanalyse

Verkaufen ist nicht gleichzusetzen mit „viel reden". Ein gutes Gespräch zeichnet sich vielmehr durch ein Gleichgewicht der Redeanteile von Arzt und Patient aus. Dabei ist zu Beginn des Gesprächs (Bedürfnisanalyse) der Gesprächsanteil des Patienten größer, der Arzt hört zu und stellt Fragen. Im zweiten Teil des Gesprächs hat der Arzt den größeren Redeanteil: Er informiert den Patienten über die angebotenen Leistungen.

Im patientenorientierten Verkaufsgespräch geht es zuerst einmal darum, die Wünsche und Bedürfnisse des Patienten zu ermitteln. Denn, nur wenn der Arzt die Patientenbedürfnisse kennt, kann er den Patienten optimal beraten und ihm bei seiner Entscheidung helfen.

Typische Bedürfnisse von Patienten sind z.B.:

- *Gewinn von* Lebensqualität, Schönheit, Zeit, Sicherheit
- *Erreichen von* Erfolg, Attraktivität, Unabhängigkeit
- *Ersparnis von* Schmerzen, Ärger, Sorgen, Geld, Arbeit

Besonders geeignet ist in der Phase der Bedürfnisanalyse die Methode des Aktiven Zuhörens sowie der Einsatz der Fragetechnik (Was hat der Patient vor? Worauf legt der Patient besonderen Wert? Welche Leistungsmerkmale sind ihm besonders wichtig? Welchen emotionalen Mehrwert erwartet er?).

Zu Beginn der Bedürfnisanalyse eignen sich besonders offene Fragen, da der Patient so die Möglichkeit erhält, umfassend seine Wünsche zu beschreiben (z.B. „Welche Art von körperlichen Aktivitäten haben Sie vor?", „Wohin soll die Reise genau gehen?", „Was ist Ihnen am wichtigsten bei ...?").

Zur Komplettierung von Informationen, Einengung und Vertiefung sind geschlossene Fragen oder Alternativfragen sinnvoll (z.B. geschlossene Fragen „Sie wollen in die Tropen verreisen.", „Haben Sie vor, viele Touren ins Landesinnere zu unternehmen?"; z.B. Alternativfrage „Halten Sie sich mehr an der Küste oder im Inland auf?").

Phase 4: Information und Nutzenargumentation

Das Herzstück jedes Verkaufsgesprächs bildet die Phase der Präsentation bzw. Information über die IGeL-Leistung sowie der Nutzenargumentation. Nur wenn der Arzt den Patienten in diesem Punkt verständlich erreicht (rational und emotional), steigt die Wahrscheinlichkeit des Kaufs.

Übergeordnetes Ziel dieser Phase ist es, den Patienten davon zu überzeugen, dass der Arzt eine auf seine Wünsche und Bedürfnisse zugeschnittene Lösung (also IGeL-Leistung) für ihn bereithält.

Klare Information bedeutet hier: Bei der Information des Patienten muss die IGeL-Leistung selbst sowie deren therapeutische Ziele in einer klaren, für den Patienten verständlichen Sprache dargestellt werden (kein Fachchinesisch!!!). Die folgenden Fragen können bei der Vorbereitung helfen.

CHECKLISTE PATIENTENORIENTIERTE INFORMATION:

- Gehe ich von den Wünschen und Erfahrungen des Patienten aus?
- Gehe ich auf die Bedürfnisse des Patienten ein?
- Passe ich mich sprachlich dem Patienten an?
- Kommt meine Ausdrucksweise beim Patienten an?
- Drücke ich mich so einfach wie möglich aus?
- Verwende ich eine ausdrucksstarke und prägnante Sprache?
- Bin ich in meiner Darstellung anschaulich und konkret?
- Benutze ich leicht verständliche Beispiele?

Wichtig ist, dass die Präsentation der IGeL-Leistung so anschaulich, lebendig, positiv und bildhaft wie möglich ist. Anschaulich und bildhaft präsentieren bedeutet z.B. Vergleiche aus der alltäglichen Lebenswelt des Patienten vorzunehmen (z.B. Vergleich Herz als Motor).

Positiv formulieren bedeutet, positive Bilder im Kopf des Gesprächspartners zu erzeugen. Statt z.B. zu sagen „diese Therapie hat kaum Nebenwirkungen" formuliert man besser „diese Therapie ist besonders gut verträglich". Dies gilt besonders auch für die Beschreibung des Therapieziels. Statt dem Patienten die Gefahren bei Nicht-Behandlung ausführlich zu beschreiben (z.B. „Ihr

Immunsystem bricht zusammen") ist es motivierender, die positiven Konsequenzen einer Behandlung zu beschreiben (z.B. „Sie gehen gestärkt und fit durch den Winter").

Lebendige Präsentation bedeutet, zusätzlich zur rationalen Argumentation auch die Gefühle des Patienten anzusprechen. Am einfachsten gelingt das über das Ansprechen der Sinne – also der Beschreibung, wie etwas schmeckt, riecht oder sich anfühlt (z.B. „Nach der Diät fühlen Sie sich wieder in Ihrer Jeans wohl.", „Sie werden die Blicke der Leute am Strand wieder genießen").

Erfolgreiches Verkaufen bedeutet auch, Bilder im Kopf des Käufers entstehen zu lassen: Eigene Erfahrungen und anschauliche Beispiele/Geschichten zufriedener Patienten vermitteln dem Patienten ein viel klareres Bild als abstrakte Zahlen, Daten, Fakten.

Im Anschluss an die kompetente Information über das Angebot/die IGeL-Leistung ist es nötig, den ganz besonderen Nutzen bzw. die zu erwartenden Vorteile, die sich für den Patienten aus der Leistung ergeben, zu beschreiben. Denn: Der Patient kauft keine „IGeL-Leistung" – er kauft ausschließlich einen Nutzen!

Ein Beispiel: Bei der Präsentation eines Medikaments interessiert den Patienten nicht die ausführliche Erklärung der biochemischen Prozesse, sondern hauptsächlich Fragen wie „Welche Wirkung wird erzielt?", „Was kann ich damit machen?" oder „Was nutzt mir das?".

Statt die Vorteile in allgemeiner Form zu präsentieren (z.B. „Präparat XY wirkt immer so …"), ist es wirkungsvoller, den Patienten bei der Schilderung der Vorteile persönlich ansprechen. Dabei wird der Patient sprachlich in den Mittelpunkt gestellt, seine Perspektive wird eingenommen.

Formulierungen, die dem Arzt helfen, eine patientenorientierte Perspektive einzunehmen sind z.B.:

- „Das bedeutet für Sie, …"
- „Ihr Vorteil besteht darin, …"
- „Der Nutzen für Sie besteht darin, …"
- „Sie gewinnen …"
- „Sie haben dabei den Vorteil …"

Der Erfolg des IGeL-Verkaufsgesprächs hängt ganz entscheidend von dem oben skizzierten Gebrauch einer positiven, effektiven und klaren Sprache ab.

Die Vorbereitung der Präsentation der Selbstzahlerleistung sowie die Nutzenargumentation gehören daher zu den typischen und wichtigsten „Hausarbeiten" im Vorfeld eines jeden Verkaufsgesprächs. Ein „Skript" in wörtlicher Rede liefert dabei eine gute Gedankenstütze und gibt Sicherheit – besonders in den ersten Verkaufsgesprächen (s.o.).

Die auf den folgenden Seiten abgebildeten Arbeitsblätter können dazu beitragen, das persönliche Praxis-Skript zu entwickeln.

Arbeitsblatt zu IGeL-Leistungen:
Erfolgreiche Patienteninformation &
Präsentation der Nutzen und Vorteile

Unser IGeL-Angebot:

1. Bitte beschreiben sie die **Merkmale** des IGeL-Angebots in einer für den Patienten **verständlichen Sprache** (wörtliche Rede).

_____

_____

_____

_____

_____

2. Welche **Vorteile und Nutzen** hat der Patient, wenn er dieses IGeL-Angebot wählt? Bitte formulieren Sie in wörtlicher Rede.
Stellen Sie den Patienten in den Mittelpunkt Ihrer Beschreibung mit Hilfe von Satzanfängen wie
„Das bedeutet für Sie,…"
„Ihr Vorteil besteht darin,…"
„Der Nutzen für Sie besteht darin, …"

_____

_____

_____

_____

_____

_____

_____

Beispiele:

Arbeitsblatt zu IGeL-Leistungen:
Erfolgreiche Patienteninformation &
Präsentation der Nutzen und Vorteile

Unser IGeL-Angebot: **Unterstützende Krebsbehandlung zur Stärkung des Immunsystems**

1. Bitte beschreiben sie die **Merkmale** des IGeL-Angebots in einer für den Patienten **verständlichen Sprache** (wörtliche Rede).

Eine Krebserkrankung ist auch immer mit einer Schwächung des Immunsystems verbunden. Deshalb ist eine Stärkung und Stabilisierung des Immunsystems ein wichtiger zusätzlicher Behandlungsbaustein. Hierfür hat sich die Misteltherapie mit Lektinol, das eine gleichbleibende Menge an Mistellektin in jeder Injektion enthält, in wissenschaftlichen Untersuchungen als sehr wirksam erwiesen.

2. Welche **Vorteile und Nutzen** hat der Patient, wenn er dieses IGeL-Angebot wählt? Bitte formulieren Sie in wörtlicher Rede.
Stellen Sie den Patienten in den Mittelpunkt Ihrer Beschreibung mit Hilfe von Satzanfängen wie **„Das bedeutet für Sie, ..."**
„Ihr Vorteil besteht darin, ..."
„Der Nutzen für Sie besteht darin, ..."

Ein Behandlungszyklus geht über 3 Monate mit 2 Injektionen pro Woche. Die Behandlung kann zu jeder Zeit, also auch begleitend zu einer Chemo- oder Strahlentherapie, beginnen.

Das bedeutet für Sie, dass Sie die Tumorbehandlung besser vertragen. Ihre Lebensqualität wird deutlich verbessert, weil die üblichen Begleiterscheinungen wie Müdigkeit und Erschöpfung milder oder seltener auftreten. Besonders Ihr Appetit bleibt erhalten und stärkt somit Ihren Körper. Zusätzlich wird Ihr Immunsystem messbar gestärkt. Da die natürlichen Killer- und Helferzellen Ihres Immunsystems an Aktivität gewinnen, werden Sie sich insgesamt besser fühlen. Sie werden auch merken, dass Sie sich weniger schlapp fühlen und auch wieder Lust am Alltag gewinnen.

Arbeitsblatt zu IGeL-Leistungen:
Erfolgreiche Patienteninformation &
Präsentation der Nutzen und Vorteile

Unser IGeL-Angebot: **Pulsierende Signal Therapie (PST)**

1. Bitte beschreiben sie die **Merkmale** des IGeL-Angebots in einer für den Patienten **verständlichen Sprache** (wörtliche Rede).

Die Pulsierende Signal Therapie ist eine physiologische und nichtinvasive Therapie zur Behandlung von Arthrose. Arthrose kann durch ständige Überbelastung, mangelnde Bewegung und altersbedingten Verschleiß entstehen. Sie führen täglich viele tausend Bewegungen durch, meist sogar unbewusst. Verbessert und erleichtert werden diese Bewegungen durch die Gelenkschmiere. Um plötzliche und harte Bewegungen zu dämpfen besitzen unsere Gelenke den Gelenkknorpel. Er wirkt wie ein Stoßdämpfer. Dieser glatte und elastische Überzug schützt Ihre Gelenke bei jeder Bewegung und ermöglicht einen einwandfreien Bewegungsablauf. Durch einen natürlichen Regenationsprozess erneuert sich der Gelenkknorpel. Wenn Sie sich bewegen, entstehen bestimmte elektrische Ströme, die für die Regeneration und Funktionsfähigkeit Ihres Gelenkknorpels verantwortlich sind. Diese elektrischen Felder werden zum Beispiel durch altersbedingten Verschleiß gestört und dadurch der natürlichen Regenationsprozess beeinträchtigt. Genau in diesen Prozess greift die PST-Technologie ein. Sie simuliert die natürlichen Signale und regt somit das Gewebe zur Regeneration an.

2. Welche **Vorteile und Nutzen** hat der Patient, wenn er dieses IGeL-Angebot wählt? Bitte formulieren Sie in wörtlicher Rede.

Stellen Sie den Patienten in den Mittelpunkt Ihrer Beschreibung mit Hilfe von Satzanfängen wie „**Das bedeutet für Sie, …**"
„**Ihr Vorteil besteht darin, …**"
„**Der Nutzen für Sie besteht darin, …**"

Die Pulsierende Signal Therapie regt die körpereigenen Reparaturmechanismen an und unterstützen so die natürlichen Regeneration. Das bedeutet für Sie, dass nicht das Symptom, wie zum Beispiel Ihre Schmerzen, behandelt werden, sondern die Ursache – in Ihrem Fall die Arthrose. Je früher die PST-Therapie angewandt wird, desto besser ist die Wirkung. So besteht im Frühstadium einer Arthrose eher die Möglichkeit, dass sich der Gelenkknorpel fast vollkommen regeneriert. Ihr Vorteil ist, dass die Behandlung mit der PST-Therapie scherz- und operationsfrei ist.

Nebenwirkungen sind nicht bekannt. Je nach Art der Erkrankung verspüren 70 – 80 Prozent der Patienten eine deutliche Besserung ihrer Beweglichkeit, erleben eine erhebliche Schmerzlinderung und erreichen sogar zum Teil vollständige Schmerzfreiheit.

Die Pulsierende Signal Therapie ist für Sie wirkliche Alternative, die ohne Nebenwirkungen die Aktivitäten des täglichen Lebens wieder erleichtert.

116

Arbeitsblatt zu IGeL-Leistungen:
Erfolgreiche Patienteninformation &
Präsentation der Nutzen und Vorteile

Unser IGeL-Angebot: **Airnergy-Atemlufttherapie**

1. Bitte beschreiben sie die **Merkmale** des IGeL-Angebots in einer für den Patienten **verständlichen Sprache** (wörtliche Rede).

Die Airnergy-Atemlufttherapie ist eine sehr wirkungsvolle Behandlungsmethode, die absolut verträglich ist. Es ist die einzige Methode, die die Verwertbarkeit von Atemluft im Körper steigert und auf diese Weise den Körper fit und leistungsfähig macht.

Die Anwendung ist einfach. Sie sitzen oder liegen bequem und atmen einfach die Luft, die aus dem Airnergy-Gerät strömt, durch eine Atembrille ein. 20 Minuten pro Sitzung reichen aus, um eine optimale Wirkung zu erreichen.

Kurmäßig angewendet fördert Arinergy Ihre Gesundheit und verbessert merklich Ihre Lebensqualität.

2. Welche **Vorteile und Nutzen** hat der Patient, wenn er dieses IGeL-Angebot wählt? Bitte formulieren Sie in wörtlicher Rede.
Stellen Sie den Patienten in den Mittelpunkt Ihrer Beschreibung mit Hilfe von Satzanfängen wie „**Das bedeutet für Sie, ...**"
„**Ihr Vorteil besteht darin, ...**"
„**Der Nutzen für Sie besteht darin, ...**"

Den Nutzen von Airnergy merken Sie meist schon nach wenigen Anwendungen: Sie werden leistungsfähiger, schlafen nachts besser, regenerieren nach Anstrengungen schneller und verfügen über ein besonders leistungsfähiges Immunsystem. Fast immer werden Sie auch eine deutliche Verbesserung des Hautbildes feststellen. Chronische Beschwerden verbessern sich oftmals auf verblüffende Weise.

Kurz: Airnergy bietet Ihnen eine Möglichkeit, auf einfache Weise und ohne Risiko Ihre Gesundheit zu fördern, einen vorzeitigen Alterungsprozess zu bremsen und Krankheiten vorzubeugen – schlicht durch Atmen.

Arbeitsblatt zu IGeL-Leistungen:
Erfolgreiche Patienteninformation &
Präsentation der Nutzen und Vorteile

Unser IGeL-Angebot: **Schnarchanalyse und Schlafberatung**

1. Bitte beschreiben sie die **Merkmale** des IGeL-Angebots in einer für den Patienten **verständlichen Sprache** (wörtliche Rede).

Durch Schnarchen leidet nicht nur die Schlafqualität, auch die Tagesbefindlichkeit wird erheblich beeinträchtigt. Nervosität, Leistungsabfall und andere Befindlichkeitsstörungen sind die Folge. Der Lebenspartner wird ebenfalls stark belastet. Von einer Schnarch- und Schlafberatung profitieren deshalb beide.

2. Welche **Vorteile und Nutzen** hat der Patient, wenn er dieses IGeL-Angebot wählt?
   Bitte formulieren Sie in wörtlicher Rede.
   Stellen Sie den Patienten in den Mittelpunkt Ihrer Beschreibung mit Hilfe von Satzanfängen wie **„Das bedeutet für Sie,…"**
   „Ihr Vorteil besteht darin,…"
   „Der Nutzen für Sie besteht darin, …"

Hier werden die Umstände und möglichen medizinischen Ursachen des Schnarchens erörtert. Dazu wird auch der Lebenspartner einbezogen, was für alle Beteiligten Vorteile bringt. Dabei wird auch festgestellt, ob es durch bestimmte Situationen oder Ursachen zu einer Muskelerschlaffung im Mund- und Rachenraum kommt oder ob eine schwerwiegendere Schlaferkrankung vorliegt.

Das bedeutet für Sie, dass Ihr Schnarchproblem behoben oder zumindest gelindert werden kann. Eine individuelle medikamentöse Begleitbehandlung hat für Sie den Vorteil, dass Sie über die ganze Nacht unbelastet und erholsam schlafen. Das gilt dann auch für Ihren Lebenspartner.

Sie werden auch merken, dass sich Ihre allgemeine Leistungsfähigkeit verbessert und Sie sich vitaler und belastbarer fühlen. Von diesen Vorteilen können Sie sowohl im Privat- wie auch im Berufsleben profitieren.

Arbeitsblatt zu IGeL-Leistungen:
Erfolgreiche Patienteninformation &
Präsentation der Nutzen und Vorteile

Unser IGeL-Angebot: **VEGACHECK-METHODE**

1. Bitte beschreiben sie die **Merkmale** des IGeL-Angebots in einer für den Patienten **verständlichen Sprache** (wörtliche Rede).

Der Patient klagt über Beschwerden, doch der Arzt steht ohne Befund da. Chronische Erschöpfung, eine ständige Zunahme von Allergien, dubiose Schmerzen… es gibt viele Symptome, deren Ursachen nicht immer mit den klassischen Untersuchungsmethoden wie Röntgen, Ultraschall, Computertomographie oder im Labor erfasst werden können. Oft liegen die eigentlichen Ursachen der Beschwerden ganz woanders, als man sie vermutet.

Der VEGACHECK ist ein ganzheitliches Diagnosegerät, das den Patienten von Kopf bis Fuß durchcheckt und Funktionsstörungen im Organismus aufspürt. Nach einer VEGACHECK-Messung im Körper, die zu Beschwerden oder Krankheiten führen können.

2. Welche **Vorteile und Nutzen** hat der Patient, wenn er dieses IGeL-Angebot wählt? Bitte formulieren Sie in wörtlicher Rede.
Stellen Sie den Patienten in den Mittelpunkt Ihrer Beschreibung mit Hilfe von Satzanfängen wie „**Das bedeutet für Sie,…**"
„**Ihr Vorteil besteht darin,…**"
„**Der Nutzen für Sie besteht darin, …**"

Eine Untersuchung mit dem VEGACHECK ist unkompliziert und dauert nur 8 Minuten. Das Gerät stellt die Fehlfunktionen Ihres Körpers grafisch dar und erstellt Therapievorschläge auf Grundlage der ganzheitlichen Medizin. Der VEGACHECK prüft beispielsweise, ob Ihr Organismus von Pilzen, Bakterien oder Umweltgiften derart überlastet ist, dass er zur „Notbremse" greift und mit Allergien, Schmerzen, ständiger Müdigkeit oder anderen Beschwerden agiert. Das bedeutet für Sie eine rasche Information über Ihren allgemeinen Gesundheitszustand und die Sicherheit, dass nicht irgendeine Krankheitsursache in Ihrem Körper übersehen wurde, an die Sie nicht im Traum gedacht hätten.

Auf Basis der VEGACHECK-Messergebnisse weiß Ihr Arzt, wo er mit seinen weiteren Untersuchungen und der Therapie ansetzen muss.

Arbeitsblatt zu IGeL-Leistungen:
Gefühlsebene ansprechen

Sprechen Sie bei der Darstellung des IGeL-Angebots die Gefühlsebene Ihres Patienten an.

Gefühlsebene: z.B. Gesundheit, Erfolg, Sicherheit, Bequemlichkeit, Freude

Mit welchem IGeL-Merkmal können Sie die Gefühlsebene ansprechen?

IGeL-Merkmal:

_____

Gefühlsargument 1:

_____

Gefühlsargument 2:

_____

Gefühlsargument 3:

_____

IGeL-Merkmal:

_____

Gefühlsargument 1:

_____

Gefühlsargument 2:

_____

Gefühlsargument 3:

_____

Beispiele:

Arbeitsblatt zu IGeL-Leistungen:
Gefühlsebene ansprechen

Sprechen Sie bei der Darstellung des IGeL-Angebots die Gefühlsebene Ihres Patienten an.

Gefühlsebene: z.B. Gesundheit, Erfolg, Sicherheit, Bequemlichkeit, Freude

IGeL-Angebot: Unterstützende Krebsbehandlung zur Stärkung des Immunsystems

Mit welchem IGeL-Merkmal können Sie die Gefühlsebene ansprechen?

IGeL-Merkmal: Stärkung des Immunsystems

Gefühlsargument 1:   Ich kann noch mehr tun, als abwarten
                       Ich werde in meiner Suche zur Selbsthilfe unterstützt

Gefühlsargument 2:   Hoffnung auf Heilung / Sicherheit im Alltag
                       (Rück)Gewinn an Selbstvertrauen

Gefühlsargument 3:   Positiv mit der Krankheit leben / Lebensqualität

---

Arbeitsblatt zu IGeL-Leistungen:
Gefühlsebene ansprechen

Sprechen Sie bei der Darstellung des IGeL-Angebots die Gefühlsebene Ihres Patienten an.

Gefühlsebene: z.B. Gesundheit, Erfolg, Sicherheit, Bequemlichkeit, Freude

IGeL-Angebot: Pulsierende Signal Therapie (PST)

Mit welchem IGeL-Merkmal können Sie die Gefühlsebene ansprechen?

IGeL-Merkmal: in 20-jähriger Forschungsarbeit entwickelt
                       PST-Therapiegeräte sind zugelassene medizinische Produkte
                       patentiertes Therapiekonzept

Gefühlsargument 1:   schmerz- und operationsfrei, ohne Nebenwirkungen

Gefühlsargument 2:   Verbesserung der Lebensqualität (durch die Besserung der
                       Beweglichkeit und Schmerzlinderung ist Treppen steigen, Rad
                       fahren, laufen, wandern wieder mögliche – je nach Krankheits-
                       bild und Schwere der Erkrankung)

Gefühlsargument 3:   Viele bekannte Sportler und Profis vertrauen auf die PST-Thera-
                       pie, da eine schmerzfreie Bewegung über Sieg oder Niederlage
                       entscheidet

Arbeitsblatt zu IGeL-Leistungen:
Gefühlsebene ansprechen

Sprechen Sie bei der Darstellung des IGeL-Angebots die Gefühlsebene Ihres Patienten an.

Gefühlsebene: z.B. Gesundheit, Erfolg, Sicherheit, Bequemlichkeit, Freude

IGeL-Angebot: Airnergy-Atemlufttherapie

Mit welchem IGeL-Merkmal können Sie die Gefühlsebene ansprechen?

IGeL-Merkmal:	effektive Methode zur Gesundheitsförderung, Leistungssteigerung, Prävention, Anti-Aging, Anwendung einfach und ohne Risiko.
Gefühlsargument 1:	Gesundheit und Leistungsfähigkeit sind die Basis für Erfolg und ein Leben in Harmonie.
Gefühlsargument 2:	Ein gesunder Schlaf schenkt Ihnen Erholung und nimmt die Spannung aus Ihrem Leben. Sie werden Ihre täglichen Aufgaben mit Ruhe und Gelassenheit meistern.
Gefühlsargument 3:	Man wird es Ihnen ansehen, wie gut es Ihnen geht. Mit einem starken Immunsystem werden Sie nicht nur Infekten, sondern auch einem vorzeitigen Alterungsprozess trotzen.

Arbeitsblatt zu IGeL-Leistungen:
Gefühlsebene ansprechen

Sprechen Sie bei der Darstellung des IGeL-Angebots die Gefühlsebene Ihres Patienten an.

Gefühlsebene: z.B. Gesundheit, Erfolg, Sicherheit, Bequemlichkeit, Freude

IGeL-Angebot: Schnarchanalyse und Schlafberatung

Mit welchem IGeL-Merkmal können Sie die Gefühlsebene ansprechen?

IGeL-Merkmal:	Individuelle Ursachenermittlung / Partnereinbindung
Gefühlsargument 1:	Eine „gute" Nacht / Wohlfühlen / Entspannung Ein leistungsfähiger Tag / positive Stimmung / Lebensfreude
Gefühlsargument 2:	Abbau von Schuldgefühlen (gegenüber dem Partner) Problem gemeinsam angehen / partnerschaftliches Verhalten
Gefühlsargument 3:	Ich werde von allen (Arzt, Partner) ernst genommen in meinem „Leiden" Man kümmert sich um meine Probleme

Zusammenfassend sollte sich die erfolgreiche Präsentation des IGeL-Angebots an folgenden Kriterien orientieren:

CHECKLISTE: INFORMATION UND NUTZENARGUMENTATION

- Positiv formulieren
- Bildhaft präsentieren
- Sinne ansprechen
- Nutzen und Vorteile beschreiben
- Den Patienten sprachlich in den Mittelpunkt stellen
- Gefühlsebene ansprechen
- Beispiele geben

Phase 5: Preisnennung

Nicht nur in Arztpraxen wird die Preisnennung häufig als schwierigste Phase im Verkaufsgespräch empfunden: Man redet nicht gern über Geld. Und dennoch ist die deutliche Ansprache des Preises gerade in der Arztpraxis erforderlich, damit sich der Patient im Nachhinein nicht getäuscht oder „über den Tisch gezogen" fühlt.

Der richtige Zeitpunkt: Grundsätzlich ist die Nennung des Preises erst im Anschluss an Phase 4 (Information über die Leistung, Nutzen und Vorteile) sinnvoll. Denn nur wenn der Patient eine Vorstellung vom Nutzen einer IGeL-Leistung entwickelt, kann er entscheiden, ob der erwartete Nutzen den Preis wert ist (Kosten-Nutzen-Relation).

Bei der Preisnennung ist es sinnvoll, zusätzlich zum Gesamtpreis die kleinste sinnvolle Einheit zu beziffern. Der Hintergrund dafür ist, für den Patienten eine nachvollziehbare Realtion herzustellen. Eine sinnvolle Einheit kann bei Tabletten z.b. der Preis für die Tagesdosis sein, bei einer Spritzen-Kur die Kosten pro Injektion.

Ein Beispiel für die typische Abfolge bis hin zur Preisnennung:

- Kurze Beschreibung der IGeL-Leistung
- Verdeutlichung der Nutzen für den Patienten „Ihr Vorteil ist …"
- Info: „Diese Leistung ist keine Leistung Ihrer Krankenkasse."
- Preisnennung: „Ihr Einsatz für diese Kur beträgt pro Injektion … €."

Wenngleich bei normalen Verkaufsgesprächen die Preisnennung nach der Präsentation und Nutzenargumentation als ganz regulärer Bestandteil des Gespräches kommt, gibt es im ärztlichen Bereich eine Variante:

Da manche Ärzte den Preis nicht selbst nennen wollen, läuft das Verkaufsgespräch hier „arbeitsteilig". Der Arzt übernimmt ausschließlich den Teil der Information und Nutzenpräsentation, im Anschluss daran übernimmt die Arzthelferin den organisatorischen Teil inklusive Preisnennung. Zu beachten ist bei einem solchen Vorgehen, dass dieses „Teamplay" zwischen Arzt und Helferin gut abgestimmt sein muss.

CHECKLISTE: PREISNENNUNG

- Ideal erst nach der Nennung aller Vorteile/Nutzen
- Beim Preis zusätzlich die kleinste sinnvolle Einheit nennen (z.B. „Die Tagesdosis beträgt … Cent")
- Statt „Das kostet …" besser:
  - „Der Preis beträgt …"
  - „Sie erhalten … für €",
  - „Ihre Investition für diese … ist"
  - „Ihr Einsatz ist …"

Phase 6: Einwandbehandlung

Häufig werden Einwände als beängstigend oder lästiges Übel angesehen. Dabei haben sie auch Vorteile.

Patienten, die Einwände äußern sind in der Regel besser als Patienten, die gar nichts sagen oder ihre Bedenken verschweigen. Denn: Wer interessiert ist, stellt eher Fragen und Einwände. Nicht die Einwände selbst sind negativ, es ist nur negativ, wenn dem Arzt oder der beratenden Arzthelferin auf einen Einwand keine Antwort einfällt. Die Vorbereitung auf Einwände bringt deshalb eigene Klarheit und souveränen Umgang.

Arbeitsblatt zu IGeL-Leistungen:
Einwandbehandlung

Wie **reagieren** Sie und was **sagen** Sie, wenn der Patient sagt …

„Warum ist das keine Kassenleistung?"

_____

_____

_____

„Das ist aber teuer!"

_____

_____

_____

„Bringt das überhaupt etwas?"

_____

_____

_____

„Da kann man doch sicher ein bisschen drehen, damit die Kasse zahlt?"

_____

_____

_____

_____

Phase 7: Verkaufsabschluss

In den vorangehenden Phasen ging es vornehmlich um eine professionelle und druckfreie Information des Patienten. Der Verkaufsabschluss ist nun der entscheidende Meilenstein im Beratungs- und Verkaufsgespräch. Hier gilt es, dem Patienten eine Entscheidungshilfe zu geben – und selbstverständlich dem Patienten auch die Chance zu geben, sich in Ruhe und überlegt zu entscheiden.

Entscheidend ist, dass der Arzt das Gespräch gezielt auf ein konkretes Ergebnis hinführt. Nach einer kurzen Zusammenfassung ist an dieser Stelle die sog. Akzeptanzfrage bzw. Abschlussfrage zu stellen (z.B. „Möchten Sie gleich einen Termin ausmachen?", „Wie sollen wir weiter vorgehen?").

An dieser Stelle sollte nie Druck erzeugt werden. Sofern der Patient noch unschlüssig ist und etwas Bedenkzeit benötigt, sollte zumindest ein gemeinsames Fazit gezogen und die nächsten Schritte vereinbart werden, also wann und wie das IGeL-Thema noch einmal angesprochen wird.

In dieser Phase der Bedenkzeit sind zusätzliche schriftliche Informationen besonders wichtig (etwa in Form einer individuellen Informationsbroschüre. Denn, von den im Beratungsgespräch verbal vermittelten Informationen bleiben nicht mehr als 20 % im Gedächtnis des Patienten hängen.

Der Patient wird sich nach dem Gespräch vor allem daran erinnern, welchen Eindruck der Arzt bei ihm hinterlassen hat und wie die Gesprächsatmosphäre war. Da das gesamte Verkaufs- bzw. Beratungsgespräch eine positive Ergänzung zu dem regulären medizinischen Angebotsspektrum darstellt, sollte das gesamte Gespräch auch in einer entsprechend positiven Grundhaltung geführt werden. Die IGeL-Leistung als qualitativ hochwertiges Angebot kommt nur dann beim Patienten gut an, wenn der Arzt bzw. die Arzthelferin dies überzeugend positiv kommuniziert und grundsätzlich die im Folgenden aufgeführten „Fettnäpfe" vermeidet.

3.3 Säule 3 – Finanzen

O. FRIELINGSDORF

Gemäß einer Studie von PVS/Die Privatärztlichen VerrechnungsStellen und Ärzte Zeitung, an der rund 900 niedergelassene Ärzte verschiedener Fachrichtungen teilnahmen, wissen 41 % der befragten Ärzte nicht, ob die von ihnen angebotenen IGeL-Leistungen wirtschaftlich sind. Immerhin knapp 35 % der Ärzte schätzen den Effekt nur ab. Nur ein Viertel der Praxisinhaber, die an dieser Befragung teilnahmen, wissen nach eigenen Angaben sehr genau über die Wirtschaftlichkeit der in der Praxis erbrachten IGeL-Leistungen bescheid.

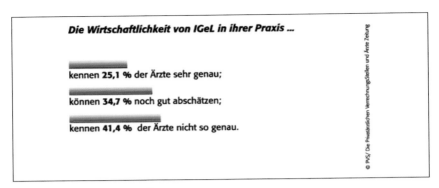

© PVS / Die Privatärztlichen Verrechnungsstellen und Ärzte Zeitung

Abb. 24: IGeL-Erfolgskontrolle

Erst die gänzliche Missachtung wirtschaftlicher Grundregeln, auch heute noch vereinzelt als hehre Tugend gelobt, führt den Arzt in gefährliche Gefilde. Zitat aus einem ärztlichen Diskussionsforum im Internet: „Der Vertragsarzt hat heute nur die Wahl zwischen Staatsanwalt und Bankrott." Die mangelhafte Kalkulation der ärztlichen Leistung bereitet den Boden, auf dem ärztlicher Vertrauensmissbrauch gegenüber dem Patienten überhaupt erst gedeihen kann.

Erfolgt beispielsweise eine Investition ohne zu wissen, wie und wann sich diese im Praxisbetrieb wieder einspielt, stellt sich für manchen Praxisinhaber schnell die unangenehme Frage nach dem Geld. Das ärztliche Berufsethos droht so, unter den Primat wirtschaftlicher Zwänge zu geraten – eine Gewissensfrage, in die ein Arzt nicht kommen darf. Es gehört wenig dazu, sie von vornherein zu vermeiden.

Grundlegende wirtschaftliche Angaben zu den verschiedensten IGeL-Leistungen stehen heute kostenfrei und für jeden zugänglich in der Presse oder im Internet (www.igel-kalkulator.de). Das folgende Kapitel enthält eine einfache Anleitung, wie diese Zahlen genutzt werden müssen.

3.3.1 Abrechnung der IGeL-Leistungen

P. Gabriel

Als Voraussetzung der Abrechnung von IGeL-Leistungen ist die genaue Abgrenzung von gesetzlichen Kassenleistungen erforderlich.

Gemäß § 12 SGB V Abs. 1 müssen die Kassenleistungen ausreichend, zweckmäßig und wirtschaftlich sein. Sie dürfen das Maß des Notwendigen nicht überschreiten. Leistungen, die nicht notwendig oder unwirtschaftlich sind, können Versicherte nicht beanspruchen, dürfen die Leistungserbringer nicht bewirken und die Krankenkassen nicht bewilligen.

Hier wird zum einen der Leistungsanspruch des einzelnen Versicherten auf das *wirtschaftlich vertretbare* Maß eingegrenzt, Inhalt und Umfang der Leistungen werden in einer Generalklausel andererseits festgelegt.

Der *medizinische* Zweck bestimmt dabei die Notwendigkeit. Dies ist von besonderer praktischer Bedeutung bei der Erbringung von Hilfsmitteln und von Krankenhausbehandlungen. Ferner kommt hier die Verordnung neuer Arzneimittel, die noch nicht genügend erprobt sind, oder eine quantitativ umfangreiche Versorgung mit Arzneimittel oder Heilmitteln in Betracht. Wenn zur Ausstellung eines Privatrezeptes eine zusätzliche Untersuchung erforderlich ist, so muss diese privat in Rechnung gestellt werden.

Ferner umfasst die vertragsärztliche Versorgung keine Leistungen, für welche die Krankenkassen nicht *leistungspflichtig* sind, die nach der Entscheidung des Bundesausschusses der Ärzte und Krankenhäuser von der Leistungspflicht der gesetzlichen Krankenversicherungen ausgeschlossen wurden.

Leistungen, für die eine Leistungspflicht der Krankenkassen nicht besteht, können nur im Rahmen einer Privatbehandlung erbracht werden, über die mit dem Versicherten vor Beginn der Behandlung ein schriftlicher Behandlungsvertrag abgeschlossen werden sollte.

3.3.1.1 Kosten der Privatbehandlung und schriftliche Bestätigung

Der Arzt ist, sofern eine Privatbehandlung in oben genanntem Sinne zulässig ist, nicht an die Berechnung der Einfachsätze der amtlichen Gebührenordnung gebunden. Er kann ein Honorar mit dem Patienten vereinbaren, oder falls eine solche Vereinbarung nicht vorliegt, ein Privathonorar im Rahmen des § 5 GOÄ unter Berücksichtigung der dort vorgegebenen Kriterien verlangen.

a) Bei persönlich-ärztlichen Leistungen des
  – Abschnittes B: Grundleistungen und allgemeine Leistungen
  – Abschnittes C: Sonderleistungen (mit Ausnahme der Nr. 437)
  – Abschnittes D: Anästhesieleistungen
    bis Abschnitt L: Orthopädie, Chirurgie
  – Abschnittes N: Histologie, Zystologie und Zytogenetik
  – Abschnittes P: Sektionsleistungen,

soweit einzelne dieser Leistungen nicht in Abschnitt A aufgeführt sind, bemisst sich der Gebührenrahmen zwischen dem einfachen und dreieinhalbfachen Gebührensatz.

b) Bei überwiegend technischen Leistungen des
  – Abschnittes A: einzelne dort aufgeführte Leistungen
  – Abschnittes E: physikalische Leistungen
  – Abschnittes O: radiologische Leistungen,

bemisst sich der Gebührenrahmen zwischen dem einfachen und dreieinhalbfachen Gebührensatz.

c) Bei Laborleistungen des Abschnittes M sowie 437 beträgt der Gebührenrahmen das Einfache bis 1,3fache.

Bei Überschreiten der Begründungsschwelle a = 2,3fach; b = 1,8fach; c = 1,15fach muss der Arzt darlegen, warum Besonderheiten des Behandlungsfalles die Höhe seines Honorars bzw. das Überschreiten der Begründungsschwelle rechtfertigen.

Für die Festlegung der Faktoren ist die Schwierigkeit des Krankheitsfalles insgesamt entscheidend, insbesondere sind aber die Schwierigkeiten, der Zeitaufwand der einzelnen Leistungen und die Umstände bei der Ausführung entscheidend.

3.3.1.2   Formelle Voraussetzungen

Für die formellen Voraussetzungen ist festzuhalten:

1. Es sollte eine Bestätigung des Patienten bzw. des Versicherten vorliegen, die sich auf den Einzelfall bezieht, wobei der Versicherte über den Umfang der vorgesehenen (zusätzlichen) Privatbehandlung im Einzelnen informiert werden muss.
2. Der Patient muss ausführlich informiert werden
   a) über die geplante private Zusatzbehandlung und auch darüber, was zur kassenärztlichen Versorgung gehört und was nicht.
   b) über die anfallende private Vergütung am besten mit GOÄ-Nummer, Steigerungsfaktor und Euro-Betrag.
   c) auch darüber, dass gegenüber der gesetzlichen Krankenkasse kein Erstattungsanspruch besteht, weil es sich bei der vorgesehenen Untersuchung und/oder Behandlung um eine nicht notwendige Maßnahme handelt, oder um eine solche, die nicht in die Zahlungspflicht der Privaten Krankenversicherung fällt.
3. Es dürfen keine Zuzahlungen für einzelne Leistungen gefordert werden, also eine teils kassenärztliche und teils privatärztliche Bezahlung einer bestimmten Einzelleistung ist nicht erlaubt.
4. Welche Leistungen gestatten eine Privatliquidation?

Am schwierigsten ist die Auswahl der Leistungen, die den Patienten privat angeboten oder empfohlen werden können. Es darf sich dabei nicht um absolut notwendige Leistungen handeln, aber doch um für den Patienten medizinisch nützliche Leistungen.

Die nachfolgenden Hinweise sollen dazu eine Hilfestellung sein. Nach der formalen Definition sind individuelle Grundleistungen solche ärztliche Leistungen,

- die nicht zum Leistungsumfang der gesetzlichen Krankenversicherung gehören,
- die dennoch vom Patienten nachgefragt werden und
- die ärztlich empfehlenswert oder – je nach Intensität des Patientenwunsches – zumindest ärztlich vertretbar sind.

So gibt es z.B. zahlreiche ärztliche Leistungen, die zwar nicht von Ärzten unbedingt empfohlen werden, deren Inanspruchnahme aus Sicht des einzelnen Patienten jedoch durchaus Sinn macht und daher legitim ist.

Die Initiative für die Privatbehandlung muss vom Patienten ausgehen, wobei der Arzt durch gezielt sachliche Informationen über die Möglichkeit der Privatbehandlung steuernd eingreifen kann.

3.3.2 Umsatz, Kosten und Investition

O. FRIELINGSDORF

Eines der Entscheidungskriterien für die Auswahl von IGeL-Leistungen für die eigene Praxis ist deren Rentabilität und Wirtschaftlichkeit. Um diese zu überprüfen, ist zunächst eine genaue Kenntnis der notwendigen Investitionen, der anfallenden Kosten und der zu erzielenden Einnahmen erforderlich. Erst mit diesen Daten können wichtige Kennziffern wie Rentabilität, Break-even-Punkt und Amortisationsdauer ermittelt werden. Den meisten Ärzten dürften diese betriebswirtschaftlichen Begriffe fremd sein. Nachfolgend werden daher zunächst die Grundlagen für eine Rentabilitäts-Betrachtung erläutert, bevor anhand einiger Praxis-Beispiele der konkrete Rechenweg aufgezeigt wird.

3.3.2.1 Umsatz

Mit Umsätzen sind die Honorar-Einnahmen pro erbrachter IGeL-Leistung gemeint. Diese rechnet der Arzt nach GOÄ (ggf. analog) mit dem Patienten ab. Der dabei zufließende Betrag wird nachfolgend als Umsatz bezeichnet. Von dieser Größe wurden noch keinerlei Praxis-Kosten abgezogen. Daher darf der Umsatz pro Leistung keinesfalls herangezogen werden, um eine Aussage über die Rentabilität und Wirtschaftlichkeit einer IGeL-Leistung abzuleiten. Ein hoher IGeL-Umsatz wirkt auf den ersten Blick verlockend. Nicht selten stellt sich jedoch bei näherer Betrachtung heraus, dass die anfallenden

Praxis-Kosten ebenfalls sehr hoch sind, so dass kaum ein Gewinn für den Praxisinhaber verbleibt.

Auch die Höhe von Erfolgs-Prämien oder Bonus-Zahlungen für das Praxisteam darf nie ausschließlich am IGeL-Umsatz festgemacht werden. Natürlich bietet sich der in einer Periode (z.B. einem Quartal) mit einer IGeL-Leistung erzielte Umsatz als leicht zu ermittelnde Bezugsgröße an. Viele Praxisinhaber vereinbaren daher mit ihrem Praxisteam, dass ein bestimmter Anteil am IGeL-Umsatz als Prämie ausgeschüttet wird. Die Höhe dieses Umsatz-Anteils muss jedoch so festgelegt sein, dass nach Deckung der Praxis-Kosten und nach Ausschüttung der Prämie noch ein angemessener Gewinn für den Praxisinhaber verbleibt. Als Richtgröße hat sich ein Anteil von 10 % am <u>Gewinn</u> pro Leistung als Team-Prämie bewährt. Beispiel: Liegt die Rentabilität einer IGeL-Leistung bei 20 % (also 20 Cent Gewinn pro eingenommenem EURO), betrüge die Team-Prämie 2 % vom IGeL-Umsatz.

3.3.2.2 Kosten

Der Begriff der Kosten erscheint eigentlich relativ klar und unkompliziert. Die Idee, dass die betriebswirtschaftlich korrekte Erfassung von Kosten in der Praxis eines der letzten ungelösten Rätsel der Betriebswirtschaft ist, kommt wohl kaum einem. Dennoch beweisen die, alle Jahre wiederkehrenden, öffentlichen Diskussionen um die betriebswirtschaftliche Rechtfertigung ärztlicher Vergütungssysteme (EBM und GOÄ) genau dies: Die vollständige und korrekte Erfassung der Praxiskosten ist mit großen Schwierigkeiten verbunden.

Eines der Hauptprobleme liegt darin, dass sich die Kostenkalkulation für eine Arztpraxis meistens an den leicht verfügbaren Zahlen der Praxis-Buchhaltung orientiert. Dies erscheint auf den ersten Blick zweckmäßig und naheliegend, da sich in der steuerlichen Gewinnermittlung, die jede Praxis von ihrem Steuerberater erhält, alle Positionen wiederfinden, die im Laufe eines Jahres vom Praxiskonto bezahlt wurden. Doch leider ist diese Aufstellung der Kosten nicht komplett.

Um die Problematik besser zu durchschauen, lösen wir uns für einen Moment von dem Begriff der *Kosten* und führen statt dessen den Begriff des *Aufwandes* ein. Unter Aufwand ist der Verbrauch von Ressourcen zu verstehen, der bei der Behandlung eines Patienten entsteht. Folgende Ressourcen werden dazu u.a. benötigt:

- Arbeitszeit des Arztes
- Arbeitszeit einer Mitarbeiterin
- Nutzung von Sprechzimmer und ggf. Funktionalräumen
- Einsatz von medizinisch-technischem Gerät
- Verbrauchsmaterial, Strom

Natürlich ist diese Aufstellung keineswegs komplett. Doch an ihr lässt sich schnell erkennen, dass nicht alle anfallenden Aufwandspositionen vom Praxiskonto bezahlt werden müssen. Folgerichtig erscheinen daher auch nicht alle Aufwandspositionen in der Gewinnermittlung des Steuerberaters als Kosten. Die Arbeitszeit des Arztes ist hierfür das beste Beispiel. Zwar wendet der Arzt Tag für Tag viele Stunden seiner Arbeitszeit auf, um in seiner Praxis Patienten zu behandeln. Dieser Aufwand erscheint jedoch nicht in der Buchhaltung der Praxis als Kostenposition. Der Grund liegt darin, dass die Praxis für die Arbeitszeit des Praxisinhabers nichts bezahlen muss.

Um eine betriebswirtschaftlich komplette Betrachtung der Rentabilität von IGeL-Leistungen durchführen zu können, müssen wir jedoch den kompletten in der Praxis anfallenden Aufwand erfassen. Dazu definieren wir wie folgt:

Aufwand, der vom Praxiskonto bezahlt werden muss, heißt Kostenaufwand.

Aufwand, der nicht vom Praxiskonto bezahlt wird, heißt Zeitaufwand.

In der Gewinnermittlung des Steuerberaters erscheint also nur der sogenannte Kostenaufwand. Der Zeitaufwand findet hingegen keinen Eingang in die Buchhaltung der Praxis.

Noch ein zweiter wichtiger Aspekt lässt sich an der beispielhaften Aufstellung des Aufwandes weiter oben erkennen. Einige der erwähnten Aufwandspositionen sind abhängig von der Patientenzahl. Dies trifft zum Beispiel auf die Arbeitszeit des Arztes und die Arbeitszeit der Mitarbeiterin zu. Werden viele Patienten behandelt, ist der zeitliche Aufwand von Arzt und Mitarbeiterinnen hoch, bei wenigen Patienten ist ihr Aufwand geringer. Daneben gibt es Aufwandspositionen, deren Höhe nicht unmittelbar mit der Anzahl der Behandlungen in Verbindung steht, beispielsweise die Räume und die Geräte.

Für die weiteren Betrachtungen vereinbaren wir zur besseren Unterscheidung also auch noch Folgendes:

Variabler Aufwand ist von der Höhe der Patientenzahl abhängig.

Fixer Aufwand ist <u>nicht</u> von der Patientenzahl abhängig.

Zwischenfazit:

Vieles fällt bei der Berechnung der Rentabilität von ärztlichen Leistungen leichter, wenn folgende beiden Grundsätze erkannt sind:

1. Zeitaufwand und Kostenaufwand

Nicht jeder anfallende Aufwand für medizinische Behandlung wird von dem Praxiskonto bezahlt. Die ärztliche Arbeitszeit wird, als bestes Beispiel, von einem anderen Konto bezahlt – dem Zeitkonto des Praxisinhabers. Dieser Aufwand wird als *Zeitaufwand* bezeichnet. Der Aufwand, der direkt vom Praxiskonto bezahlt wird, heißt *Kostenaufwand*.

2. Variabler Aufwand und fixer Aufwand

Nicht jeder anfallende Aufwand ist seiner Höhe nach abhängig von der Anzahl der Behandlungen. Raumkosten als *fixer Aufwand* sind in der Regel unabhängig von der Anzahl der Behandlungen, Kosten für Verbrauchsmaterial als *variabler Aufwand* hängen hingegen stark von der Behandlungszahl ab.

Leider tendieren viele Praxisinhaber bei der Prüfung der Wirtschaftlichkeit einer IGeL-Leistung dazu, den fixen Aufwand und den Zeitaufwand zu ignorieren. So bleiben häufig der eigene zeitliche Aufwand (Zeitaufwand) oder die Bereitstellung von Praxisräumlichkeiten (fixer Aufwand) bei einer Rentabilitäts-Betrachtung unberücksichtigt, weil diese Ressourcen ja „eh da" sind (sogenannte „Eh da"-Kosten) oder nicht vom Praxiskonto bezahlt werden müssen (eigene Arbeitszeit). Dieses betriebswirtschaftlich nicht komplette Vorgehen führt zu beschönigten Ergebnissen, die im schlimmsten Fall eine nicht vorhandene Wirtschaftlichkeit vorgaukeln. Aufgrund der Abrechnung nach GOÄ ist in der Regel bei IGeL-Leistungen eine gute Rentabilität gegeben. Die exakte Lage des sogenannten Break-even-Punktes, also der Anzahl an Behandlungen, ab der sich eine Investition rechnet, kann sich jedoch bei unvollständiger Kostenkalkulation erheblich verschieben und somit eine Investitionsentscheidung unsachgemäß beeinflussen.

3.3.2.3 Investitionen

Ob Kostenaufwand oder Investition – in jedem Fall fließt Geld vom Praxis-Konto ab. Daher setzt mancher Praxisinhaber beides gleich. Dies ist betriebswirtschaftlich betrachtet jedoch nicht korrekt. Betrachten wir die folgenden Beispiele, um den Unterschied zwischen Kostenaufwand und Investition zu verdeutlichen:

Beispiel 1: Lohnzahlung an eine Mitarbeiterin

Der Praxisinhaber bezahlt am Ende des Monats das vereinbarte Gehalt an die Mitarbeiterin, die Lohnsteuer an das Finanzamt und die Sozialbeiträge an die Kassen. Hierfür hat der Praxisinhaber im selben Monat eine entsprechende Gegenleistung erhalten, nämlich die Arbeitskraft der Mitarbeiterin.

Beispiel 2: Ankauf eines neuen Medizin-Gerätes

Der Kaufpreis für dieses Gerät wird in einem Betrag an den Hersteller oder Händler überwiesen, das Gerät im Gegenzug geliefert und aufgestellt. Auch in diesem Beispiel ist Geld vom Praxiskonto abgeflossen. Dafür befindet sich nun ein neuwertiges und unbenutztes Gerät im selben Wert im Eigentum des Praxisinhabers.

Worin besteht der Unterschied zwischen diesen beiden Sachverhalten? In beiden Beispielen fließt Geld vom Konto des Praxisinhabers ab. In Beispiel 1 (Gehaltszahlung an Mitarbeiterin) wurde die Arbeitskraft der Mitarbeiterin als Gegenleistung für diese Zahlung im vergangenen Monat bereits „verbraucht". Es handelt sich hierbei im betriebswirtschaftlich korrekten Sinne um Kostenaufwand, der das Vermögen des Praxisinhabers schmälert.

In Beispiel 2 wurde die Gegenleistung für die Auszahlung, also das Medizin-Gerät, hingegen nicht unmittelbar „verbraucht". Die Nutzungsdauer eines solchen Gerätes beträgt nicht selten 10 Jahre und mehr. Erst in diesen 10 Jahren wird durch die Abnutzung des Medizin-Gerätes der Wert langsam „verbraucht", bis das Gerät schließlich wertlos ist und ausgemustert wird. Die jährliche Abnutzung des Medizin-Gerätes stellt vermögensmindernden Kostenaufwand dar, der in der Buchhaltung der Praxis vom Steuerberater als sogenannte Abschreibung (auch AfA) verbucht wird. Pro Jahr dieses 10-Jahres-Zeitraumes entsteht Kostenaufwand in Höhe von einem Zehntel der Anfangsinvestition.

In Beispiel 1 wurde also das Vermögen des Praxisinhabers geschmälert, während in Beispiel 2 lediglich eine Umwandlung von Geld in Sachwerte stattgefunden hat, das Vermögen in der Summe jedoch unverändert geblieben ist.

Zwischenfazit:

Der grundlegende Unterschied zwischen Kostenaufwand und Investition liegt in der Auswirkung auf das Vermögen des Praxisinhabers. Kostenaufwand mindert das Vermögen unmittelbar, Investitionen sind lediglich eine Umschichtung von Geld in Sachwert, mindern das Vermögen jedoch nicht unmittelbar.

3.3.3 Überprüfung der Rentabilität

Betrachtung der Rentabilität – muss das denn wirklich sein? Die Antwort lautet: Ja. Dass die rechtzeitige und sorgfältig betriebene Betrachtung der Wirtschaftlichkeit von ärztlichen Leistungen auch zur Erhöhung der medizinischen Qualität (ganz im Sinne des Patienten) beiträgt, wird an folgender Aussage eines niedergelassenen Arztes klar, der neben aller Praxisbürokratie auch mit den Banken um seine wirtschaftliche Existenz kämpft: „Ich wache morgens mit Zins und Tilgung im Kopf auf und gehe abends damit ins Bett. Wenn ich meine Patienten untersuche, habe ich ganz andere Dinge im Kopf, als deren gesundheitliche Beschwerden. Da ist doch klar, dass mir tagsüber Fehler unterlaufen können."

Dieses Beispiel zeigt: eine der Voraussetzungen für Arbeitszufriedenheit und medizinische Qualität ist die wirtschaftlich solide Basis der Praxis – leider heute keine Selbstverständlichkeit mehr. Umso wichtiger (und keineswegs ehrenrührig) ist es heute, die eigene Praxis auch ab und zu einmal nach wirtschaftlichen Gesichtspunkten zu durchleuchten.

Viele ärztliche Berufsverbände integrieren jedenfalls heute wirtschaftliche Daten ganz selbstverständlich in die eigenen IGeL-Konzepte. Dies natürlich erst an zweiter Stelle nach der medizinischen Bewertung – ein Prinzip, dessen Beachtung den zweifellos möglichen Missbrauch eine Rentabilitäts-Betrachtung von IGeL unterbindet. Wer jedoch einen medizinischen Bedarf in der eigenen Praxis erkennt und diesem nachkommt, ohne vorher ein paar Gedanken an die Refinanzierung zu verschwenden, kommt zwangsläufig an den Punkt, an dem er sich zwischen Geld und Ethik entscheiden muss. Da ist es allemal besser, rechtzeitig zu rechnen und sich bereits vor einer Investition für beides zu entscheiden: Nämlich für die ärztliche Ethik <u>und</u> für eine ausreichende Entlohnung.

Wie sollten Sie nun vorgehen, bevor Sie in ein neues Gerät investieren, bevor Sie Geld für Werbung ausgeben oder eine Spezialsprechstunde einrichten? Die folgenden Kapitel zeigen Ihnen schrittweise den Weg.

3.3.3.1 IGeL-Honorar

Was genau heißt eigentlich Rentabilität? Die Rentabilität einer IGeL-Leistung gibt an, wie hoch der Gewinn ist, der pro erbrachter IGeL-Leistung erzielt wird. Dieser Gewinn pro IGeL-Leistung errechnet sich, indem von den abrechenbaren <u>Honoraren</u> der gesamte <u>Aufwand</u> abgezogen wird, der durch die Erbringung einer IGeL-Leistung in der Praxis anfällt. Was einfach klingt, birgt einige Fallen. Nachfolgend werden wir daher anhand einiger konkreter Beispiele die Rentabilität von IGeL-Leistungen mustergültig berechnen.

Um die Rentabilität einer IGeL-Leistung in der eigenen Praxis zu ermitteln, müssen also zunächst die pro IGeL-Leistung nach GOÄ abrechenbaren Honorare bekannt sein. Hierfür gibt es zum einen die Möglichkeit, sich an verschiedenen verfügbaren IGeL-Listen zu orientieren, die in der Mehrzahl Abrechnungs-Vorschläge liefern. Zu nennen sind z.B. die *infothek IGeL-Abrechnung* der PVS/Die Privatärztlichen Verrechnungsstellen und das *Gebührenverzeichnis für individuelle Gesundheitsleistungen* (MEGO) von Dr. Lothar Krimmel aus dem ecomed-Verlag.

Nehmen wir als Kalkulations-Beispiel die IGeL-Leistungen, die in Kapitel 6 dieses Buches näher beschrieben sind, so finden wir Folgendes:

Tab. 3: GOÄ-Honorar einiger IGeL-Leistungen für Hausärzte

GOÄ-Honorare für IGeL-Leistungen		
IGeL-Leistung	GOÄ-Ziffern	Honorar in €
AIRnergy+	505A*	8,92
PST mobil	838A*	73,74
VEGACHECK	1, 8, 651A*	72,12
Reisemed. Beratung mit Impfplan	34, 76	49,60
Anti-Aging-Profil	29, 605, 605a, 1203, 1401, 842A*, 857A*, 1403A*, 3693A	136,58

* Analog-Ziffer

3.3.3.2 IGeL-Aufwand

Nach der Ermittlung der abrechenbaren GOÄ-Honorare ist im zweiten Schritt zu klären, mit welchem Aufwand pro Leistung zu rechnen ist. Dazu ist sowohl der fixe Aufwand, als auch der variable Aufwand zu bestimmen. Zu beachten ist ferner, dass nicht nur der Kostenaufwand, der das Praxiskonto in Form von Ausgaben unmittelbar schmälert, berücksichtigt wird, sondern auch der Zeitaufwand. In den vorangegangenen Kapiteln hatten wir diese Begriffe wie folgt definiert:

Variabler Aufwand ist von der Höhe der Patientenzahl abhängig.

Fixer Aufwand ist <u>nicht</u> von der Patientenzahl abhängig.

Aufwand, der vom Praxiskonto bezahlt werden muss, heißt Kostenaufwand.

Aufwand, der nicht vom Praxiskonto bezahlt wird, heißt Zeitaufwand.

Was etwas kompliziert klingt, ist im Prinzip einfach. Zu achten ist lediglich auf eine vollständige Erfassung des Aufwandes, welcher durch Erbringung einer IGeL-Leistung anfällt. Die folgende Aufstellung zeigt für unsere Kalkulationsbeispiele die wichtigsten Aufwands-Positionen, mit deren Kenntnis eine Rentabilitäts-Kalkulation bereits durchgeführt werden kann.

Die in der Tabelle aufgelisteten Aufwandspositionen werden nun nachfolgend für die Kalkulationsbeispiele einzeln hergeleitet. Dabei betrachten wir zunächst die variablen Aufwandspositionen, danach die fixen Aufwandspositionen, bevor die Rentabilität der betrachteten IGeL-Leistungen konkret errechnet wird.

Variabler Aufwand	Fixer Aufwand
Arbeitszeit des Arztes	Raumnutzung
Arbeitszeit der Helferinnen	Gerätenutzung (Zinsen, Abschreibungen oder Leasing)
Verbrauch von Praxismaterial	

Variabler Aufwand – Arbeitszeit des Arztes

Zur Erbringung von IGeL-Leistungen sind häufig ärztliche Leistungen erforderlich, z.B.

- Erstgespräch und Beratung
- Untersuchungen
- Befundbesprechung und Therapieplanung

Diese ärztliche Arbeitszeit muss bei der Rentabilitätskalkulation von IGeL-Leistungen als Aufwandsposition berücksichtigt werden. Es handelt sich dabei um eine variable Aufwandsposition, denn es gibt – anders als bei angestelltem Personal – keine Grundarbeitszeit, die auch dann zu leisten und zu bezahlen ist, wenn gar nicht gearbeitet wird. Daneben ist die ärztliche Arbeitszeit als typisches Beispiel für Zeitaufwand hervorzuheben, der (anders als der sogenannte Kostenaufwand) nicht zu einer unmittelbaren Auszahlung vom Praxiskonto führt. Dennoch handelt es sich um Praxis-Aufwand, der in eine Rentabilitätskalkulation von IGeL-Leistungen unbedingt einbezogen werden muss.

Die Problematik bei der Erfassung der ärztlichen Arbeitszeit als Aufwandsposition besteht in deren korrekter und angemessener Bewertung. Ist ein Stundensatz von € 100 angemessen oder einer von € 200? Dies liegt letztlich im Ermessen des Arztes selber. Was sind Sie sich wert? Da die Arztzeit regelmäßig zu den wertvollsten Ressourcen zählt, führt die große Freiheit bei der Bewertung dieser Ressource u.U. zu erheblich unterschiedlichen Rentabilitätsaussagen – je nach dem, wer die Rentabilitätsberechnung mit welchem Ziel durchführt.

Variabler Aufwand – Arbeitszeit der Mitarbeiterinnen

Für viele IGeL-Leistungen ist neben dem Arzt auch der Einsatz von Mitarbeiterinnen notwendig. Dies kann zum Beispiel im Rahmen der Vorbereitung einer ärztlichen Leistung der Fall sein. Bei delegierbaren Leistungen wird die Mitarbeiterin sogar bei der Ausführung der Leistung aktiv. Je IGeL-Leistung sind dabei einige Minuten (bis zu einer Stunde) Arbeitszeit zu investieren – es entsteht Praxis-Aufwand. Es handelt sich bei Personalaufwand eigentlich um fixen Aufwand, denn die Grundgehälter des Praxisteams fallen immer an, unabhängig von der Patientenzahl. Die Mitarbeiterinnen arbeiten jedoch nicht ausschließlich im IGeL-Bereich. Der auf IGeL-Leistungen entfallende Anteil ihrer Arbeitszeit ist variabel, daher wird der Personalaufwand im Rahmen der Rentabilitätskalkulation als variabler Aufwand erfasst.

Über den Monatslohn einer Mitarbeiterin lässt sich der Personalaufwand pro eingesetzter Arbeitsstunde leicht errechnen. Vergessen Sie dabei auch die zu zahlenden Sozialabgaben nicht. Das folgende Beispiel zeigt die Kalkulation des Arbeitsaufwandes pro Mitarbeiterinnen-Stunde anhand der Grundgehälter.

Monatsgehalt brutto	€ 1.600
+ Sozialabgaben 20%	€ 320
Summe (monatlicher Aufwand)	**€ 1.920**
Aufwand pro Stunde (inkl. Urlaub, Feiertage, Krankheit)	**ca. € 13**

Multipliziert mit dem zeitlichen Aufwand lässt sich so der Personalaufwand für eine bestimmte IGeL-Leistung leicht ermitteln.

Variabler Aufwand – Verbrauch von Praxismaterial

Je nach erbrachter IGeL-Leistung wird mehr oder weniger Praxismaterial verbraucht. Hierzu zählen u.a. die folgenden Positionen

- Strom/Energie
- Wasser
- Papier
- Praxisbedarf (Kanülen, Spritzen, Präparate etc.)

Medikamente und Präparate, die der Patient selber bezahlt, sind als durchlaufende Posten nicht in einer Rentabilitätsrechnung für die Praxis zu berücksichtigen. Auch Laborleistungen nach MIII/IV sind als durchlaufende Posten für die Praxis-Rentabilität irrelevant, da sie in der Regel von dem erbringenden Labor, nicht aber vom Praxisinhaber, zu liquidieren sind.

Die exakte Ermittlung des Materialaufwandes (= variabler Kostenaufwand) pro erbrachter IGeL-Leistung ist häufig schwierig. Relativ unkompliziert lässt sich meist der Verbrauch an Praxisbedarf ermitteln. Positionen wie der Verbrauch von Energie sind hingegen häufig nur nach Rücksprache mit dem Hersteller zu bewerten.

Fixer Aufwand – Raumnutzung

Für einige IGeL-Leistungen, vor allem für die meisten Geräte-Leistungen, werden Flächen in der Praxis benötigt. Die Bereitstellung dieser Flächen ist ein fixer Aufwandsfaktor, denn die beanspruchte Fläche kann auch in Stillstandszeiten in der Regel nicht anderweitig genutzt werden. Solche fixen Aufwandspositionen werden jedoch häufig bei der Rentabilitätsberechnung von IGeL-Leistungen vernachlässigt, da diese Ressourcen „eh da" sind (so genannte „Eh da"-Kosten). So sind beispielsweise die Praxisräume gemietet und die Miete verändert sich nicht, ob nun ein Raumteil für eine IGeL-Leistung genutzt wird oder einfach nur leer steht. Die Rentabilitätsbetrachtung bleibt jedoch unvollständig, wenn fixe Aufwandspositionen nicht korrekt berücksichtigt werden und weist dann ein zu positives Ergebnis aus.

Die angemessene Höhe des Aufwandes für Raumnutzung lässt sich einfach über den Quadratmeter-Mietpreis zzgl. der Nebenkosten ermitteln. Beispiel:

Quadratmetermiete monatlich	€ 9/m²
Nebenkosten monatlich	€ 2/m²
Summe (monatlicher Aufwand)	**€ 11/m²**
Summe (jährlicher Aufwand)	**€ 132/m²**

Bei einer benötigten Fläche von z.B. 10 m² ergibt sich daraus unmittelbar ein Aufwand für Raumnutzung in Höhe von € 110/Monat, also € 1.320/Jahr.

Fixer Aufwand – Gerätenutzung

Ein benötigtes medizinisches Gerät kann (sofern nicht vorhanden) entweder finanziert (gekauft) oder aber geleast werden. Ein Geräteleasing verursacht fixen Kostenaufwand, da jeden Monat die Leasingrate vom Praxiskonto eingezogen wird. Der finanzierte Kauf eines medizinischen Gerätes ist hingegen nicht unmittelbarer Aufwand. Vielmehr handelt es sich um eine Investition (vgl. hierzu Kapitel 3.3.2.3), die erst durch die nachfolgende Nutzung des Gerätes jährlichen Aufwand für Abnutzung und Alterung des medizinischen Gerätes verursacht.

Zur Ermittlung des jährlichen fixen Aufwandes für die Gerätenutzung ist der Neupreis auf die voraussichtliche Nutzungsdauer zu verteilen. Ein Beispiel:

Geräte-Neupreis	€ 10.000
Voraussichtliche Nutzungsdauer	10 Jahre
Jährlicher Aufwand für Abnutzung und Alterung	**€ 1.000**

Hinzu kommen häufig noch die Wartungskosten für ein medizinisches Gerät. Betragen diese beispielsweise rund € 200/Jahr, dann beläuft sich der Gesamtaufwand für Gerätenutzung auf € 1.200/Jahr oder € 100 pro Monat.

Zusammenfassung

Schauen wir uns auch bezüglich der verschiedenen Aufwandspositionen wieder die IGeL-Leistungen aus Kapitel 6 dieses Buches an:

Tab. 5: Variabler Aufwand einiger IGeL-Leistungen für Hausärzte

IGeL-Leistung	Variabler Aufwand					
	Arbeitszeit Arzt		Arbeitszeit Personal		Praxismaterial
	€ 100/h		€ 1.600 brutto/Monat		Strom, Praxisbedarf, Wasser
	Minuten/ Leistung	€/Leistung	Minuten/ Leistung	€/Leistung	€/Leistung
AIRnergy+	0	0,00	5	1,08	0,21
PST mobil	0	0,00	0	0,00	20,11
VEGACHECK	10	16,67	3	0,65	1,00
Reisemed. Beratung mit Impfplan	20	33,33	0	0,00	1,00
Anti-Aging-Profil	20	33,33	30	6,50	3,00

Tab. 6: Fixer Aufwand einiger IGeL-Leistungen für Hausärzte

IGeL-Leistung	Fixer Aufwand				
	Raumnutzung		Gerätenutzung		
	monatliche Miete € 9/m² zzgl. € 2/m² NK		Voraussichtliche Nutzungsdauer 5 Jahre lfd. Kosten = Wartung, Leasing etc.		
	genutzte Fläche in m²	€/Jahr	Anschaffung in €	lfd. Kosten/ Jahr in €	€/Jahr
AIRnergy+	0,50	66,00	5.800,00	in Praxismaterial, da variabel	1.160,00
PST mobil	0,00	0,00	600,00*	1.670,40**	1.790,40

	Fixer Aufwand				
IGeL-Leistung	**Raumnutzung**		**Gerätenutzung**		
	monatliche Miete € 9/m² zzgl. € 2/m² NK		**Voraussichtliche Nutzungsdauer 5 Jahre lfd. Kosten = Wartung, Leasing etc.**		
	genutzte Fläche in m²	**€/Jahr**	**Anschaffung in €**	**lfd. Kosten/ Jahr in €**	**€/Jahr**
VEGACHECK	2,00	264,00	9.920,00	in Praxismaterial, da variabel	1.984,00
Reisemed. Beratung mit Impfplan	0,00	0,00	0,00	0	0,00
Anti-Aging-Profil	1,00	132,00	30.113,60	in Praxismaterial, da variabel	6.022,72

* nur Transport, Aufbau, Justage, Einweisung, Schulung und Werbematerial
** Wartung + Leasing

3.3.3.3 IGeL-Rentabilität

Mithilfe der in den vorangegangenen Kapiteln hergeleiteten Informationen zu GOÄ-Honoraren und anfallendem Aufwand können nun für die ausgewählten hausärztlichen IGeL-Leistungen wichtige betriebswirtschaftliche Kennziffern, wie Rentabilität und Break even ermittelt werden. Fassen wir zunächst noch einmal die gesammelten Daten zusammen:

Tab. 7: GOÄ-Honorar einiger IGeL-Leistungen für Hausärzte

GOÄ-Honorare für IGeL-Leistungen		
IGeL-Leistung	**GOÄ-Ziffern**	**Honorar in €**
AIRnergy+	505A*	8,92
PST mobil	838A*	73,74
VEGACHECK	1, 8, 651A*	72,12

Tab. 7: GOÄ-Honorar einiger IGeL-Leistungen für Hausärzte *(Forts.)*

GOÄ-Honorare für IGeL-Leistungen		
IGeL-Leistung	GOÄ-Ziffern	Honorar in €
Reisemed. Beratung mit Impfplan	34, 76	49,60
Anti-Aging-Profil	29, 605, 605a, 1203, 1401, 842A*, 857A*, 1403A*, 3693A	136,58

* Analog-Ziffer

Tab. 8: Übersicht über Gesamtaufwand einiger IGeL-Leistungen für Hausärzte

Übersicht Gesamt-Aufwand		
IGeL-Leistung	variabler Aufwand	fixer Aufwand
	€/Leistung	€/Jahr
AIRnergy+	1,29	1.226,00
PST mobil	20,11	1.790,40
VEGACHECK	18,32	2.248,00
Reisemed. Beratung mit Impfplan	34,33	0,00
Anti-Aging-Profil	42,83	6.154,72

Daraus lässt sich nun in einem ersten Schritt der so genannten *Deckungsbeitrag* pro IGeL-Leistung errechnen, indem der variable Aufwand von den GOÄ-Honoraren abgezogen wird.

Tab. 9: Berechnung des Deckungsbeitrages einiger IGeL-Leistungen für Hausärzte

Rentabilität 1 – Deckungsbeitrag			
IGeL-Leistung	Honorar	variabler Aufwand	Deckungsbeitrag
	€/Leistung	€/Leistung	€/Leistung
AIRnergy+	8,92	1,29	7,63
PST mobil	73,74	20,11	53,63
VEGACHECK	72,12	18,32	53,80

Rentabilität 1 – Deckungsbeitrag			
IGeL-Leistung	Honorar	variabler Aufwand	Deckungsbeitrag
	€/Leistung	€/Leistung	€/Leistung
Reisemed. Beratung mit Impfplan	49,60	34,33	15,27
Anti-Aging-Profil	136,58	42,83	93,75

Der Deckungsbeitrag gibt an, welcher Betrag pro erbrachter IGeL-Leistung nach Abzug des variablen Aufwandes unmittelbar in der Praxis-Kasse verbleibt. Der Deckungsbeitrag ist jedoch noch nicht gleichzusetzen mit dem betriebswirtschaftlichen *Gewinn*. Denn von dem Deckungsbeitrag ist zunächst noch der fixe Aufwand zu decken, den die Praxis zu tragen hat. Erst wenn nach Abzug des fixen Aufwandes noch ein Betrag verbleibt, ist dieser betriebswirtschaftlich sauber als Gewinn zu verbuchen.

Der gerade geschilderte Rechenweg bis zum Gewinn ist in der betriebswirtschaftlichen Theorie als *Teilkostenrechnung* bekannt und alles andere als leicht verständlich. Der Teilkostenrechnung liegt die richtige Annahme zugrunde, dass der fixe Aufwand (Raumnutzung, Gerätenutzung) unvermeidbar ist und sogar bei Patientenzahlrückgang oder Praxisurlaub anfällt. Einer IGeL-Leistung wird daher bei der Teilkostenrechnung nur ein Teil des gesamten anfallenden Aufwandes zugerechnet, und zwar der variable Aufwand. Bringt eine IGeL-Leistung mehr ein, als den durch sie verursachten variablen Aufwand, so trägt sie anteilig zur Deckung des fixen Aufwandes in der Praxis bei – daher die Bezeichnung Deckungsbeitrag. Die wirschaftliche Entscheidung für oder gegen die Einführung einer IGeL-Leistung sollte sich daher zunächst am Deckungsbeitrag orientieren. Ist dieser positiv, trägt die IGeL-Leistung zur Deckung des fixen Aufwandes in der Praxis bei, was positiv zu beurteilen ist.

Ist der Deckungsbeitrag hingegen negativ, vermag die IGeL-Leistung noch nicht einmal dieses, so dass ein Vorstoß in die Gewinnzone schon gar nicht machbar ist – egal wie stark die IGeL-Leistung von den Patienten nachgefragt wird. Im Gegenteil: Bei einem negativen Deckungsbeitrag gerät die Praxis mit jeder erbrachten IGeL-Leistung immer weiter ins wirtschaftliche Minus.

Die hier beispielhaft betrachteten hausärztlichen IGeL-Leistungen weisen alle einen positiven Deckungsbeitrag auf (vgl. Tabelle 9). Die Höhe des Deckungsbeitrages variiert jedoch relativ stark. Er ist abhängig einerseits von der Höhe der GOÄ-Honorare, andererseits von der Höhe der pro IGeL-Leistung anfallenden variablen Kosten. Diese variablen Kosten sind bei teilweise oder vollständig delegierbaren IGeL-Leistungen wie AIRnergy+ oder VEGACHECK geringer, bei rein ärztlichen Leistungen wie der reisemedizinischen Impfberatung oder teilweise dem Anti-Aging-Profil aufgrund der notwendigen teuren Arztzeit naturgemäß höher.

Die erste Hürde vor einer positiven wirtschaftlichen Entscheidung (positiver Deckungsbeitrag) ist für die ausgewählten hausärztlichen IGeL-Leistungen also genommen. In einem zweiten Schritt gilt es nun noch zu klären, ob der möglicherweise anfallende fixe Aufwand gedeckt werden kann. Dies hängt von der Lage des sogenannten Break-even-Punktes ab. Dieser gibt an, wie viele IGeL-Leistungen pro Monat oder pro Jahr erbracht werden müssen, um mit dem in die Praxiskasse fließenden Deckungsbeitrag den fixen Aufwand gerade abzudecken. Der Deckungsbeitrag jeder weiteren IGeL-Leistung (über diesen Break-even-Punkt hinaus) ist danach unmittelbar als betriebswirtschaftlicher Gewinn zu verbuchen. Die folgende Tabelle stellt beispielhaft den Break-even-Punkt für die ausgewählten hausärztlichen IGeL-Leistungen dar.

Tab. 10: Berechnung des break even einiger IGeL-Leistungen für Hausärzte

| IGeL-Leistung | Rentabilität 2 – break even | | | |
| | Deckungsbeitrag | fixer Aufwand | break even | |
	€/Leistung	€/Jahr	Leistungen/ Jahr	Patienten/ Jahr
AIRnergy+	7,63	1.226,00	161	11
PST mobil	53,63	1.790,40	33	4
VEGACHECK	53,80	2.248,00	42	42
Reisemed. Beratung mit Impfplan	15,27	0,00	0	0
Anti-Aging-Profil	93,75	6.154,72	66	66

Die Lage des break-even-Punktes hängt ab von dem Verhältnis zwischen positivem Deckungsbeitrag und fixem Aufwand. Einen Sonderfall stellt die reisemedizinische Impfberatung dar. Zwar ist der Deckungsbeitrag bei dieser IGeL-Leistung gering. Da jedoch kein fixer Aufwand anfällt, ist diese IGeL-Leistung vom ersten Patienten an rentabel. Der Deckungsbeitrag stellt unmittelbar und in voller Höhe Gewinn dar.

Anhand dieser Zahlen zum break-even-Punkt kann und muss der Praxisinhaber nun vor einer Entscheidung für oder gegen eine IGeL-Leistung einschätzen, ob er die wirtschaftlich erforderliche Auslastung eines Gerätes oder einer Räumlichkeit sicherstellen kann, bzw. mit welcher Wahrscheinlichkeit dies der Fall sein wird. Ist der Break-even-Punkt mit guter Wahrscheinlichkeit zu erreichen, lohnt die Einführung der betreffenden IGeL-Leistung aus betriebswirtschaftlicher Perspektive: Ein möglicherweise anzuschaffendes Gerät rechnet sich. Man spricht davon, dass es sich nach einem bestimmten Zeitraum amortisiert.

Der tatsächlich nach Abzug des gesamten Aufwandes verbleibende Praxis-Gewinn variiert mit der erreichten Auslastung eines benötigten Gerätes.

Tab. 11: Jahresgewinn in Abhängigkeit der Auslastung

Rentabilität 2 – Jahresgewinn in Abhängigkeit von der Auslastung			
IGeL-Leistung	**Auslastung in % vom break even**		
	50 %	**100 %**	**200 %**
AIRnergy+	−613,00 €	0,00 €	1.226,00 €
PST mobil	−895,20 €	0,00 €	1.790,40 €
VEGACHECK	−1.124,00 €	0,00 €	2.248,00 €
Reisemed. Beratung mit Impfplan	stets rentabel		
Anti-Aging-Profil	−3.077,36 €	0,00 €	6.154,72 €

Bei einer Auslastung von nur 50 % bezogen auf den Break-even-Punkt fällt bei allen gerätegestützten IGeL-Leistungen ein Verlust an, da der jährliche fixe Aufwand, der durch die verwendeten Geräte verursacht wird, nicht gedeckt wird. Im Break-even-Punkt (= 100 % Auslastung) wird der fixe Aufwand gerade gedeckt, ohne dass jedoch ein Praxisgewinn verbleibt. Erst bei einer Auslastung oberhalb des Break-even-Punktes fährt die Praxis eine IGeL-Leistung mit Gewinn. Eine Ausnahme stellen reine Beratungsleistungen wie die reisemedizinische Impfberatung dar. Hier sind keine Geräte-Investitionen nötig, es fällt kein fixer Aufwand an, der gedeckt werden müsste. Daher bedeutet bereits die erste erbrachte IGeL-Leistung für die Praxis Gewinn.

3.3.3.4 Interpretation der Rentabilität

Anhand der Rentabilität wird zunächst deutlich, ob eine IGeL-Leistung in der eigenen Praxis überhaupt wirtschaftlich erbracht werden kann. Verbleibt nach Abzug des gesamten Aufwandes von den Einnahmen kein Gewinn, sollte die IGeL-Leistung nur in besonderen Fällen in das Leistungsspektrum der eigenen Praxis aufgenommen werden. Dies kann dann der Fall sein, wenn mit dem Angebot dieser IGeL-Leistung einem besonderen Bedürfnis in der Patientenschaft Rechnung getragen wird, um so die Abwanderung von Patienten in konkurrierende Praxen zu vermeiden. Auch denkbar ist die Situation, dass mit Einführung einer nicht wirtschaftlichen IGeL-Leistung das Image der Praxis optimiert werden kann.

Die ausgewählten Kalkulationsbeispiele machen zudem einen grundsätzlichen Zusammenhang deutlich. Gerätegestützte Leistungen weisen häufig einen höheren Deckungsbeitrag auf als ärztliche Beratungsleistungen, wie z.B. die reisemedizinische Impfberatung. Dies trifft im vorliegenden Fall z.B. auf die Leistungen PSTmobil, VEGACHECK und das Anti-Aging-Profil zu. Das bedeutet, dass bei guter Auslastung der Gewinn mit gerätegestützten Leistungen schnell sehr hoch werden kann. Wird die Mindestauslastung dieser Geräte (gekennzeichnet durch den break-even-Punkt) jedoch nicht erreicht, fällt ein Verlust an. Der Chance steht also auch ein Risiko gegenüber. Anders ist die Situation bei fixaufwandsfreien IGeL-Leistungen wie der Impfberatung. Hier entsteht kein Verlustrisiko, da die Leistung vom ersten Patienten an rentabel ist. Andererseits ist der Deckungsbeitrag häufig gering, die Chance auf attraktive Gewinne durch solche IGeL-Leistungen daher mäßig. Grundsätzlich kann das Chance-Risiko-Verhältnis jeder IGeL-Leistung mithilfe der in den vorangegangenen Kapiteln hergeleiteten Kennzahlen kalkuliert und eingeschätzt werden. Jeder Praxisinhaber kann so verschiedene medizinisch interessante IGeL-Leistungen darauf hin überprüfen, ob deren Chance-Risiko-Verhältnis mit der persönlichen wirtschaftlichen Strategie übereinstimmt.

Tipp:

Zahlreiche wirtschaftliche Kennziffern zu verschiedenen IGeL-Leistungen können im Internet individuell für die eigene Praxis kalkuliert werden unter www.igel-kalkulator.de.

3.3.4 Controlling

Die Einführung einer IGeL-Leistung sollte von einer sorgfältigen Prüfung der zu erwartenden Rentabilität sowie einer Bestimmung des break-even-Punktes begleitet werden. Der Weg dorthin wurde in den vorangegangenen Kapiteln dargelegt. Nach Einführung einer IGeL-Leistung bleibt es wichtig, die tatsächlich erreichte Auslastung, also die Patientenzahlen, aufzuzeichnen. Nur so kann in regelmäßigen Abständen überprüft werden, ob die bei Einführung der IGeL-Leistung geplante Auslastung auch erreicht wird.

Neben einer Aufzeichnung der Patientenzahlen ist auch eine übersichtliche Aufstellung der Einnahmen im IGeL-Bereich wichtig, um den wirtschaftlichen Erfolg der eigenen Bemühungen in diesem neuen Leistungsbereich bewerten zu können. Eine einfache Lösung zur kontinuierlichen Erfassung der IGeL-Einnahmen besteht darin, bei dem Steuerberater der Praxis ein eigenes

Einnahmenkonto für IGeL-Leistungen einrichten zu lassen. Wer seine IGeL-Leistungen selber abrechnet, muss diese Rechnungen entsprechend kennzeichnen, damit der Steuerberater eine korrekte Verbuchung auf dem neuen Einnahme-Konto IGeL-Leistungen vornehmen kann. Wer beispielsweise die Privatärztlichen Verrechnungsstellen für die IGeL-Abrechnung nutzt, kann dort einen entsprechenden Service nutzen.

Mindestens einmal im Jahr, besser quartalsweise, sollte jeder Praxisinhaber, der IGeL-Leistungen in seiner Praxis anbietet, ein Zwischenfazit ziehen. Entsprechen die Patientenzahlen der Planung? Sind die Umsätze auf einem akzeptablen Niveau? Nur regelmäßige Kontrolle stellt sicher, dass eine mögliche Fehlentwicklung frühzeitig erkannt und ein wirksames Gegensteuern möglich wird. Und im Erfolgsfalle ist es besonders befriedigend, das Erreichen der selbst gesteckten Ziele schwarz auf weiß vor sich zu sehen.

3.4 Säule 4 – Marketing mit Medien

O. FRIELINGSDORF

Die Veränderungen im Gesundheitswesen verlangen dem Arzt in zunehmendem Maß Befähigungen außerhalb seiner medizinischen Qualifikation ab. Je stärker der niedergelassene Arzt in ein marktwirtschaftliches Umfeld konkurrierender Leistungsanbieter gedrängt wird, um so mehr kommt es darauf an, gerade über nicht-medizinische Qualifikationen und persönliche Führungsqualitäten in einem inhaberzentrierten Unternehmen die notwendigen Veränderungen rechtzeitig zu bewältigen. Das Ergebnis dieses Prozesses entscheidet letztlich mehr als gesundheitspolitische Vorgaben über die betriebswirtschaftliche Stabilität und damit auch ganz direkt über die tatsächliche Versorgungsqualität der einzelnen Arztpraxis auch abseits eines IGeL-Angebotes.

Die Banken fordern von Ärzten kraft Basel II mehr Kooperation und Offenheit. Das Informationsverhalten des Arztes seinem Kooperationspartner Bank gegenüber muss auf der Basis eines soliden Praxiskonzeptes profundes Verständnis der Praxis-Marktumgebung widerspiegeln.

Zu einem derartigen Praxiskonzept gehört natürlich auch ein überzeugender Marketingansatz, um die Leistungsfähigkeit des Gesundheitsdienstleisters, dem Patienten und Kunden gegenüber, auch effektiv transportieren und das eigene „Unternehmen Arztpraxis" erfolgreich von den Konkurrenten abgrenzen zu können. Abgrenzung kann aber kaum auf der Basis eines vereinheitlichten Leistungsangebotes nach sozialistischem Gepräge ohne Kundenorientierung stattfinden.

Da unter Marketing eigentlich die Gesamtheit aller Mittel und Maßnahmen zur Gewinnung und Bindung von Kunden verstanden wird, könnte man auch sagen, dass sich dieses Buch weitgehend mit Marketing unter besonderer Berücksichtigung von medizinischen Dienstleistungen beschäftigt. Zu einem professionellen IGeL-Marketing gehören die richtige Leistungsauswahl auf der Basis einer Potentialanalyse sowie weitere Strukturierungsmittel, von der Ablauforganisation bis zur Kommunikation – Themen, die in anderen Kapiteln dieses Buches bereits beschrieben wurden.

Das folgende Kapitel widmet sich darum einem ganz speziellen Ausschnitt des Praxismarketings:

Dem gezielten Marketing mit Medien.

Wenn Sie einen Dollar in Ihr Unternehmen stecken wollen, so müssen Sie einen zweiten bereit halten, um das bekannt zu machen.
Henry Ford, Automobilhersteller, 1863–1947

3.4.1 Marketing & Werbung – Exkurs rechtlicher Hintergrund

R. STEENHUSEN

Marketing ist nicht gleich Werbung, jedoch ist Marketing ohne Einbeziehung von Werbung nur schwer erfolgreich umsetzbar. Für jeden Werbetreibenden (Unternehmer) ist es besonders wichtig zu wissen, wie geworben werden darf und auf welcher rechtlichen Basis sich Werbung begründet.

Hochrangigster Maßstab für die rechtliche Beurteilung der Werbung ist zunächst das Grundgesetz:

Artikel 12 Abs. 1 GG sagt: „Alle Deutschen haben das Recht, Beruf, Arbeitsplatz und Arbeitsstätte frei zu wählen. Dies schließt die Freiheit der Inanspruchnahme von Diensten und die freie Ausgestaltung der beruflichen Tätigkeit mit ein."

Artikel 5 Abs. 1 GG sagt: „Jeder hat das Recht, seine Meinung in Wort, Schrift und Bild frei zu äußern und zu verbreiten. Dies gilt auch dann, wenn „Meinung" im Sinne von meinungsbildend zu verstehen ist."

Artikel 5 Abs. 1 S. 1 GG sagt: „Jeder hat das Recht, sich aus allgemein zugänglichen Quellen ungehindert zu unterrichten."

Somit ist auch einem Verbraucher oder Patienten-Kunden das Recht auf Information gegeben, was wiederum impliziert, dass der Arzt das Recht hat, zu informieren.

Unter Bezugnahme auf die besondere Schutzbedürftigkeit des Bürgers im Zusammenhang mit medizinischen Sachverhalten wurden diese Grundsätze in der Vergangenheit einer weitgehenden Einschränkung unterworfen, die sich in den Berufsordnungen niederschlug.

In jüngster Vergangenheit hat jedoch der Wandel der Verbraucherauffassung hin zum informierten, kritischen und wertenden Verbraucher die Grenzen erlaubter ärztlicher Werbung erheblich verschoben. Nach einem BverfG-Urteil vom Frühjahr 2002, in dem ärztliche Werbung ohne besonderen Anlass für rechtens erklärt wurde, und dem 105. Deutschen Ärztetag sind weitreichende Lockerungen in die Musterberufsordnung (MBO) aufgenommen worden. Damit sind die besonderen Beschränkungen der ärztlichen Werbung gefallen. Die weitgehenden Freiheiten haben mittlerweile Einzug in die standesrechtlichen Berufsordnungen gefunden. Über die für Sie aktuell geltenden Regelungen informieren Sie sich am besten bei Ihrer zuständigen Landesärztekammer.

Allerdings unterliegt auch ärztliche Werbung weiterhin den Regelungen des allgemeinen Wettbewerbsrechts. Das Gesetz gegen unlauteren Wettbewerb regelt also auch für den Arzt unter Berücksichtigung weiterer Gesetze, wie den Berufsordnungen, dem Heilmittelwerbegesetz usw., die Rechtmäßigkeit werberischer Maßnahmen.

Vor dem Hintergrund eines stetig steigenden Konkurrenzkampfes im ärztlichen Stand ist kaum zu verstehen, dass immer noch viele Ärzte die neuen Möglichkeiten unternehmerischer Werbefreiheit ignorieren. Eine Verzicht auf diese Möglichkeiten bringt zwangsläufig einen Wettbewerbsnachteil für die eigene Praxis. Der Arzt ist klar aufgefordert, sich zu positionieren und damit die Richtung der eigenen Entwicklung mit zu bestimmen.

3.4.1.1 Wie nähere ich mich dem Marketing mit Medien?

Unter den vielen Definitionen bzw. Interpretationen des Begriffs Marketing gefällt mir persönlich eine Wahrnehmung von Stephan Burla sehr gut:

Marketing will die Betriebstätigkeit konsequent auf Markt-, bzw. Kundenbedürfnisse ausrichten und braucht deshalb eine entsprechende Denkhaltung und geeignetes Handwerkszeug.

Stephan Burla, Unternehmensberater

Übertragen auf die Arztpraxis bedeutet dies für mich vor allem: Ohne eine klare persönliche Definition des eigenen ärztlichen Leitbildes und eine entsprechende Identifikation mit der Gesamtheit der Aufgabenstellung kann eine Praxis nicht dauerhaft erfolgreich sein. Veränderung muss deshalb beim Arzt selbst, bei seiner Selbstsicht und seiner eigenen Berufswahrnehmung beginnen und konsequent alle Bereiche der Arztpraxis bis hin zum richtigen Medieneinsatz in der Patientenkommunikation durchdringen.

Jede Form medialer Unterstützung muss also konsistent das Leistungs- und Serviceangebot der Praxis abbilden. Nur so transportieren Sie dem Kunden das Bild von sich, das er sehen soll. Eine der am weitesten verbreiteten Fehleinschätzungen unter Ärzten ist, dass der Patient wegen der Qualität der medizinischen Versorgung zu ihm kommt. Tatsache ist, dass der Patient dies gar nicht beurteilen kann und statt dessen zu subjektiven Ersatzkriterien greift. Von größter Bedeutung ist hier das „Gesamterlebnis Arztpraxis" subsummiert in der Corporate Identity.

Corporate Identity

Der Idealzustand eines konsistenten Leistungs- und Serviceangebotes auf der Basis einer klaren Unternehmenswahrnehmung geht im Begriff der Corporate Identity (CI) auf. Die Corporate Identity ist ein entscheidender Faktor für den Erfolg jedes marktorientierten Unternehmens. Auch für die moderne Arztpraxis gewinnt der Begriff der CI angesichts steigenden Wettbewerbs immer mehr an Bedeutung.

Die Corporate Identity erfasst dabei nicht nur den rein optischen Wiedererkennungsgrad einer Arztpraxis, sondern alle Bereiche, von der Gestaltung der Einrichtung bis zur Praxisphilosophie.

Es werden deshalb drei Bereiche der CI unterschieden:

- Corporate Behaviour
- Corporate Communication
- Corporate Design

Corporate Behaviour und Corporate Communication

Das Corporate Behaviour betrifft alle Verhaltensformen im Praxisalltag. Dies bezieht nicht nur das Verhalten dem Kunden bzw. Patienten gegenüber mit ein, sondern betrifft auch das Verhalten im Team und den Umgang mit Dritten. Ein professionelles Verhalten des Teams in einem spannungsfreien Praxisablauf sowie ein wertschätzender Umgang mit Patienteneinwänden und -beschwerden sind elementare Bestandteile des Corporate Behaviours.

Das Corporate Behaviour ist eng mit der Sprachregelung – der Corporate Communication – verbunden. Gerade für eine angenehme Praxisatmosphäre ist die **interne Sprachregelung** wichtig. Geben Sie vor, wie Sie sich die Kommunikation untereinander vorstellen und fixieren Sie diese Regeln so, dass Sie für jeden zugänglich sind. Sorgen Sie für einen regelmäßigen Informations- und Meinungsaustausch in Form von festgelegten Arbeitsbesprechungen sowohl mit, als auch ohne Ihre Anwesenheit und dokumentieren Sie diese Form der Qualitätsorientierung dem Patienten gegenüber.

In der Regelung **externe Kommunikation** ist natürlich nicht nur wichtig, wer was, wie und wo sagt, sondern hier können Sie den Patienten-Kunden direkt mit einbeziehen. Patientenbefragungen nach der Akzeptanz und der Wahrnehmung von Praxisangeboten sind nicht nur ein wichtiges Planungswerkzeug, sondern vermitteln dem Patienten-Kunden auch das direkte Gefühl der Wertschätzung. Auch ein „Meckerkasten" an einer Stelle, in der Patienten unbeobachtet und anonym ihre Meinung äußern können, kann Ihnen die Augen für Schwachstellen in Ihrer Praxis öffnen.

Zur Unterstützung der externen Kommunikation stehen Ihnen viele Medien zur Verfügung. Sie nehmen Ihnen und Ihrem Team nicht nur viel Informationsarbeit (und damit Zeit) ab, sondern sind auch Referenzen der einheitlichen Sprachregelung. Sprache durch Verhalten, Sprache durch verbale Kommunikation und Sprache durch die Nutzung von Design müssen eine Einheit bilden.

Corporate Design

Das einheitliche Erscheinungsbild erfasst alle Bereiche der Praxis und nutzt durchgängig bestimmte Gestaltungsmerkmale. Da in aller Regel schon Designelemente in jeder Praxis vorhanden sind (Einrichtung, Farbvorlieben), sollte Ihr Corporate Design korrespondierend zu diesen Elementen erarbeitet werden. Die Gestaltungselemente finden sich dann auf allen Schriftstücken der Praxis wie Rezeptblöcken, Visitenkarten, Briefpapier, Patientenausweisen, der Praxiszeitung und den schriftlichen Patienteninformationen wie Praxisleitfaden oder IGeL-Flyer. Auch Online-Medien, von der Homepage bis zum eMail-Patienten-Newsletter oder Aufdrucke auf der Praxiskleidung müssen in der Gestaltung berücksichtig werden. Da dies eine wirklich anspruchsvolle Aufgabe ist, kann ich Ihnen nur dringend empfehlen, professionelle Hilfe hinzu zu ziehen. Achten Sie darauf, dass der Anbieter Ihrer Wahl wirklich die Kompetenz hat, diese Aufgabe zu bewältigen. Spätere Änderungen an einem bestehenden Corporate Design sind nicht nur zeitraubend, sondern auch teuer.

Logo

Zu einer Corporate Identity gehört natürlich die durchgängige Nutzung bestimmter Gestaltungselemente, wie z.B. die Verwendung eines Logos. Ein gutes Logo wird bei konsequenter Nutzung schnell zu einem festen Bestandteil der Praxis-Identität. Gerade des Praxis-Logo bietet ein universelles Anwendungsspektrum auf allen Formularen, an der Praxistür oder im direkten Werbeeinsatz durch Anzeigen. Um allen Anforderungen gewachsen zu sein, muss das Logo nicht nur einer Reihe technischer Anforderungen genügen, wie beispielsweise auch in einem Fax noch klar erkennbar sein, sondern muss vor allem auch eine gute Wahrnehmbarkeit und damit eine gute Wiedererkennbarkeit gewährleisten. Bedenken Sie auch, dass das Logo nicht nur Ihre Unternehmensidentität repräsentiert, sondern darüber hinaus auch in die Wahrnehmung der medizinischen Versorgungsqualität Eingang findet. Einem Unternehmen, das sich durch ein minderwertiges Logo vertreten lässt, traut man auch keine gute Leistung zu. Ein schlechtes Logo aus der Clip-Art-Bibliothek handelsüblicher Programme wird dann plötzlich zu einem Image-Killer. Hier gilt also: Finger weg von der hausgemachten Billiglösung.

3.4.1.2 Richtiger Medieneinsatz

Umfragen unter Ärzten zeigen Vorbehalte gegen das Thema Marketing mit Medien auf. Häufigster Grund: Maßnahmen seien schon durchgeführt worden, jedoch ohne einen messbaren Erfolg zu bringen. Die Umfragen zeigen jedoch auch: Häufigster Fehler ist der falsche und unsystematische Einsatz der Marketingmedien. Besonders wichtig für einen effektiven Medieneinsatz ist zu wissen, welches Medium im eigenen Praxismarketing welche Aufgabe tatsächlich erfüllen kann.

Wenn Sie nicht wissen, dass man mit einem Spaten ein Loch gräbt, den Baum mit dem Grünen nach oben einsetzt und erst anschließend die Gießkanne zum Bewässern benutzt, kann es durchaus passieren, dass Sie sehr lange mit der Gießkanne graben und das Wasser mit dem Spaten in kleinsten Mengen zum falsch herum stehenden Baum tragen müssen und der dann – erstaunlicher Weise – nicht wächst.

Ähnlich ist es bei den Medien. Auch Sie sind lediglich Werkzeuge. Werkzeuge im Kommunikationsprozess. Falsche Verwendung und falsche Gestaltung führen häufig dazu, dass kein Nutzen zustande kommt und unser „Marketing-Baum" nicht in voller Blüte steht.

TV oder Video und Animationen – Systemvergleich

Grundsätzlich gibt es viele Möglichkeiten, auf ein Leistungsangebot aufmerksam zu machen. Unter Verweis auf andere Kapitel dieses Buches sei noch einmal unterstrichen:

Erst das Zusammenspiel der unterschiedlichen Maßnahmen bringt den optimalen Effekt.

Nichts fesselt den Menschen so sehr wie bewegte Bilder. Jeder kennt das: Läuft erst einmal die „Glotze", schaut man doch regelmäßig hin. Auch in der Arztpraxis können bewegte Bilder, also z.B. Videos oder Animationen, in einigen Bereichen sehr effektiv als Informationsmedium und zur Erstansprache genutzt werden. Unter dem Begriff „Wartezimmerfernsehen" werden zur Zeit eine ganze Reihe verschiedener Anbieter und Systeme subsummiert, die sich zum Teil sehr deutlich unterscheiden.

Eine erste, grundsätzliche Unterscheidung muss zwischen den Wartezimmer-TV-Sytemen und den Patienten-Informationssystemen getroffen werden.

Der Verkaufsprozess Teil 1: Verkaufen ist ein Prozess und kein Ereignis. Der erste Schritt des Verkaufsprozesses ist das Erlangen von Aufmerksamkeit, das Erzeugen von Interesse oder Neugier. Über mehrere Stufen führt der Verkaufsprozess bis zum Stadium der tatsächlichen Kaufentscheidung und zur Inanspruchnahme von Leistungen.

Auch die Inanspruchnahme von IGeL-Leistungen in der Arztpraxis folgt diesem Schema. Auf diesem Weg können Ihnen auch verschiedene Medientypen – bei richtigem Einsatz – eine große Hilfe sein.

Außerhalb der Praxis können Sie sehr effektiv über Patienteninformations-Veranstaltungen (Tag der offenen Tür, Gesundheitstage, Selbsthilfegruppen, VHS-Kurse) oder auch über Zeitungswerbung auf Ihr Angebot aufmerksam machen. Profilieren Sie sich beispielsweise als Experte bei lokalen Zeitungen durch Telefonaktionen zum Thema „Schmerzen wirksam behandeln" oder Ähnliches.

Innerhalb der Praxisräumlichkeiten wird der Verkaufsprozess meist durch eine direkte Ansprache durch das Team oder den Arzt angeregt. Eine Erstansprache des Patienten-Kunden kann sehr elegant über Patienteninformationssysteme geschehen, die bewegte Bilder, also Videos oder Animationen, nutzen. Der Mensch ist für die Faszination bewegter Bilder in hohem Maße empfänglich.

Wartezimmer-TV-Systeme

Unter den Wartezimmer-TV-Systemen finden Sie zum Teil sehr schön gemachte Unterhaltungsprogramme in der Machart konventioneller TV-Sendeformate, die Ihnen hier via Satellit oder DSL in die Praxis geschickt werden. Beschreibungen von Urlaubszielen oder Informationen zu allgemeinen medizinischen Themen (wie Gesundheitssendungen oder Berichte über Akupunktur) bringen Kurzweil ins Wartezimmer. Hier haben diese Systeme eine klare Berechtigung: In der Verkürzung der subjektiv empfundenen Wartezeit.

Ob ein vertontes, teilweise werbehaltiges Programm als Belästigung oder als Service empfunden wird, hängt sicherlich vom einzelnen Betrachter ab. Einen eher geringeren Wert haben diese Systeme sicherlich für Ihr Praxismarketing, wenn überwiegend praxisfremde Inhalte präsentiert werden.

Die Möglichkeiten der Einflussnahme auf die Programmgestaltung für den Arzt sind bei einzelnen Anbietern nur begrenzt oder nur über zusätzliche Kosten realisierbar.

Patienten-Informationssysteme

Bei den Patienten-Informationssystemen steht keinesfalls die Wartezeitverkürzung im Mittelpunkt, sondern ausschließlich das gezielte Praxis-Marketing. Über einen vollständig werbefreien Ansatz können Sie die Leistungsangebote Ihrer Praxis bekannt machen, über den Praxis-Service und die Praxis-Philosophie informieren. Eine gute, frei wählbare Durchmischung aus Information und Entspannung durch Videoaufnahmen aus der Natur gibt Ihnen bei einigen Anbietern die Möglichkeit, das Programm Ihrer Zielgruppe und dem Einsatzzweck bzw. Einsatzort anzupassen und bezieht auch ärztliche Kooperationsformen in den Marketingansatz ein.

Bei diesen Systemen geht es nicht primär um „Berieselung" der wartenden Patienten, sondern um die Abbildung der Identität der Arztpraxis (siehe Corporate Identity). Ein System, das diesen Ansprüchen genügen will, darf natürlich keine „Insellösung" sein, sondern muss nahtlos an andere Medien und Kommunikationsmittel der Arztpraxis anknüpfen.

Die beiden Systemwelten schließen sich übrigens keinesfalls gegenseitig aus. Wenn Sie für Wartezeitverkürzung sorgen wollen, können Sie selbstverständlich auf ein TV-System zurückgreifen und trotzdem über ein paralleles Patienten-Informationssystem Ihre Praxisleistungen bewerben. Für unsere Überlegungen im Zusammenhang mit Praxismarketing sind für mich allerdings nur letztere Systeme, die Patienten-Informationssysteme, wirklich interessant.

Videos und Animationen – Richtig eingesetzt

Na dann mal los: Computer oder Fernseher gekauft, aufgestellt und schon bewerbe ich meine Leistungen und informiere meine Patienten. Vielleicht doch eher nicht. Ein paar Dinge sollten vorher noch geklärt werden. Wo wollen Sie denn überhaupt informieren? Nicht jeder Platz in der Praxis eignet sich in gleicher Weise für die Präsentation Ihrer Information.

Videos an der Empfangstheke: Der Empfangsbereich ist ein besonders wichtiger Kommunikationsknotenpunkt. Da am Empfang ohnehin immer eine Kommunikation zwischen Team und Patienten-Kunden zustande kommt, ist ein IGeL-Angebot hier häufig sehr angenehm zu vermitteln. Videosequenzen können einen eleganten Anknüpfungspunkt bieten.

Sehr wichtig: In der Kürze liegt die Würze! Die Sequenzen sollten plakativ sein und eine emotionale Ansprache des Patienten-Kunden erreichen, denn Sie wollen den Patienten-Kunden ja nicht aufklären, sondern hier zunächst nur Interesse wecken.

Videos im Wartezimmer: Im Wartezimmer kann schon einmal etwas mehr „Sendezeit" investiert werden, aber werden Sie auch hier nicht zu fachlich. Sie können und müssen das Informationsbedürfnis später immer noch mit anderen Medien und im direkten Gespräch auffangen.

Häufigster Fehler: Überfrachten Sie den Zuschauer nicht mit einem Dauer-Informationsprogramm. Sorgen Sie für regelmäßige entspannende Unterbrechungen. Der durchschnittlich aufnahmefähige Patient wird sich ohnehin nur eine begrenzte Informationsquantität dauerhaft merken und nur dort nachfragen, wo er sich emotional angesprochen fühlt.

Versuchen Sie also keinesfalls alle Informationen „in Reihe" hintereinander dem Patienten-Kunden zu präsentieren, sondern gewichten Sie Ihr Programm z.B. nach Zielgruppen („Teenie"-Sprechstunde beim Gynäkologen), nach Tageszeiten (Angebote für leitende Berufstätige nur früh morgens und spät am Nachmittag) oder auch saisonal (Reisemedizin, Impfungen). Durch diese inhaltliche Fokussierung erreichen Sie eine verbesserte Effektivität Ihrer Werbemaßnahme.

Videos im Behandlungsbereich: Großer Vorteil: Fast immer stehen hier schon Computer, die für die Wiedergabe genutzt werden können. Wie ein Bildschirmschoner können hier dann Sequenzen laufen, während der Patient z.B. schon im Behandlungsraum sitzt, bevor der Arzt kommt. Informieren Sie den Patienten über Ihre Diagnose- und Therapieangebote. Gerade hier werden solche Informationen vom Patienten-Kunden als wertvoll und angenehm empfunden. Sie als Arzt sind nun der direkt verfügbare Ansprechpartner. Der Patient fühlt sich ernst genommen und gut versorgt.

Durch eine Gruppierung der Informationssequenzen können Sie schnell und elegant eine Zielgruppenfokussierung vornehmen. Ihr Personal ruft dann für den einzelnen Patienten eine bestimmte Zusammenstellung auf. Jedem Patienten werden so die Informationen präsentiert, die für ihn besonders interessant sind, z.B. dem Arthrose-Patienten Informationen zur ortholmolekularen Medizin, während der Übergewichtige über Ihre Reduktionskuren oder Gruppentherapien informiert wird.

Die interaktive Nutzung solcher Medien, z.B. zur Therapieerläuterung, ist nicht nur medizinisch wertvoll, sondern wird auch vom Patienten als besondere Versorgungs- und Zuwendungsqualität wertgeschätzt. Im direkten Gespräch mit dem Patienten lassen sich alle Aspekte Ihres Angebotes angenehm und für den Patienten-Kunden verständlich diskutieren. Die zusätzliche Nutzung von korrespondierenden Flyern oder Broschüren unterstützt das Verständnis. Auch die Informationen auf Ihrer Homepage sind im Meinungsbildungsprozess vom Patienten-Kunden sehr geschätzt und von hohem Nutzen, da gerade hier viele Informationen transportiert werden können, mit denen Flyer oder Videosequenzen überfrachtet wären.

Interaktive Informationsterminals: Diese lassen sich nur sinnvoll einsetzen, wenn der verfügbare Raum dies erlaubt. Denn immer wenn der Patient aktiv werden soll, ist eine gewisse Privatsphäre nötig. Direkt zugängliche Infoterminals also immer in einen separaten ruhigen Bereich aufstellen, wo diese dann als besonderer Service empfunden werden, der sich auch rumspricht.

Der Verkaufsprozess Teil 2: Bewegte Bildern ziehen die Aufmerksamkeit des Betrachters auf sich. Und das in einem Maße, wie es bei keinem anderen Medium der Fall ist.

Richtig gestaltete „Sendeprogramme" sind beim Patienten-Kunden gern gesehen und geben Ihnen die Möglichkeit, elegant auf Ihr Praxisangebot aufmerksam zu machen. Sie können außerdem ideal über organisatorische Details des Praxisablaufes informieren und so für einen insgesamt besseren Praxisbetrieb sorgen.

Das von vielen Ärzten als unangenehm und unethisch empfundene „Ansprechen" der Patienten-Kunden auf die Selbstzahlerangebote der Praxis kann durch die Nachfrageaktivierung des Patienten-Informationssystems auf ein Minimum reduziert werden. Damit ist ein wesentlicher Schritt im Verkaufsprozess geschafft: Aufmerksamkeit wurde erreicht, Nachfrage aktiviert.

Das Patienten-Informationssystem entbindet Sie zwar nicht von der Notwendigkeit, z.B. eine Therapie dem Patienten-Kunden fachlich zu vermitteln, es hilft jedoch Zeit zu sparen, da der Patienten-Kunde ein Ihnen bekanntes Maß an Vorinformation hat.

Wie erkenne ich ein gutes Patienten-Informationssystem?

Möchten Sie immer die gleichen Informationen bieten? Haben Sie genügend Platz für den Monitor, Fernseher oder das Standsystem? Fügt sich ein modernes Medium in die restliche Raumgestaltung ein oder wirkt das Patienten-Informationssystem deplatziert oder aggressiv? Können Sie die angebotenen Informationen in guter Qualität auf vorhandenen Geräten präsentieren oder ist eine Neuinvestition nötig?

Wer die Wahl hat, hat die Qual. Das gilt auch für Patienten-Informationssysteme. Nicht alles, was auf dem Markt angeboten wird, hilft Ihnen auch wirklich, die betriebswirtschaftliche Stabilität Ihrer Praxis zu sichern. Aber für (fast) jede Qual gibt es einen Ausweg, wie beispielsweise diesen kleinen Leitfaden als Entscheidungshilfe.

Besonders wichtig: Sind die Informationen „gut verdaulich" aufbereitet?

Sie sollten in jedem Fall textlastige und zu „trockene" Informationen vermeiden. Die Filmsequenzen sollten mit möglichst wenigen Worten und ansprechenden Bildern ein Interesse an einer IGeL-Leistung wecken, so dass ein eigenmotivierter Kontakt vom Patienten zu Ihnen oder dem Praxispersonal zustande kommt. „Bleiwüsten" in Filmen sind echte „Weggucker" – stattdessen sollten Sie die reinen Fachinformationen besser in korrespondierenden Flyern präsentieren.

Der Patienten-Kunde muss sich durch die Bilder und den Text der Animationen emotional angesprochen fühlen.

Der Patienten-Kunde muss das Gefühl haben, sich für die richtige Leistung entschieden zu haben, z.B. weil er seine persönliche Bedürfnislage in der Animation wieder erkannt hat und Sie ihn anschließend als Arzt und medizinischer Experte gut beraten haben.

Können Sie selbst wählen, welche Leistungen präsentiert und wie oft diese wiederholt werden?

Häufiges Wiederholen der gleichen Sequenzen wird schnell als störend empfunden und überfrachtet den Betrachter. Eine Überfrachtung führt häufig dazu, dass keine Nachfrage zustandekommt. Achten Sie deshalb darauf, dass informative Sequenzen in einer angenehmen Balance mit beruhigenden Pausenbildern oder Entspannungssequenzen zum Einsatz kommen.

Auf keinen Fall sollten Sie ausschließlich und durchgehend „IGeL-Werbung" laufen lassen. Achten Sie unbedingt darauf, dass Sie die Möglichkeit haben, den tatsächlichen Inhalt dem Zweck anzupassen: Im Frühjahr möchten Sie vielleicht andere Angebote bewerben als im Herbst. Schlecht, wenn Sie dann nicht schnell, bequem und kostenneutral in das Programm eingreifen können.

Bietet das System Sequenzen zu allen Anwendungsbereichen in Ihrer Praxis?

Ein gutes Patienten-Informationssystem bietet Ihnen die Möglichkeit, sich vollständig in allen Anwendungsbereichen abzubilden. Natürlich benötigen Sie zur Patienteninformation im Behandlungsraum andere Sequenzen als im Wartezimmer. Während Sie im Wartezimmer oder auch an der Empfangstheke in erster Linie eine emotionale Ansprache des Patienten-Kunden erreichen müssen, geht es im Behandlungsraum um die verständliche Nutzen-Vermittlung anhand von Medien und ein gutes Verständnis der Behandlung durch den Patienten, um den Therapieerfolg zu optimieren.

Eine weitere wichtige Frage ist, ob Filmmaterial für verschiedene Umgebungen zur Verfügung steht – können Sie z.B. nach erstem erfolgreichem Einsatz des Mediums auf Ihrem bisherigen PC auf eine modernere Anlage z.B. mit großem Flachbildschirm umsteigen, ohne alle Materialien nochmals kaufen zu müssen?

Wie individuell und flexibel ist das Patienten-Infomationssystem?

Das System sollte Sie in die Lage versetzen, auch praxisspezifische Informationen, wie Urlaubszeiten oder besondere Serviceangebote, kinderleicht zu erstellen und Ihre Präsentation einbauen zu können. So stellen Sie idealer Weise sicher, dass Ihre Informationen und damit auch Ihre Patienten immer auf dem neuesten Stand sind. Achten Sie darauf, dass auch wirklich alle Leistungen Ihrer Praxis beworben werden können. Dies gilt auch für die Erweiterung Ihres Leistungsspektrums durch neue Verfahren.

Können Sie eigene Medien in das System einbringen?

Jeder Arzt hat sein persönliches Steckenpferd und häufig auch eine ganz persönliche Sicht zu bestimmten Diagnose- und Therapieformen. Diese Persönlichkeit muss selbstverständlich auch in der Patienteninformation zum Tragen kommen. Achten Sie deshalb darauf, dass das System Sie als Arzt auch mit eigenen Medien – von der Grafik bis zum Bild oder Video – richtig in Szene setzt.

Sind die Schnittstellen zu anderen Medien abgedeckt?

Eine durchgängige Mediengestaltung und eine durchgängige Medien-Kommunikation sind Grundelemente des systematischen Praxis-Marketings. Jedes Medium hat ein spezifisches Anwendungsfeld und entfaltet im Verkaufsprozess erst im Zusammenspiel mit anderen Medien seinen optimalen Nutzen. Eine „Insellösung" hilft Ihnen deshalb nicht weiter.

Achten Sie also darauf, dass die Videos von weiterführenden Medien mit konsistenter Aussage und Gestaltung flankiert werden. Das gilt für die Print-Medien, wie IGeL-Flyer, Praxis-Leitfaden oder Praxis-Zeitung ebenso wie für die Praxis-Homepage.

3.4.1.3 Printmedien

Der Verkaufsprozess Teil 3: Von einem guten Patienten-Informationssystem sollten Sie zwei Effekte erwarten können – Ihr Leistungsangebot wird verstärkt nachgefragt und der Patienten-Kunde ist bis zu einem bestimmten Grad vorinformiert. Auch andere Medien bzw. Marketingmaßnahmen können den gleichen Effekt haben. Denken Sie z.B. an die Mund-zu-Mund-Propaganda, ein nicht zu unterschätzender Faktor Ihres Erfolgs.

Mehr Nachfrage und Information heißt nicht zwangsläufig auch mehr Umsatz. Der Verkaufsprozess tritt erst jetzt in die spannende Phase ein. Die Nachfrage muss aufgefangen und kanalisiert werden. Konservieren Sie das Interesse des Patienten-Kunden und nehmen Sie eine persönliche Beziehung zum Patienten-Kunden auf. Das kann auf vielfältige Art geschehen. In unserem Medienkonzert bieten uns die Print-Medien, speziell Flyer und Broschüren, eine sehr wertvolle Unterstützung.

Fragen an Ärzte nach dem Sinn und dem Effekt von Flyern bringen meist die Antwort: „Die Flyer stehen eigentlich nur im Wartezimmer rum – manchmal werden welche mitgenommen, aber einen Effekt kann ich nicht feststellen."

Kein Wunder. Denn so eingesetzt können Flyer keinen optimalen Nutzen bringen.

Jedes Medium hat einen optimalen Einsatzbereich, kann in bestimmten Situationen einen ganz bestimmten Zweck erfüllen. Videosequenzen können die Erstansprache des Patienten sehr effektiv gewährleisten, um Nachfrage zu erzeugen; Print-Medien haben andere Stärken:

Flyer zu Diagnose und Therapie: Passive Medien wie Flyer oder Broschüren eignen sich nur bedingt zur Erstansprache. Dafür sind sie ideal zur Vermittlung größerer Informationsmengen geeignet. Ist also das Interesse an einer Leistung geweckt, so sind Flyer oder auch kleine Broschüren ideale Erläuterungsgrundlagen im Gespräch mit dem Patienten-Kunden und können dem Patienten zur Orientierung und Meinungsbildung mitgegeben werden.

Poster: Poster sind zwar unter Umständen sowohl dekorativ als auch informativ, werden aber als Informationsmedium und Erstsprachemedium kaum gezielt genutzt, bzw. haben häufig nur einen geringen Effekt.

Praxis-Leitfaden: Grundsätzlich ist ein Leitfaden eine gute Sache – wenn Sie auch etwas zu präsentieren haben. Über den Praxis-Leitfaden können Sie sehr schön das Image der Praxis transportieren. Dokumentieren Sie z.B. dem Patienten gegenüber den Praxis-Service und machen Sie Ihre Philosophie bekannt. Weniger sinnvoll auf dem Praxis-Leitfaden sind enzyklopädische Listungen von Diagnose- und Therapieangeboten, die der Patienten-Kunde dann nicht versteht und die natürlich auch keinerlei Identifikationsmöglichkeit bieten.

Praxis-Zeitung: Praxis-Zeitungen scheinen bisher den besonders aktiven und modernen Praxen vorbehalten zu sein. Vor dem Hintergrund eines erheblichen Erstellungsaufwand ist dies auch nicht weiter erstaunlich. Dabei sind die Selbstdarstellungsmöglichkeiten ähnlich gut wie z.B. bei einer Homepage, mit dem zusätzlichen Vorteil, dass Sie die Zeitung in Ihrem Wartezimmer auslegen können. In Ihrer Praxis-Zeitung können Sie sich auch zu ungewöhnlichen Themen oder Ihrer persönlichen Sichtweise zu medizinischen Themen mitteilen. Mittlerweile sind Sie auch nicht mehr darauf angewiesen, Ihre eigene Redaktion zu sein: Professionelle Anbieter bieten Ihnen die Möglichkeit, tagesaktuelle Verlagsinhalte mit Ihren eigenen Beiträgen zu mischen – der eigentliche Zeitungscharakter wird dadurch noch mal deutlich unterstrichen. Trotzdem erscheint diese Zeitung natürlich mit Ihrem Praxisnamen und Ihrem Praxiswerkzeug.

Anzeigenwerbung: Anzeigenwerbung ist niedergelassenen Ärzten seit Anfang 2002 auf Basis einer höchstrichterlichen Entscheidung auch ohne besonderen Grund erlaubt. Auch die Verwendung von auffälligen Bildmotiven und natürlich die Verwendung des Praxis-Logos stellen kein Problem mehr dar – eine Zeitungswerbung braucht also durchaus nicht auszusehen wie das Praxisschild. Nutzen Sie diese Möglichkeit, um Aufmerksamkeit zu gewinnen. Achten Sie dabei auf die Auswahl des richtigen Verlagsproduktes. Häufig sind gerade kleine regionale Anzeigenblättchen die bevorzugte Sonntagmorgen-Lektüre vieler potenzieller Kunden.

Patientenausweis: Er sollte alle organisatorisch wichtigen Angaben zum Praxisablauf, z.B. Öffnungszeiten und Ansprechpartner und einige Notfalldaten des Patienten, enthalten. Erstellen Sie den Patientenausweis ausdrücklich gemeinsam mit dem Kunden und erläutern Sie den Nutzen in einem direkten Gespräch. So wird der Patientenausweis zum Ausdruck Ihrer besonderen Wertschätzung des Patienten-Kunden und damit zu einem sehr effektiven Werkzeug der Kundenbindung.

Der Verkaufsprozess Teil 4: Wie z.B. ein Flyer kaum Nutzen bringt, haben wir eingangs schon festgestellt. Doch wie setze ich denn nun den Flyer im Praxis-Marketing richtig ein, um die erzeugte Nachfrage aufzufangen? Die Antwort heißt: persönlich!

Flyer gehören in die Hand des Arztes oder einer qualifizierten Mitarbeiterin, die im persönlichen Gespräch mit dem Patienten-Kunden den Flyer zur Erläuterung nutzt.

Der Flyer steht auch vorher nicht in irgendeiner Ecke im Wartezimmer, sondern wird aus dem Schreibtisch oder dem Regal des Arztes im Behandlungsraum entnommen, wenn Sie als Arzt sich Ihrem Patienten-Kunden zuwenden.

Schon die Entnahme aus einer Schublade des persönlichen Schreibtisch seines Arztes wertet das Medium in den Augen des Patienten-Kunden erheblich auf. Die ebenfalls persönlichen Erläuterungen des Arztes anhand des Flyers und die folgende persönliche Übergabe aus der Hand des Arztes in die Hand des Patienten, lassen dann ein anscheinend belangloses Stück Papier zur einer Konserve der Wertschätzung transformieren, die eine emotionale Bindung an Ihre Praxis über die Besuchsdauer hinaus gewährleistet. Weisen Sie den Patienten-Kunden an dieser Stelle auch auf zusätzliche Informationsmöglichkeiten wie z.B. Ihre Homepage hin.

Auch hier erreichen Sie den gewünschten Effekt am Besten mit einem Flyer, der Sie authentisch mit Ihrer Corporate Identity darstellt – Ihrem eigenen Flyer mit Ihrem Logo und dem Verweis auf Ihre Homepage usw.

Ein solcher Flyer muss dann durchaus auch nicht immer ein gekaufter Hochglanzvertreter seiner Art sein. Auch selbst erstellte Medien können sehr effektiv sein und in Ihre Corporate Identity passen. Jedoch sollten Sie beachten, dass Sie es hier mit einem Patienten-Kunden zu tun haben, der die Qualität, der von Ihnen angebotenen Dienstleistung, vor Inanspruchnahme vor allem anhand subjektiver Kriterien bewertet. Je hochwertiger Ihre angebotene Dienstleistung in der Wahrnehmung des Kunden sein soll, umso hochwertiger sollte auch die Art der Bewerbung sein.

Pharma- und Medizintechnikflyer mögen zwar schön sein und vor allem billig, lassen Sie als Arzt jedoch in einer unklaren Wahrnehmung durch Ihren Patienten-Kunden, die auch zu Missverständnissen führen kann.

3.4.1.4 Homepage

Einleitung

Die eigene Homepage ist schon lange nicht mehr nur den Internet-Freaks vorbehalten. Immer mehr Ärzte entdecken die Faszination dieses Mediums und wünschen sich eine zielführende Nutzung einer Homepage für die eigene Praxis. Doch schnell wird klar: Zwischen Wunsch und Wirklichkeit liegt ein häufig langer und beschwerlicher Weg. Das technische Wissen ist dabei meist das kleinste Problem, denn das kann und sollte die Praxis sich einkaufen. Damit die Homepage jedoch ein wirklicher Erfolg für das Praxismarketing wird, muss man die Stärken und Schwächen dieses Marketingwerkzeugs verstehen.

Information

Kein anderes Medium bietet der Arztpraxis so sehr wie die Homepage die Möglichkeit, sich selbst umfassend darzustellen und dabei kostengünstig aktuell zu sein. Sie wird damit zu einem wichtigen Werkzeug und festem Bestandteil der Corporate Identity. Lassen Sie sich jedoch nicht dazu verleiten, einfach nur große Mengen beliebiger Information ins Internet zu stellen. Auch sollte die Homepage keinesfalls eine „bessere, bebilderte Visitenkarte" des Praxisinhabers sein. Vielmehr sollten Sie zunächst festlegen, welche Zielgruppe Sie mit Ihrer Praxis-Homepage erreichen wollen und welche Funktion die Homepage haben soll.

Die Homepage bietet ein breites Anwendungsfeld: Leistungsbegleitende Informationen für eine bestimmte Patienten- bzw. Kundengruppe und andere Serviceangebote können hier genauso zielgerichtet eingesetzt werden, wie Angebote in der Kundenakquise. Denken Sie z.B. an ärztliche Begleitangebote für die ortsansässige Nordic-Walking-Gruppe oder dem besonderen Manager-Check in unüblichen, aber vom Kunden gewünschten Öffnungszeiten. Der Einsatz von Bildern oder auch Animationen gestaltet Ihr Angebot lebendig und attraktiv. Die Möglichkeiten der Vernetzung mit anderen Informationsquellen unterstreicht die Wertigkeit Ihres Angebotes und hilft Ihrem Patienten-Kunden, sich eine Meinung zu bilden.

Wie sollte die Information gestaltet sein?

Ihr Informations- und Serviceangebot der Homepage muss also auf die Erwartungshaltung und die Bedürfnisse Ihrer Kundengruppe zugeschnitten sein. Hier können Sie sich an folgenden Kriterien orientieren:

Quantität

In der Kürze liegt die Würze. Für Ihre Homepage bedeutet dies: Bleiwüsten sind unbedingt zu vermeiden. Sorgen Sie für ein prägnantes Informationsangebot und lockern Sie dies unbedingt durch grafische Elemente und Bebilderung auf. Lange Texte verwässern letztlich die gewünschte Aussage. Wenn Sie dann doch mal mehr in die Tiefe gehen wollen, dann tun Sie das über weitere Links zu weiterführenden Informationen.

Corporate Identity

Ihre Corporate Identity können Sie mit keinem anderen Einzelmedium so klar vermitteln, wie mit der Homepage. Das bedeutet natürlich, dass die identitätstragenden Gestaltungselemente auch auf der Homepage eingesetzt werden müssen. Die Regeln Ihrer externen Kommunikation, die durch Ihr Personal gelebt werden, sind auf der Homepage durch die Wahl von Texten und Bildern ebenso präsent wie durch die Präsentation Ihrer Praxisphilosophie.

Vollständigkeit und Aktualität

Wenn Sie etwas zu erzählen haben, dann tun Sie es. Zeichnen Sie ein klares Bild Ihrer Praxis. Dazu gehört natürlich weit mehr, als die Adresse oder ein Steckbrief des Praxis-Inhabers. Integrieren Sie patientenverständliche (!) Informationen zu Ihren besonderen Praxisleistungen und vergessen Sie auch nicht den Lageplan oder Parkmöglichkeiten. Vermeiden Sie es unbedingt Bereiche zwar in der Navigation vorzusehen, und dann aber doch nicht mit Inhalt zu füllen. Ebenso schädlich sind angeblich aktuelle Informationen, die dann aber doch schon seit einem Jahr hinterlegt sind, oder falsche Information, wie z.B. die falschen, alten Öffnungszeiten.

Klarheit

Sorgen Sie dafür, dass der Besucher eine klare und intuitiv bedienbare Navigation vorfindet. Verschachteln Sie diese Seiten möglichst wenig, sonst verstecken Sie möglicherweise Ihre Information. Vermeiden Sie lange Seiten, die der Besucher endlos scrollen muss; die wesentliche Information sollte immer auf einen Blick erkennbar sein. Auch Animations- oder Videosequenzen können die Attraktivität Ihrer Homepage steigern. Aber bedenken Sie, dass auch Besucher mit niedriger Bandbreite die Inhalte ohne große Wartezeiten abrufen können müssen.

Technik

Die Homepage sollte sich unbedingt an technischen Standards orientieren. Die neuesten und tollsten Techniken sind dabei unbedingt zu vermeiden, da Sie sich sonst den möglichen Nutzerkreis unnötig einengen.

Finden

Von entscheidender Wichtigkeit ist auch, dass Ihre Homepage gefunden wird, und zwar von den Menschen Ihrer Zielgruppe, in aller Regel also den Menschen Ihrer Region. Das bedeutet, Sie müssen an geeigneten Stellen auf Ihr Angebot aufmerksam machen und um mit einem Missverständnis aufzuräumen: Ob Ihre Homepage bei Google auf Seite 1 auftaucht oder nicht, ist für 99,9 % der Arztpraxen völlig belanglos.

Wollen Sie Ihren Manager-Check über die Homepage bekannt machen, dann sollten Sie allerdings in den entsprechenden lokalen Internetseiten repräsentiert sein, die die Mitglieder dieser Zielgruppe nutzen. Das können z.B. die Internetseiten des Gewerbeverbandes der Region oder die Stadt-Homepage Ihres Praxissitzes sein. Machen Sie auf jeden Fall auf Ihren eigene Praxismedien auf die Homepage aufmerksam. Auch ein entsprechendes Poster oder ein Aufdruck auf der Praxiskleidung der Mitarbeiter ist hilfreich.

Der Verkaufsprozess Teil 5: Sie besitzen eine übersichtlich gestaltete und vor allem informative Homepage? Sehr gut! Sie weisen an verschiedenen Stellen, z.B. in Ihren Praxis-Medien, auf die Homepage hin? Wunderbar!

Denn im Entscheidungsverhalten des durchaus mündigen Bürgers spielt das Internet als Informationsquelle eine zunehmend wichtige Rolle. Hier ist auch die Stimme des Arztes gefordert. In der Gunst der Patienten steht die Information des eigenen Arztes an erster Stelle.

Überlassen Sie also die Bewertung Ihrer Praxisleistungen nicht etwa der Yellow Press, sondern ermöglichen Sie es dem vorinformierten Patienten-Kunden, auf Ihrer Homepage seine Meinung zu bilden. Vermeiden Sie dabei ausschließlich positive Aussagen, sondern beleuchten Sie das Pro- und Contra einer angebotenen Leistung angemessen. Das schafft Vertrauen und vermittelt dem Patienten-Kunden das Gefühl, respektiert und ernst genommen zu werden.

Die Homepage wird so auch zu einem interessanten Werkzeug in der Neukundenakquise.

3.4.1.5 Fazit

Gezieltes Praxis-Marketing ohne Medien ist kaum vorstellbar. Aber nicht alle Aufgaben lassen sich nur durch den Medieneinsatz effektiv umsetzen: Dem Praxisteam kommt in der Verzahnung der Marketingmaßnahmen eine besondere Bedeutung zu. Sorgen Sie deshalb dafür, dass alle Maßnahmen auch vom Team mitgetragen werden und alle Teammitglieder klare Vorgaben haben. Der Umgang mit Einwänden muss dabei ebenso patientenorientiert und professionell sein, wie die Kanalisierung von Nachfrage nach Ihren Leistungen.

Gezieltes und systematisches Praxismarketing hilft Ihnen nicht nur Selbstzahlerleistungen zu verkaufen, sondern stabilisiert über die zusätzlichen Einkünfte auch die Versorgungssituation im GKV-Bereich Ihrer Praxis. Eine medizinisch sinnvolle und ethische Versorgung kann nur in einer betriebswirtschaftlich stabilen Umgebung stattfinden. Selbstzahlerleistungen werden somit mehr und mehr zu einem unverzichtbaren Standbein jeder Praxis.

Ob Verkaufen in Ihrer Praxis ethisch ist oder nicht, entscheidet sich nicht über den Weg, den das Geld in Ihre Praxis nimmt, sondern darüber, ob eine angebotene Leistung medizinisch sinnvoll und vom Patienten-Kunden gewünscht ist. Dies gilt für Selbstzahlerleistungen ebenso wie für Versorgungsleistungen der PKV oder GKV.

Als Praxisinhaber sind Sie deshalb aufgefordert, selbst Stellung zu beziehen und Ihre Auffassung von moderner Gesundheitsversorgung und Qualität in der Medizin in der Orientierung Ihrem Kunden und Patienten, aber auch dem überweisenden oder kooperierenden Kollegen gegenüber klar darzustellen.

Praxismarketing ist also nicht nur eine Frage des Verkaufens, sondern eine Frage der Zukunftsfähigkeit der einzelnen Arztpraxis.

4 Kooperatives IGeLn

4.1 Machtkartelle durch Ärzte – eine unternehmerische Notwendigkeit

H.-J. Schade

Die Kassenärztliche Bundesvereinigung und die Landesärztekammern – vertreten durch die Bundesärztekammer/Deutscher Ärztetag – haben erkannt, dass mit dem bisherigen Berufsrecht die Ärzte mit ihrer Beschränkung nur auf einen Standort keine Chancen haben, sich gegen die Machtfülle der GKV- und PKV-Kassen zu wehren.

Hinzu kommt, dass durch die Rechtsfigur des sozialrechtlichen Medizinischen Versorgungszentrums (MVZ) Krankenhäuser, Apotheker und andere Gesundheitsberufe als Gesellschafter juristischer Personen in die ambulante Versorgung eindringen. Um diesem Druck etwas Innerärztliches entgegen zu setzen, hat man sich nun entschlossen, den Ärzten selbst erweitere Kooperationsmöglichkeiten zu geben. Sie gestatten nunmehr, dass Ärzte an mehreren Praxisstandorten tätig sein können und dass sie darüber hinaus regional und überregional mehrere Standorte umfassende Dachgesellschaften gründen können. Neben der Lösung, umfassende Kassenmedizin und Privatmedizin in die Dachgesellschaft einzubringen, gibt es nun auch die Möglichkeit von Teilgemeinschaften für das Angebot ausgewählter, indikationsbezogener Diagnose- und Therapieverfahren. Ferner gibt es die Möglichkeit, gemeinsam kollegial einen privatärztlichen Praxisverbund zu gründen, der beispielsweise den Zweck hat, bestimmte Patientenstrukturen zu verbessern und Prävention qualifiziert anzubieten.

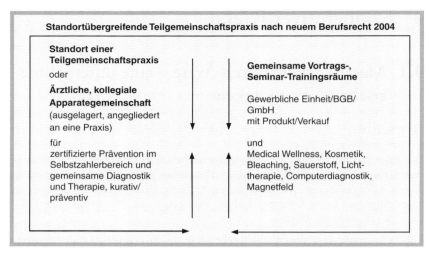

Abb. 25: Darstellung einer standortübergreifenden Teilgemeinschaftspraxis

4.1.1 Gemeinsame Dachgesellschaft/KV-Abrechnung pro Praxisstandort getrennt

Die neuen Vorschriften gestatten es, dass Ärzte – trotz ihrer an einem Ort festgeschriebenen Vertragsarzttätigkeit – jetzt wesentlich flexibler zusammenwirken können, um Kosten zu sparen, Mitarbeiter zur Entlastung einzusetzen, Investitionen gemeinsam zu tätigen oder schon vorhandene Geräte besser zu nutzen. Was an Marketing bisher nur größeren Praxen möglich war, ist jetzt durch das gemeinsame Zusammenwirken nach außen und innen bei gleichzeitiger Wahrung des alten Standortes möglich.

4.1.1.1 Maximale Selbstständigkeit im Rahmen einer übergeordneten „Holding"

Ein etablierter Freiberufler hat zunächst immer Angst, dass eine Gemeinschaft ihn einengt. Dies sind Befürchtungen über Gewinnverluste, Fremdbestimmung, Offenlegung von Abläufen, verdeckten Einnahmen oder Störung liebgewonnener Gewohnheiten.

Wollen sich nun Hausärzte einer Stadt- oder Landregion fachgleich zusammenschließen, so ergeben sich viele Vorteile, selbst wenn die alten Standorte erhalten bleiben und es nicht zu einer Standortfusion kommt.

Die Dachgesellschaft bei gleichzeitiger Beibehaltung von Standorten hat den Vorteil eines langsamen „sich daran Gewöhnens", ob es die jeweils richtige Entscheidung war.

Kommt es am Anfang nicht zu Standortverlegungen und Kapitalverflechtungen, kann jeder Beteiligte im Rahmen einer Probezeit von zwei bis drei Jahren wieder sehr schnell ohne Konflikte ausscheiden. Dennoch hat man den Vorteil, dass man gegenüber den Krankenkassen 2007 gemeinsam auftreten, Diagnostik und Operationsangebote zusammen mit den fachgleichen zuweisenden Kollegen innerhalb einer Hand anbieten und gemeinsames Marketing im Bereich IGeL-Leistungen darstellen kann.

4.1.1.2   Kleiner aber effektiver!

Selbst wenn es verlockend ist, immer mehr Ärzte gleicher Fachrichtung in einer Region unter ein Dach zu bringen, so kann es dennoch vorteilhafter sein, mit zwei oder drei Gruppen zu arbeiten, weil dies mehr Flexibilität, Übersichtlichkeit und Kommunikationsfähigkeit bringt. Dennoch können sich in wesentlichen Dingen die Gruppierungen leicht abstimmen.

4.1.2 Gemeinsame Zentren für Prävention und ganzheitliche Medizin

Viele Marktnischen des Gesundheitswesens konnten nicht genutzt werden, weil die erforderliche Spezialisierung wegen Zeit- und Investitionsdefiziten fehlte. Jetzt können, weil Ärzte auch an mehreren Standorten arbeiten können, Spezialstandorte im privatmedizinischen Bereich für Prävention und IGeL-Leistungen aufgebaut werden. In zentraler Lage, in einer schon bestehenden Praxis oder in einem Krankenhaus, können jetzt Spezialzentren für gemeinsame Berufsausübung in Teilbereichen geschaffen werden. Jeder Arzt hat das Recht, mehreren Berufsausübungsgemeinschaften anzugehören. Daraus ergibt sich eine optimale Mischung – gedanklich, als auch aus psychologischen Gründen.

4.1.2.1   Unterschiedliche Qualifikationen in einer Hand

Ob nun eine Teilgemeinschaftspraxis Chronischer Schmerz geschaffen wird, ein Interdisziplinäres Rückenzentrum, ein interdisziplinäres Tinnitus-Zentrum oder ein interdisziplinäres Anti-Aging-Zentrum: Überall kann nun für das Zusammenwirken unterschiedlicher Qualifikationen dem Patienten die Gesamtleistung von der Berufsausübungsgemeinschaft in Rechnung gestellt werden.

4.1.2.2 Neue Leistungen leichter anbieten

Auf diese Weise können fachgleiche oder auch interdisziplinäre Leistungen mit hohem Anspruch viel leichter im IGeL-Bereich angeboten werden. Keiner muss nun die Angst haben, dass er bestimmte Teilleistungen nicht in seiner eigenen Person erfüllt. Im Gegenteil, oft kann man über die Kompetenz anderer wesentlich leichter reden, als der Betroffene über seine eigene Spezialisierung selber. Mit dem Zugriff auf Spezialisten aus der gemeinsamen Gesellschaft fällt es jedem Arzt an seinem Standort wesentlich leichter, anspruchsvolle Leistungen dem Patienten vorzustellen und zu empfehlen. Sowohl der Teil der Ansprache, wie auch der komplexe Erbringungstatbestand kann nun in einer Hand angeboten werden. Je mehr man zusammenwächst, können auch gemeinsame EDV- und Servicestrukturen entwickelt werden. Gleiches gilt für Maßnahmen zur Qualitätssicherung im Prozess- und Ergebnisbereich.

4.1.3 Teilgemeinschaftspraxen/Berufsausübungsgemein-schaften

Statt einer übergeordneten Dachgesellschaft, die die gesamte Kassen- und Privatmedizin umfasst, gestattet das Berufsrecht neu auch Gemeinschaften, die zum Ziele haben, eine bestimmte privatmedizinische Leistung zu erbringen. Denkbar wäre hier ein medizinisches Konzept zur Früherkennung von Krankheiten, Behandlungen mit ganzheitlichen Methoden, etc. Damit ergeben sich klare Verhältnisse. Die Haupttätigkeit ist weiter mit Kassen- und Privatleistungen völlig selbstständig. Dennoch geht man kollegial vor und kann neue Märkte gemeinsam aufbauen.

4.1.4 Praxisverbünde – Zusammenschlüsse mit eigenen Namen

Gerade im Bereich der Privatmedizin, also im Bereich von Präventions- wie IGeL-Leistungen und Leistungen für Naturheilkunde kann es sinnvoll sein, sich zunächst nur darauf zu konzentrieren ein gemeinsames Marketing zu machen und sich so wechselseitig zu unterstützen. Schließen sich hier 12 Praxen interdisziplinär zusammen und betonen, dass ihre gemeinsame Stärke für den Patienten die Prävention ist, können diese Praxen unter einem gemeinsamen Namen auf Praxisschild und Briefkopf auftreten. Sie können einen gemeinsamen Internet-Auftritt haben, sie können gemeinsame Broschüren und Praxiszeitungen entwickeln, sie können wechselseitig die Leistungen im Wartezimmer darstellen und gemeinsame Gesundheitstage organisieren. Fachgleich ist das dann möglich, wenn man die Möglichkeiten nutzt, sich noch stärker individuell medizinisch innerhalb eines Fachgebietes auf bestimmte

170

Indikationen zu konzentrieren. Darüber hinaus ist es möglich im Privat- und im Selbstzahlerbereich besondere Patientenzielgruppen anzusprechen, die nicht die anderen Kollegen genauso im Auge haben. Damit kann es zu einer wechselseitigen Verstärkung von Leistungen durch Differenzierung kommen. Man ist einfach untereinander nicht mehr neidisch.

4.1.5 Fazit

Mit den neuen, mehrere Praxissitze umfassenden Kooperationsmodellen können Ärzte leichter zueinander finden als mit den Fusionen und Umzügen an einen neuen Standort. Am Anfang ist es oft nicht klar, wie verlässlich und emotional angenehm die neuen Partner einer Standortfusion oder eines Ärztehauses sind. So kann man schon in der Übergangszeit durch die Dachgesellschaft Offenheit, dauerhafte Kommunikation, Marketing oder übergeordnete Steuerberatung üben. Statt einer umfassenden Dachgesellschaft kann man durch Teilgemeinschaftskooperationen oder Praxisverbünde auch lernen, aufeinander zuzugehen und gemeinsame Konzepte zu entwickeln. Gerade diese Flexibilität und Pluralität des neuen Berufsrechts gibt regional die Gewähr besondere und dauerhafte Konzepte zu entwickeln.

Jeder wirbt für jeden

Die Praxisform gestattet es, dass ein Arzt oder Zahnarzt ein besonders spezialisiertes Profil und Leistungsangebot in eine Standort übergreifende ärztliche Gemeinschaft von Gesundheitsberufen einbringt und damit zu einer verkaufbaren Leistung aller Beteiligten der Gemeinschaft macht.

In überschaubaren Segmenten starten!

Damit ist jeder, der gegenüber seinen Patienten diese Spezialleistung darstellt und sich für den Kooperationspartner einsetzt, an der Leistung mitbeteiligt. Akquisitionsanteile für die Beteiligung sind zu vereinbaren.

Umfassendes IGeL-Screening lohnt sich jetzt

Viele gesundheitliche Defizite von Patienten, die bisher nicht beachtet wurden, werden auf diese Weise zu interessanten Ansatzpunkten ärztlicher Konsultation von Netzwerkpartnern.

Gerade in der Kombination Haus-/Facharzt und Zahnarzt ergeben sich viele privatmedizinische Leistungsergänzungen in den Segmenten

- tradierter Privatmedizin und
- selbst zu zahlender Privatmedizin (kurativ, innovativ, naturheilkundlich und präventiv).

Damit kann jeder Kollege fachfremde Defizite des Patienten mit diagnostizieren und an seinen Verbundspezialisten verweisen. Jeder hat die Möglichkeit, auf die Spezialleistungen von kompetenten Partnern zurückzugreifen.

Beispiele:

Hausärzte vereinbaren Operationspartnerschaften für den Bereich der Privatmedizin in den Segmenten

- Venenchirurgie,
- Leistenchirurgie,
- Proktologie,
- Augenmedizin (Katarakt/Lasik),

in der Orthopädie/Chirurgie für den Bereich

- Wirbelsäulen-Chirurgie,
- Hüfte-, Knie-, Fuß-, Handchirurgie,

und im Ästhetikbereich

- für alle Aspekte plastisch ästhetischer Chirurgie.

Gleiches gilt für die Segmente Naturheilverfahren und Prävention, wie z.B. Rückentraining.

Der Kassenbereich bleibt zunächst unangetastet

Mit der Teilgemeinschaftspraxis ist es möglich die bisherigen Schwerpunkte der Kassen- und Privatpraxis in der alten, persönlichen und kassenärztlichen Abrechnung zu lassen, ohne dass sie in eine umfassende innerärztliche Gesellschaft eingebracht werden, wo jeder in alle Abrechnungsstrukturen der anderen Partner des Verbundes Einblick hat. Allein wegen der Haftungsfrage hat jeder das Recht, sich über die jeweilige Situation eines anderen Partners zu informieren. Bei der bisherigen Philosophie der Einzelpraxis entstand diese, jetzt begrenzende Geisteshaltung.

Juristische Aspekte

Die Teilgemeinschaftspraxis ist eine BGB-Gesellschaft, die es gestattet, Standort übergreifend mit eigenem Namen und Liquidationsrecht gegenüber Patienten in ausgewählten Indikationsbereichen aufzutreten.

Konkret heißt das, die bisherige, tradierte Praxis und Buchhaltungsstruktur bleibt unangetastet. In einem bestimmten Tätigkeitsschwerpunkt schließen sich aber fachgleiche oder interdisziplinäre Praxen mehrerer Standorte zusammen, um Leistungen anzubieten, die in der einzelnen Praxis nicht so kompetent (von der Investition oder vom Service und Ambiente her) anbietbar waren. Vielfach hatten auch die Ärzte bisher keine Zeit oder nicht den Willen, sich zu spezialisieren oder in Sonderbereiche vorzudringen.

Die bisherigen Engpässe waren:

1. Man hatte zwar eine besondere Wissenskompetenz. Es fehlte aber
   - die Fähigkeit etwas selbst zu verkaufen
   - ausreichend große Nachfrage für den optimalen Einsatz von Geräten, Personal und Räumen.
2. Angst, Patienten zu verlieren.

Hier scheiterten die schon in der Vergangenheit vielfach möglichen Kooperationsmodelle an der Angst, bisher verlässliche und ertragsstarke Patienten an möglicherweise attraktiver eingeschätzte Praxisinhaber oder Praxiskonzepte zu verlieren. Man hatte Angst aus folgenden Motiven:

- der Kollege könnte medizinisch besser,
- pünktlicher oder freundlicher sein,
- der Patient bekommt einen Vergleich, bleibt weg bzw. man hat ökonomisch nichts von der Empfehlung.

Da aber Geld in der modernen Gesellschaft der größte Antreiber ist, entsteht jetzt ein völlig neuer Motivationsmix.

4.1.6 Teilgemeinschaft – ein Transparenzmodell

Die Teilgemeinschaft wird auf jedem Praxisschild, Briefkopf, Broschüre, Flyer etc. angekündigt. Beispiel:

Operationsgemeinschaft Musterstadt
Dr. Müller & Partner
Ärztliche Präventionsgemeinschaft
Dr. Silvaner & Partner
Ärztlich/Zahnärztliche Gesellschaft für Ästhetik, Implantologie und Prophylaxe, Hamburg.

Damit weiß jeder Patient, dass die ihn informierende Praxis an der dargestellten Leistung mit beteiligt ist. Im Zweifel unterschreibt der Patient schon in der Akquisitions-Partner-Praxis die entsprechende Aufklärungs- und ggf. Einverständniserklärung mit Kostenvoranschlägen.

Partner des Patienten ist die überörtliche Gemeinschaftspraxis, die neben der Anlaufpraxis zum Haupterbringer der höchstpersönlichen Spezialleistung nach dem neuem Berufsrecht wird.

Praxis mit Anlauf-Informations-Funktion

Denkbar ist auch, dass der Patient zunächst nur umfassend informiert wird und der Kompetenzpartner der Ärztegesellschaft dann im zweiten Schritt ver-

tiefend berät und den Patienten für die standortübergreifende Teilverbundge-
sellschaft wirbt.

4.1.6.1 Erbringungsort – wo am besten?

Denkbarer Erbringungsort für den zweiten Termin ist:

1. gemeinsam mit dem Spezialisten in der Akquisitionspraxis. Jeder Arzt darf
   nun auch in der anderen Partnerpraxis konsiliarisch und selbst leistungs-
   erbringend mitarbeiten,
2. die Spezialpraxis,
3. ein Kompetenzzentrum, das als gemeinsamer, dritter, neutraler Standort
   von allen oder von einem Partner unterhalten wird. Die Kosten werden in
   der Gewinnverteilung anteilig zugerechnet.

4.1.6.2 Gesellschaftsrechtlicher Vertragskodex für Patienten, die die Pra-
xen wechseln

Der Vorteil dieser Möglichkeiten liegt darin, dass der empfehlende Arzt in der
Arztpraxis nie Angst haben muss, dass er den Patienten verliert. Man kann
vereinbaren, dass jeder Patient, der nicht zurück will, beim anderen Partner
verbleibt, der dann aber der Ursprungspraxis immer eine 40%ige Gebühr
zahlt.

Insbesondere die Lösung, dass der Spezialist die Erstberatungspraxis durchführt oder an einem neutralen Standort tätig ist, wird dieses Modell vielen
Kollegen erleichtern. Darüber hinaus kann die Anlaufstelle wesentlich leichter die Qualität der Leistungen der Spezialpraxis herausstellen.

Besser Kollegen als sich selbst loben!

Viele Ärzte können über ihre eigene Leistung nicht offen reden, weil sie per-
fektionistisch sind und nur ihre Defizite sehen. Die Leistung eines Kollegen
können sie besser herausstellen.

Auch vielen Hausärzten mit altruistischer Einstellung wird es leichter fallen,
an einen fachärztlichen Kompetenzpartner zu verweisen, anstatt Geld im eigenen Namen für sich zu fordern.

Somit hat jetzt die potentielle Erstberatungspraxis die Möglichkeit, sich die
besten regionalen Kompetenzpartner auszusuchen. Praktisch kann jeder mit
jedem sprechen. Jeder Kontakt kann die Leistung in der Partnerpraxis damit
in Kundenbindung und Verbesserung der Einnahmestruktur umwandeln.

Die Erstberatungspraxis sucht sich Wunschleistungsgebiete und Partner aus.

Spezial- und Kompetenzpraxen suchen Partnerpraxen mit gutem Erstge-
sprächspotenzial.

4.1.6.3 Was ist bei Teilgemeinschaftspraxen untereinander zu besprechen?

1. Wer ist anzusprechen?

Die Erfahrung zeigt, dass es sinnvoll ist, nach medizinischen Schwerpunkten zu gliedern, beispielsweise Teilgemeinschaft für Naturheilverfahren, für Prävention, für Operationen, für bestimmte Innovationen. In der Regel kann eine größere Gruppe von Ärzten sich mit bestimmten Methoden, beispielsweise im Bereich Naturheilverfahren, nicht identifizieren. Das macht die Gruppenbildung schwer.

Weiterer zentraler Gesichtspunkt ist die Frage der Zusammenarbeit vor Ort oder weiter entfernt. Die emotionale Erfahrung zeigt, dass eine Zusammenarbeit besser funktioniert, je weiter die Kollegen voneinander entfernt sind. Fachärzte sollten daher am besten mit Hausärzten zusammenarbeiten, die mindestens 5 bis 10 km entfernt sind.

Kollegialität und Toleranz wächst im Quadrat der Entfernung!

2. Gewinnverteilung

Wie soll der Anteil des Kollegen, der das Erstgespräch initiiert hat, bewertet werden?

Es geht um den Tatbestand des Aufklärungsgespräches, der Empfehlung, der Kostenanalyse, die durch die Inanspruchnahme der Teilgemeinschaft durch den Patienten entstehen. Erfahrungswerte liegen hier zwischen 10 und 30 %.

3. Geschäftsführung

Bei dem die Initiative ergreifenden Partner sollte auch die Geschäftsführung liegen.

Die Steuerberatung für die Teilgemeinschaft sollte ggf. zwischen den Steuerberatern der einzelnen Beteiligten im Rhythmus wechseln.

4. Weitere Kollegen

Eine Liste von möglichen weiteren Kollegen muss erstellt und hierfür schon das vorherige Einverständnis eingeholt werden.

5. Verbundnetz – groß und übersichtlich

Es gibt für die Frage eines großen, allumfassenden oder eines kleinen Verbundnetzes wahrscheinlich zwei Betrachtungsweisen.

Die erste Betrachtungsweise möchte ein großes Kollektiv der Ärzte ohne regionalen Wettbewerb zwischen Arztpraxen. Für die Ärzte hat das den emotionalen Vorteil, keine Kollegen auszuschließen. Gerade große Operations- und

Diagnostikpraxen auf dem Lande wollen keine Differenzierung machen, die andere Kollegen zum Boykott veranlassen könnte.

Auch stellt sich immer die Frage, ob durch erfolgreiche Teilgruppen der politische Interessenwillen in der Region gegenüber GKV, PKV und gesellschaftlicher Öffentlichkeit beeinflusst werden könnte. In der Regel erfüllen diese Funktionen die politischen, weit größeren Netze. Es ist kein „entweder – oder" sondern ein „sowohl – als auch".

Anders liegt die Sache, wenn der Spezialist eine Nische hat und deshalb keine Konflikte entstehen. Existiert schon eine große, konservative Orthopädiepraxis mit dem Schwerpunkt Wirbelsäule und manuelle Medizin – Osteopathie, die mit Hausärzten zusammenarbeitet, gibt es kaum Konflikte, weil ein großes Einzugsgebiet existiert.

Kooperiert eine HNO-Praxis mit breitem Spektrum mit nur wenigen Überweisungen, könnten die anderen negativ reagieren. Schränkt aber nun der HNO-Arzt das Spektrum auf private Schnarch-Operationen ein, werden es die anderen Überweiser wahrscheinlich akzeptieren.

Sich zunächst auf Spezialitäten konzentrieren

Je kleiner also das Spektrum am Anfang ist, desto weniger wird eine Verzerrung des Wettbewerbs befürchtet.

Geht man eine Kooperation ein, die die gesamte Privatmedizin gegenüber anspruchsvollem Publikum umfasst, werden wahrscheinlich viele Kollegen betroffen reagieren, weil sie das für nicht fair und gerecht gegenüber der Gruppe halten.

4.1.6.4 Emotionaler Konflikt zwischen Ärzten gleicher Fachrichtung

Bei Ärzten findet man oft emotionale Belastungen und latente Neidgefühle, wenn ein Arzt erkennt, dass der jeweilige Kollege ein vielfach besseres Einkommen und Ansehen hat. Hier verstellt die Wut über die eigene Vergangenheit die Chance für die Zukunft. Oft ist es hier sinnvoll, wenn ein externer Moderator oder Mediator die Interessen und Gefühle abklopft, anspricht, offen legt, reinigt und zu einem neuen symbiotischen Ergebnis führt.

Um überhaupt eine Bindung zu schaffen, kann es sinnvoll sein, zunächst mit weiter entfernten Kollegen eine Teilgemeinschaft nur in einem extrem kleinen Leistungsbereich einzugehen. Schließlich muss alles stimmen.

Der erste Schritt ist für eine Gruppe, die vor einer neuen Entscheidung steht, emotional immer besonders schwierig. Je kleiner der Veränderungsschritt mit der Möglichkeit ist, stufenweise zu erweitern, desto leichter wird er den Beteiligten fallen.

Je größer das Spektrum ist, desto eher kann auch etwas schief gehen. Es können Konflikte auftauchen, die dann auf die Teilgemeinschaftspartner zurückschlagen.

Start: Erfahrungen sammeln mit dem kleinsten gemeinsamen Nenner

Je umfassender die Teilgemeinschaft, desto höher die Anfangskonflikte, Erwartungen und auch Enttäuschungen. Es gilt zu beachten, dass es extrem viele Schnittstellen zu lösen gibt:

1. Wissen von Ärzten und Personal über das Leistungsspektrum
2. Ggf. Vernetzung der Kollegen mit gemeinsamer EDV-/Internet-Plattform; gemeinsames elektronisches Buchungssystem
3. Erstellung von Broschüren, Flyern, Videoclips für das Wartezimmer
4. Vortragsthemen für die einzelnen Praxen des Verbundes; Organisation von Gesundheitstagen
5. Buchhaltung, Dauerkommunikation, systematisches Projektmanagement
6. Einigung auf einen gemeinsamen Projektmanager, der in der Regel von der Spezial-Kompetenzpraxis zu stellen wäre

Am besten ist es deshalb, wenn das gesamte Management von der Praxis ausgeht, die die Funktion des Spezialisten im jeweiligen Indikations-Teil-Verbund hat. Diese sollte auch die Grundkosten für Personal, Rechts- und Steuerberatung etc. tragen, ferner die Kosten für Grafik und Entwicklung. Oft wird es so sein, dass Pharmaindustrie oder Medizintechnik hier helfend und beratend einsteigen, weil sich automatisch die Nachfrage nach deren Produkten bei solchen Konzepten erweitert.

Erster Schritt

Die Arztpraxis, die in die Richtung eines Verbundnetzes denkt, muss zunächst prüfen, welches der Leistungsbereich ist, der persönlich Freude bringt, der rentabel ist und der mit Hilfe von Akquisitionspartnern, die einem persönlich nahe stehen, ausgebaut werden sollte. Dazu gehören folgende Strukturen:

1. Zeitaufwand, um betriebswirtschaftliche Kostenstrukturen für den gesamten Vorgang zu prüfen, Zeitreserven schaffen, Prioritäten abklopfen, Delegationsmöglichkeiten ärztlich und personell schaffen
2. Kalkulation der abzugebenden Akquisitionsanteile
3. Gesprächsaufwand, Auswahl der Schulung der Partner der ersten Stufe
4. Antworten finden für die Gefährdung durch Reaktionen von potentiellen Neidpraxen
5. Mit den Leitern der übergeordneten Netze in der Region sprechen und darstellen, dass keiner ausgeschlossen ist
6. Auswahl der externen Berater für Strategie, Recht, Steuern, Grafik, Projektmanagement, Gesundheitstage, Internet, Pharma/Medizintechnik

Merke:

Die Wagemutigen können in dieser Zeit des Umbruchs verlieren, die Zaghaften aber werden verlieren!

Kollegial – Mehr Kompetenz

Diese gemeinsamen, ausgelagerten Aktivitäten haben den Vorteil, dass Räume, Einrichtungen und Personal wesentlich höher ausgelastet werden können. Darüber hinaus wird durch die besseren und sich ständig wiederholenden Schulungs- und Beratungsmöglichkeiten das Angebot wesentlich qualifizierter und besser, weil es auf einer regional kollektiven Empfehlung und Trägerschaft beruht.

4.1.6.5 Ausgelagertes Zentrum mit Doppelnutzen

1. Heilkundliche Apparategemeinschaft für Prävention
2. Gewerbliche, organisatorisch getrennte Einheit für Medical Wellness & Fitness/Öffentlichkeitsarbeit

Vorteile der Trennung zwischen ärztlicher Prävention und gewerblicher Medical Wellness & Fitness

In einer Zeit des Umbruchs gilt es, bei Investitionen vorsichtig zu sein. Jede Medizintechnik-, Diagnostik- und Therapieeinheit ist heute im ersten Schritt mietbar, ggf. später zu leasen und erst bei ganz genauer, zukünftig absehbarer Sicherheit käuflich zu erwerben.

Keine Risiken eingehen

Somit kann – mit einem Minimum an Risiko – der erste, kollegiale, regionale Schritt aufeinander zu gemacht werden.

Bisherigen Gerätepark nutzen

Oft ist es so, dass Geräte schon bei Kollegen existieren und nur nicht ausreichend genutzt werden können (Auslastungs-Problematik). Diese können an einem dritten Standort oder auch am Standort der Praxis bei einem Konzept mit Teil-Präventions-Standorten wesentlich besser genutzt werden.

Indirekte Subventionen durch operative Kollegen und Diagnose-Praxen

Denkbar ist auch, dass Operations-Diagnostik-Praxen die Geräte aus „Dankbarkeit für Überweisungen" mit Personal zur Einzelnutzung im Rahmen einer Apparategemeinschaft zur Verfügung stellen. Dann kann eine Gemeinschaft gegründet werden, die zunächst überhaupt nicht investieren muss, weil der Operateur die Infrastruktur im Rahmen seiner Praxis vorhält und die standortübergreifende Teilgemeinschaftspraxis/Apparategemeinschaft nur im Einzelfall – wenn Frequenz entsteht – preisgünstigst vergüten muss.

Synergien nutzen

Gleiche Konzepte der Zurverfügungstellung von solchen Infrastrukturen kann man sich zwischen Ärzten in Zusammenarbeit mit Apothekern und Sanitätshäusern vorstellen.

So regional-kollegial, so selbstständig und risikoarm wie möglich

Ärztehäuser existieren seit über 20 Jahren. Sie sind in der Regel nur ein gemeinsamer Immobilienstandort zu Gunsten eines Apothekers. Die Ärzte leben aneinander vorbei mit unterschiedlicher Persönlichkeit, Schwerpunkt und Philosophie.

Das kann nur geändert werden aus echten Gemeinsamkeiten und Überzeugungen heraus.

Hier haben sich in der Vergangenheit informelle Netzstrukturen gebildet auf der Basis von Kompetenz, Service und Freundschaft. Hier gilt es systematisch anzusetzen.

Prävention ist eine Philosophie – IGeL ist eine individuelle, wirtschaftliche Notmaßnahme

Kosmetik, Diäten, Magnetfeld, Sauerstoff, Licht sind oft von mehreren, sonst möglicherweise zusammenarbeitenden Praxen nicht immer tolerierbar. Also gilt es deutlich zu trennen, auch im Interesse der zu zertifizierenden und empfehlenden Krankenkassen im Präventionsbereich.

Individuelle Ideologien stoßen fast aufeinander

Aus diesem Grunde ist die ärztliche Synergiegemeinschaft, das Zentrum für heilkundliche Prävention, so zu gestalten, dass nur das dort angeboten wird, was kollegial tragbar ist.

Deutlich optisch und organisatorisch ausgegliedert wird im Medical Wellness- & Fitness-Bereich nur das angeboten, was für einen Kollegen tragbar ist.

Getrennter gewerblicher Bereich

Vieles kann unter dem Gesichtspunkt „Medical Wellness & Fitness" gewerblich erbracht werden. Gewerblich deshalb, weil es sehr viele Leistungen gibt, die – juristisch gesehen – Doppelcharakter haben.

Unter Aufsicht eines Arztes und mit Erläuterungen bekommen sie Heilkunde-charakter. Nimmt unmittelbar ein Computer eine standardisierte, schriftlich ausgedruckte Diagnostik vor, so ist das ein von jeder Person erbringbarer technischer Messwert.

Philosophie: Ur-Energien nutzen!

Ebenso sind viele Dinge zu sehen, wie die Anwendung von natürlichen Ener-gien wie Sauerstoff, Licht, Farbe, Magnetfeld. Gleiches gilt für eine Anzahl von Lasern, die mit Heilkundefunktion oder mit kosmetischer Funktion von jedem Dritten eingesetzt werden.

Bündelt man diese Struktur unter dem Dach „Ärztlich empfohlene Wellness & Fitness" (medical wellness & fitness), so werden sich auch tradierte Schul-mediziner nicht betroffen fühlen, weil sie sich nicht damit identifizieren müs-sen.

Pluralität: Viele differenzierte Lösungen zulassen

Nur wenn eine Pluralität von Lösungen zugelassen wird, also nichts den Kol-legen regional vorgeschrieben wird, können individuell geprägte Arzt-Persön-lichkeiten sich das Maß an Kollegialität heraussuchen, was im Moment ihrem Bewusstsein und Herkommen entspricht.

Praxisstandorte mehrfach nutzen

Denkbar ist auch, dass ein Teil kollegialer Leistungen in schon bestehenden Praxen gemeinsam erbracht wird (Apparategemeinschaften innerhalb von Praxen).

Oft kann dies bei Dermatologen, Chirurgen, Zahnärzten schon jetzt ohne Neukosten geschehen. Vielleicht hat eine andere Praxis schon Vortragsräume oder ein gewerbliches Gesundheitszentrum. Überall können Lösungen mit Patienten-/Servicekarten so geschaffen werden, dass jeder, der beteiligt ist, sich nachher auch angemessen vergütet fühlt.

Gemeinsame Presse- und Öffentlichkeitsarbeit

Das Berufsrecht gestattet die Gründung eines privatärztlichen Praxisverbun-des für Prävention. Basis ist entweder eine Vereinssatzung oder eine BGB-Ge-sellschaft.

Im privaten Praxisverbund werben

Dieser privatärztliche Praxisverbund kann gemeinsame Werbung machen, Broschüren herausgeben und auf dem Praxisschild und dem Briefkopf geführt werden. So können regional sehr schnell große Patientenmengen für sinnvolle

Prävention, individuell gewünschte Ästhetik oder für getrennt anzubietende, gewerbliche Wellness und Fitness mobilisiert werden.

Gemeinsame Gesundheitstage

Gemeinsame Gesundheitstage können organisiert werden und jede andere Art von Öffentlichkeitsarbeit wie regionale, ärztlich initiierte Marathon-Läufe, Walking-Aktivitäten etc.

Die Schwerpunkte der Partnerpraxen können in Video-Clips im Wartezimmer gezeigt werden, so dass konsequent für privatmedizinische Leistungen in Partnerpraxen interdisziplinär oder für gemeinsame Präventionsleistungen geworben werden kann.

Moderation der ersten Schritte

Die Schwierigkeit liegt oft in der neuen Entscheidung für ein klares Praxisprofil, die Erarbeitung von Praxis-Besonderheiten, die Organisation der Fortbildung über das Wissen der regionalen Partnerpraxis und die Schulung von Personal.

Somit ergibt sich ein neues Leitbild einer präventionsorientierten Mehr-Säulen-Einnahme-Konzeption für Praxis und Berufsbild:

40 % kurative Kassenmedizin,

35 % kurative Privatversicherungsmedizin,

25 % selbst zu tragende Prävention, Innovation, ggf. Komplementärmedizin.

Hinzu kommen Einnahmen aus dem gewerblichen, delegierten Bereich von Medical Wellness & Fitness.

Novellierung der §§ 17 ff. (Muster-)Berufsordnung

§ 17 Niederlassung und Ausübung der Praxis

1. Die Ausübung ambulanter ärztlicher Tätigkeit außerhalb von Krankenhäusern einschließlich konzessionierter Privatkliniken ist an die Niederlassung in einer Praxis (Praxissitz) gebunden, soweit nicht gesetzliche Vorschriften etwas anderes zulassen.

2. Dem Arzt ist es gestattet, über den Praxissitz hinaus an zwei weiteren Stellen ärztlich tätig zu sein. Der Arzt hat Vorkehrungen für eine ordnungsgemäße Versorgung seiner Patienten an allen Orten seiner Tätigkeit zu treffen.

3. wurde nicht zitiert

4. Der Praxissitz ist durch ein Praxisschild kenntlich zu machen.

Der Arzt hat auf seinem Praxisschild

- den Namen,
- die (Fach-)Arztbezeichnung,
- die Sprechzeiten sowie
- ggf. die Zugehörigkeit zu einer Berufsausübungsgemeinschaft gem. § 18

anzugeben.

§ 18 in der Fassung des 106. Deutschen Ärztetages wird gestrichen

§ 18 (neu) Berufliche Kooperation (bisher § 22 MBO i.V.m. Kap. D Nr. 8 – 11)

(1) Ärzte dürfen sich zu Berufsausübungsgemeinschaften – auch beschränkt auf einzelne Leistungen – zu Organisationsgemeinschaften, zu medizinischen Kooperationsgemeinschaften und Praxisverbünden zusammenschließen.

(2) Ärzte dürfen ihren Beruf einzeln oder gemeinsam in allen für den Arztberuf zulässigen Gesellschaftsformen ausüben, wenn ihre eigenverantwortliche, medizinisch unabhängige sowie nicht gewerbliche Berufsausübung gewährleistet ist. Bei beruflicher Zusammenarbeit gleich in welcher Form, hat jeder Arzt zu gewährleisten, dass die ärztlichen Berufspflichten eingehalten werden.

(3) Die Zugehörigkeit zu mehreren Berufsausübungsgemeinschaften ist zulässig. Die Berufsausübungsgemeinschaft erfordert einen gemeinsamen Praxissitz. Eine Berufsausübungsgemeinschaft mit mehreren Praxissitzen ist zulässig, wenn an dem jeweiligen Praxissitz verantwortlich mindestens ein Mitglied der Berufsausübungsgemeinschaft hauptberuflich tätig ist.

§ 23a Ärztegesellschaften

(1) Ärzte können auch in der Form der juristischen Person des Privatrechts (Ärztegesellschaft) ärztlich tätig sein. Gesellschafter einer Ärztegesellschaft können nur Ärzte und Angehörige der in § 23b Abs. 2 genannten Berufe sein. Sie müssen in der Gesellschaft beruflich tätig sein. Gewährleistet sein muss zudem, dass

a. die Gesellschaft verantwortlich von einem Arzt geführt wird; Gesellschafter müssen mehrheitlich Ärzte sein,

b. die Mehrheit der Gesellschaftsanteile und der Stimmrechte Ärzte zusteht,

c. Dritte nicht am Gewinn der Gesellschaft beteiligt sind,

d. eine ausreichende Berufshaftpflichtversicherung für jeden in der Gesellschaft tätigen Arzt besteht.

4.2 Das IGeL-Zentrum als Kooperationsmodell

O. Frielingsdorf

Aufgrund gesetzlicher Veränderungen und neuer Honorarverteilungsmodelle in der GKV wird zukünftig Medizintechnik nur noch in Kooperationen wirtschaftlich betrieben werden können. Eine etablierte und bewährte Form der kooperativen Nutzung von Geräten stellt die Apparategemeinschaft dar. Seit dem 107. Deutschen Ärztetag 2004 in Bremen sind jedoch auch neue Formen der Zusammenarbeit möglich, so z.B. die überörtliche Gemeinschaftspraxis oder auch die Teilgemeinschaftspraxis.

Vor dem Hintergrund der wachsenden Bedeutung des Themas IGeL für die Gewährleistung einer modernen und patientengerechten medizinischen Versorgung sowie für die Absicherung der freiberuflichen Existenz niedergelassener Ärzte gewinnt das Modell eines IGeL-Zentrums zunehmend an Bedeutung. Zahlreiche Ärztegruppen und Praxisnetze haben dies bereits erkannt und gründen so genannte IGeL-Zentren. Hiermit sind zentrale Räumlichkeiten gemeint, in denen die beteiligten Ärzte ausschließlich Selbstzahlermedizin erbringen. Die Leistungserbringung in einem Selbstzahler-Zentrum kann dabei je nach Modell durch die beteiligten Ärzte selber, oder durch zentrales Personal erbracht werden. In einigen Selbstzahlerzentren wird sogar dauerhafte Arzt-Präsenz garantiert.

In einem IGeL-Zentrum kann dabei durch gemeinsame Investition teure Medizintechnik bereit gestellt werden. Auf diese Weise können auch in kleineren Ortschaften hochwertige und moderne Methoden der Diagnostik und Therapie rentabel angeboten werden, was im Rahmen des GKV-Systems ansonsten unmöglich wäre. In einem IGeL-Zentrum werden zudem regelmäßig Patienten-Seminare und Schulungen durchgeführt, um das Bewusstsein der Bevölkerung für sinnvolle medizinische Methoden außerhalb des GKV-Katalogs durch koordinierte Aktionen effektiv zu steigern.

Weiterer Vorteil eines IGeL-Zentrums ist die klare Abgrenzung der Selbstzahlermedizin von der GKV-Medizin auf Chipkarte, die weiterhin wie für Ärzte und Patienten gewohnt in den Praxen erbracht wird. Für die Patienten ist klar, dass die Leistungen des IGeL-Zentrums nur gegen Bezahlung in Anspruch genommen werden können. Dies erleichtert den beteiligten Ärzten den Umgang mit dem Selbstzahler-Spektrum. Die häufig mit Problemen verbundene Vermischung von Selbstzahler- und GKV-Leistungen in der Praxis entfällt und damit die Sorge vieler Praxisinhaber, das langjährig gewachsene Vertrauensverhältnis zu den Patienten durch Kommunikationsmängel oder Missverständnisse bei der Darstellung von selbstzuzahlenden Behandlungs-Alternativen zu gefährden.

Im Verbund und an einem zentralen Standort bieten sich zudem erheblich erweiterte Werbe- und Marketingmöglichkeiten. Diese reichen von Seminar-Veranstaltungen über Presse-Berichte und Anzeigen in den regionalen Zeitungen bis hin zu Flyern und Internetauftritt. In den folgenden Kapiteln ist der Aufbau eines Selbstzahler-Zentrums von der ersten Idee, über die Konzeptionierungs-Phase bis zum Betrieb anhand konkreter Beispiele beschrieben. Dabei werden die zahlreich auftauchenden Fragestellungen aufgezeigt und mögliche Lösungen vorgeschlagen.

4.2.1 Motivation und Einbindung aller Kollegen

Wer im Vorfeld des Projektstarts durch das Land fährt und verschiedene Modelle von IGeL-Zentren besichtigt, vielleicht sogar Gelegenheit hat, mit den ärztlichen Betreibern zu sprechen, dem wird eines schnell klar. Die meisten Projekte, deren wirtschaftlicher Erfolg die großen Hoffnungen der Beteiligten nicht erfüllt hat, weisen Parallelen auf. Offenbar gibt es Projektmerkmale, die den späteren Misserfolg von vornherein programmieren. Folglich ist die Kenntnis dieser negativen Projektmerkmale unverzichtbare Voraussetzung für den Projekterfolg.

So findet sich häufig die Situation, dass ein IGeL-Zentrum innerhalb einer Praxis liegt oder zumindest in unmittelbarer Nachbarschaft. In der Regel ist der Praxisinhaber dieser Praxis auch der Projektinitiator gewesen und hat das Projekt maßgeblich mit geprägt. Derartige Konstruktionen tragen nicht selten den Mangel in sich, vor allem dem Projektinitiator zu nutzen. Oder zumindest wird dies von den anderen Projektteilnehmern so vermutet. Sobald sich bei einem Teil der Gesellschafter eines IGeL-Zentrums eine passiv partizipierende Haltung eingeschlichen hat, die einen (wirtschaftlichen) Projekterfolg zwar mit Wohlwollen tolerieren würde, eine aktive Unterstützung, z.B. durch Zuweisung von Patienten oder durch Einbringung der eigenen Arbeitskraft und Zeit, aber unterbleiben lässt, ist ein Projekt tot. Solche Projekte werden dann meist über einige Jahre durch den einzig aktiven Arzt oder eine kleine Kerngruppe künstlich beatmet, häufig unter Inkaufnahme hoher persönlicher Investitionen an Zeit und Geld, sterben aber unweigerlich ihren verdienten wirtschaftlichen Tod.

Auffallend häufig wurden gescheiterte IGeL-Zentren in der Rechtsform einer Gesellschaft mit begrenzter Haftung (GmbH) gegründet. Diese Gesellschaftsform stellt eine so genannte juristische Person dar und ist damit eigenständig handlungsfähig. Die Haftung der Gesellschafter ist begrenzt (auf die Einlage in Höhe von meist einigen Tausend Euro), ebenso jedoch die Mitwirkungsrechte und -pflichten der Gesellschafter. Diese rechtliche Eigenständigkeit einer GmbH führt in vielen Fällen dazu, dass sich der einzelne beteiligte Arzt nicht mehr persönlich für den Projekterfolg in der Verantwortung sieht, die gefühlsmäßig auf den Geschäftsführer der GmbH abgewälzt wird. Erfolgs-modelle weisen daher häufig die Rechtsform der Gesellschaft bürgerlichen Rechtes auf, bei der die Verantwortung für Handlungen und Aktivitäten voll bei allen beteiligten Gesellschaftern verbleibt.

Hauptmotivation für die an dem Projekt beteiligten Ärzte bleibt letztlich der medizinische und wirtschaftliche Erfolg. Unabhängig von Rechtsform oder Standort eines Selbstzahlerzentrums ist daher eine geeignete Gestaltung der Geldströme von grundlegender Bedeutung für den nachhaltigen Projekter-folg.

Praxis-Tipp

Um einen gelungenen Projektstart zu erreichen, empfiehlt sich die Bildung einer Kerngruppe von Projektinitiatoren. Diese stellt als Vorarbeit einige Rahmenbedingungen für das geplante IGeL-Zentrum individuell zusam-men und präsentiert diese Vor-Konzeption weiteren interessierten Kolle-gen. Ideal ist die Entwicklung eines IGeL-Zentrums aus einem bestehenden informellen Netzwerk heraus. In diesem Fall kennen sich die Ärzte bereits und es besteht bestenfalls bereits eine Vertrauensbasis, deren Existenz in der Projektentwicklung vieles wesentlich vereinfacht. Als informelle Netz-werke, aus denen ein Selbstzahlerzentrum hervor gehen kann, kommen ne-ben Praxisnetzen auch Qualitätszirkel, Berufsverbandsgruppen oder ge-meinsame Mieter eines bestehenden Ärztehauses in Frage.

4.2.2 Marktforschung und Leistungsauswahl

Die meisten Projekte starten mit der grundlegenden Idee einer kollegialen Ko-operation im Selbstzahler-Bereich. Angestrebtes Ziel ist dabei in der Regel die optimale medizinische Patientenversorgung auf einer wirtschaftlich sicheren Basis für die freiberufliche ärztliche Tätigkeit. Relativ schnell entwickeln sich bei den beteiligten Kollegen zahlreiche Ideen und Vorstellungen darüber, mit welchen konkreten medizinischen Leistungen dieses Doppel-Ziel am besten zu erreichen sei. Dabei gehen die Ansichten über medizinischen Sinn und Un-sinn und über die vorhandene Nachfrage bei den Patienten stets weit ausein-ander. Es besteht die Gefahr, dass sich Planungstreffen in medizinischen De-taildiskussionen verlieren.

Da später unter Umständen erhebliche Investitionen z.B. in medizinische Ge-räte zu tätigen sind, ist es im Interesse aller Beteiligten, die vorhandenen Ri-siken weitestgehend auszuschalten und die wirtschaftliche Sicherheit zu ma-ximieren. Ergänzend zu den subjektiven Einschätzungen der teilnehmenden Ärzte ist daher stets eine solide Marktanalyse im zukünftigen Einzugsbereich des IGeL-Zentrums durchzuführen. Eine fundierte Marktanalyse ist Voraussetzung für die erfolgreiche Planung und Errichtung jedes Unternehmens. Der Begriff Markanalyse bezeichnet dabei die systematische Gewinnung und Aufbereitung aller erreichbarer relevanter Informationen über das Umwelt- und Beziehungsgefüge des geplanten IGeL-Zentrums. Dies erhöht die Planungs- und Entscheidungssicherheit erheblich. Viele der benötigten Informationen liegen bereits vor und müssen nur systematisiert und geordnet werden. In Zusammenhang gebracht, ergeben sich klare Hinweise auf die erfolgversprechendste Konfiguration des geplanten IGeL-Zentrums. Eine praxisspezifische Marktanalyse für den Gesundheitsmarkt liefert fundierte Hinweise zu

- der optimalen Zusammensetzung des Leistungsspektrums,
- den Wünschen und Bedürfnissen verschiedener Patientengruppen,
- den Kombinationsmöglichkeiten verschiedener medizinischer Leistungen.

Diese objektiven Informationen können mit den subjektiven Einschätzungen der teilnehmenden Ärzte kombiniert werden. Fließen die so gewonnenen Erkenntnisse in die Planung des medizinischen Leistungsangebotes des IGeL-Zentrums ein, ist ausgeschlossen, dass Zeit mit Verfahren und Produkten verschwendet wird, für die in der Patientenschaft keine Nachfrage existiert. Eine abgesicherte Fokussierung auf wenige, dafür aber Erfolg versprechende Kernleistungen verhindert überflüssige und meist kostspielige Fehlinvestitionen.

Um den Aufwand für eine solche Marktanalyse überschaubar zu halten, andererseits aber einheitliche und fundierte Daten zu erhalten, bieten sich vor allem zwei leicht verfügbare Informationsquellen an. Die erste Informationsquelle ist eine in allen beteiligten Praxen durchgeführte Patientenbefragung mit einheitlichem Fragebogen. Fragen zu den medizinischen und gesundheitlichen Interessen der Patienten liefern dabei verwertbare und objektive Hinweise auf das optimale Leistungsspektrum des geplanten IGeL-Zentrums. Informationen zu den Prioritäten der befragten Patienten im Bereich Service und Organisation machen es später leichter, Marketing und Werbung auf die spezifischen Belange der gewünschten Zielgruppe auszurichten. Eine moderne Patientenbefragung ist zudem in der Lage, die erhobenen Daten differenziert nach verschiedenen Patientengruppen auszugeben. Es bietet sich an, die Vorlieben verschiedener Alters- und Berufsgruppen ebenso sorgfältig auszuwerten, wie deren Zahlungsfähigkeit und Zahlungsbereitschaft, um die primär medizinisch motivierte Leistungsauswahl für das IGeL-Zentrum auch durch eine Ausrichtung auf den wirtschaftlichen Erfolg des Projektes zu rechtfertigen.

Als Stichprobengröße hat sich eine Fragebogenanzahl von 10 % der durchschnittlichen Quartalsfallzahl pro Praxis bewährt. Dieser Umfang ist ein guter Kompromiss zwischen statistischer Relevanz und Aufwandsminimierung. Entscheidend für die Verwertbarkeit der auf diese Weise erhobenen Daten ist noch ein weiterer Aspekt. Helferinnen tendieren bei der Durchführung einer Patientenbefragung erfahrungsgemäß dazu, die Fragebögen selektiv an Patienten zu verteilen. Dies kann in einer Praxis dazu führen, dass die ausgefüllten Fragebögen einen perfekten Überblick über die Vorlieben weiblicher Patienten ab 60 Jahren liefern, nicht jedoch über das gesamte Patientenspektrum. Derartige Verzerrungen, die zu Fehlinterpretationen führen können, gilt es unbedingt zu vermeiden. Daher ist es Aufgabe der Praxisleitung, klare Anweisungen bezüglich der Verteilung der Fragebögen zu geben. Das persönliche Überreichen jedes Fragebogens an die Patienten, verbunden mit einigen erläuternden Worten und der freundlichen Bitte, den Fragebogen im Wartezimmer sorgfältig auszufüllen und in den bereit gestellten Behälter zu werfen, ist ohnehin unerlässlich für die Akzeptanz der Aktion bei den Patienten. Ebenso wesentlich ist die klare Anweisung, über einen bestimmten Zeitraum hinweg ohne Ausnahme jedem Patienten einen Fragebogen zu überreichen. Weigern sich einzelne Patienten, den Fragebogen auszufüllen, ist dies in der Regel nicht weiter schädlich für die Gültigkeit und Verwertbarkeit der Ergebnisse. Die Ergebnisse der Fragebögen aus allen Praxen werden zu einem Datenpool für das gesamte Einzugsgebiet zusammengefasst. Die Ergebnisse stellen eine wertvolle Stichprobe aus dem zukünftigen Markt dar.

Die Ergebnisse der Patientenbefragung können mithilfe der zweiten Informationsquelle auf den gesamten erreichbaren Markt hochgerechnet werden. Die zweite Informationsquelle neben der Patientenbefragung besteht aus einer einheitlichen Auswertung der KV-Abrechnungsdisketten. Diese Informationsquelle liefert z.B. folgende Daten:

- Fallzahl
- Herkunft der Patienten nach PLZ-Gebieten
- Indikationen

Durch eine Kopplung beider Datenpools kann für das geplante IGeL-Zentrum relativ verlässlich das bestehende Marktpotenzial prognostiziert werden.

Beispiel: Patientenbefragung zur Marktanalyse

Für ein IGeL-Zentrum in einem ländlichen Bereich wurde in allen beteiligten Praxen eine Patientenbefragung mit insgesamt rund 3.000 Patientenfragebögen getrennt nach Hausarzt und nach Facharzt-Praxen durchgeführt und ausgewertet. Das Durchschnittsalter der befragten Patienten lag in den Hausarzt-Praxen bei 49,5 Jahren und in den Facharztpraxen bei 47,6 Jahren und damit auf einem repräsentativen Niveau.

Die Patienten wurden im Rahmen der Befragung unter anderem nach ihrem Interesse an verschiedenen Gesundheitsthemen befragt. Besonderer Wert wurde dabei auf die patientenverständliche Formulierung der Leistungsangebote gelegt. Favorit bei den Patienten waren übereinstimmend die Vorsorgeleistungen. Ebenfalls auf gesteigertes Interesse stießen, beispielsweise „Steigerung der Abwehrkräfte", „Körperliches Wohlempfinden", „Stressbewältigung im Alltag" und „Alternative Heilmethoden".

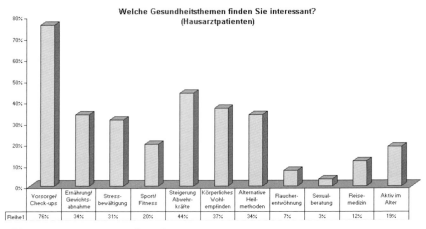

Abb. 26: Bevorzugte Gesundheitsthemen von Hausarztpatienten

Anhand der Patientenbefragung wird deutlich, dass für die Hausarzt-Patienten folgende Gesundheitsthemen im Vordergrund stehen (Prozentzahl gibt an, wie viele der befragten Patienten sich für dieses Thema interessieren):

1. Vorsorgeuntersuchungen und -maßnahmen 76 %
2. Steigerung der Abwehrkräfte/Aufbaukuren 44 %
3. Körperliches Wohlempfinden 37 %
4. Alternative Heilmethoden 34 %
5. Ernährung und Gewichtsabnahme 34 %
6. Stressbewältigung im Alltag 31 %

Ganz ähnlich äußerten sich die Facharzt-Patienten zu ihren bevorzugten Gesundheitsthemen, wenn auch in einer von den Antworten der Hausarzt-Patienten abweichenden Rangfolge:

1. Vorsorgeuntersuchungen und -maßnahmen 68 %
2. Körperliches Wohlempfinden 37 %
3. Stressbewältigung im Alltag 32 %
4. Steigerung der Abwehrkräfte/Aufbaukuren 32 %
5. Alternative Heilmethoden 28 %
6. Ernährung und Gewichtsabnahme 26 %

Nachdem die befragten Patienten sich intensiv Gedanken über die verschiedenen Gesundheitsthemen gemacht hatten, folgte die Frage nach der Zahlungsbereitschaft. Dabei zeigte sich, das sowohl bei Hausarzt-Patienten, als auch bei Facharzt-Patienten knapp 90 % der Befragten grundsätzlich Interesse an kostenpflichtigen IGeL-Leistungen in der Praxis hatten, sofern sie sich zuvor über den individuellen Nutzen der angebotenen Gesundheitsthemen

188

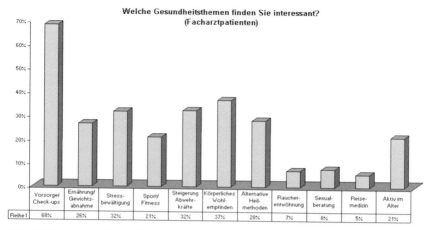

Abb. 27: Bevorzugte Gesundheitsthemen von Facharztpatienten

Gedanken gemacht hatten. Durch die parallel gestellte Frage nach dem jährlichen Budget für Gesundheitsleistungen werden wertvolle Hinweise für eine
realistische Umsatzplanung des IGeL-Zentrums gewonnen. Im konkreten
Beispiel ergab sich pro 100 Patienten ein Umsatzpotenzial für Gesundheits-
Leistungen zwischen € 7.400 und € 7.700 pro Jahr. Erfahrungsgemäß sind
von diesem Gesamtbudget grundsätzlich rund 20 % im ärztlichen Leistungsbereich erreichbar.

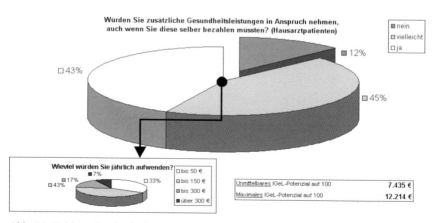

Abb. 28: Zahlungsbereitschaft Hausarztpatienten

189

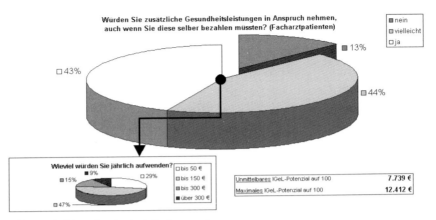

Abb. 29: Zahlungsbereitschaft Facharztpatienten

Mithilfe der an dem Projekt teilnehmenden Praxen und den in diesen Praxen vorhandenen Patientenzahlen kann in einem nächsten Schritt das erreichbare Umsatzpotenzial für das IGeL-Zentrum hochgerechnet werden. Die insgesamt für das IGeL-Zentrum erreichbaren Patientenzahlen und deren Struktur wurden durch eine Analyse der Abrechnungsdisketten in allen teilnehmenden Praxen einheitlich und standardisiert erhoben.

Im Fallbeispiel ergab sich ein Potenzial von rund 17.900 hausärztlichen Patienten und rund 7.200 fachärztlichen Patienten pro Jahr. Da die an dem Projekt teilnehmenden Praxen bereits seit einigen Jahren im Rahmen eines Praxisnetzes eng kooperierten, konnte im Weiteren davon ausgegangen werden, dass die 7.200 fachärztlichen Patienten pro Jahr eine Teilmenge der 17.900 Hausarzt-Patienten darstellen.

Mit diesen Zahlen ergibt sich ein jährliches Umsatzpotenzial für das geplante IGeL-Zentrum in Höhe von:

- € 7.400/Jahr und 100 Patienten
- davon 20 % erreichbar für ärztliche Leistungen
- 17.900 Patienten pro Jahr

Gesamtpotenzial: € 7.400 x 179 x 20 % = € 264.920 / Jahr

Interessant ist in diesem Zusammenhang, dass dieses Potenzial im Beispielfall bislang zum überwiegenden Teil ungenutzt war. So hatten 59 % der Hausarzt-Patienten und 64 % der Facharzt-Patienten bisher noch nicht für zusätzliche Gesundheitsleistungen in der Praxis bezahlt, obwohl knapp 90 % der Patienten dazu unter bestimmten Voraussetzungen bereit waren.

4.2.3 Auswahl der IGeL-Leistungen

Die Auswahl von geeigneten IGeL-Leistungen für das IGeL-Zentrum muss anhand verschiedener Kriterien erfolgen. Ähnlich wie bei der Auswahl von IGeL-Leistungen für eine Praxis sind dies:

A. Fähigkeiten und Vorlieben der beteiligten Gesellschafter
B. Wirtschaftlichkeit und Rentabilität der Leistungen
C. medizinischer Nutzen für den Patienten und Wirksamkeit
D. Marktpotenzial (Nachfrage)
E. Übereinstimmung mit Profil und Image von Region und Teilnehmern

Aus der zuvor durchgeführten Marktanalyse ergeben sich für Kriterium D. bereits klar Aussagen. Zur Erinnerung:

Gesundheitsthemen, die bei Hausarzt-Patienten im Vordergrund stehen:

1. Vorsorgeuntersuchungen und -maßnahmen 76 %
2. Steigerung der Abwehrkräfte/Aufbaukuren 44 %
3. Körperliches Wohlempfinden 37 %
4. Alternative Heilmethoden 34 %
5. Ernährung und Gewichtsabnahme 34 %
6. Stressbewältigung im Alltag 31 %

Gesundheitsthemen, die bei Facharzt-Patienten im Vordergrund stehen:

1. Vorsorgeuntersuchungen und -maßnahmen 68 %
2. Körperliches Wohlempfinden 37 %
3. Stressbewältigung im Alltag 32 %
4. Steigerung der Abwehrkräfte/Aufbaukuren 32 %
5. Alternative Heilmethoden 28 %
6. Ernährung und Gewichtsabnahme 26 %

Natürlich stellen diese patientenverständlich formulierten Begriffe noch keine konkreten IGeL-Leistungen dar. Vielmehr handelt es sich um Kategorien bzw. Oberthemen, die jeweils verschiedene IGeL-Leistungen umfassen. Die Auswahl, welche konkreten IGeL-Leistungen diese von den Patienten favorisierten Oberthemen am sinnvollsten ausfüllen, ist alleinige Aufgabe der an dem Projekt beteiligten Ärzte. Es empfiehlt sich daher ein eigener Workshop zur Leistungsauswahl, in dem anhand der oben aufgelisteten Auswahlkriterien A bis E diejenige IGeL-Leistungen ausgewählt werden, die zum Angebotsumfang des IGeL-Zentrums gehören sollen. Natürlich ist diese Liste stets offen für Ergänzungen oder Streichungen, die sich aus den Erfahrungen im späteren Betrieb des IGeL-Zentrums und aus dem sich ständig wandelnden Marktumfeld ergeben.

4.2.4 Rechtliche Grundlagen

Bis zum Jahre 2004 waren die Möglichkeiten für niedergelassene Ärzte, sich gemeinschaftlich an einem Ort zu organisieren und gemeinsam medizinische Leistungen anzubieten, stark eingeschränkt. Eine klassische Kooperationsform, die darauf abzielt, Investitionen gemeinsam zu tragen, stellt seit langem die sogenannte Apparategemeinschaft dar. Hierbei schließen sich die Kollegen meist zu einer so genannten *Gesellschaft bürgerlichen Rechts* (GbR) zusammen und bringen gemeinsam die Mittel für die Anschaffung eines medizinischen Gerätes auf. Typische Investitionsgründe für eine Apparategemeinschaft sind Kernspin- oder Computertomografen, aber z.B. auch Geräte zur Knochendichte-Messung.

Diese Geräte können von allen Mitgliedern der Apparate-Gemeinschaft außerhalb der eigenen Praxisräume genutzt werden. Jeder einzelne Arzt erbringt dabei in der Regel die Leistung persönlich und rechnet diese auch auf eigene Rechnung mit den Patienten oder der KV ab. Die Apparategemeinschaft selber erfasst in ihrer Buchhaltung die anfallenden Kosten für Räume, Abschreibung, ggf. Personal, Versicherung etc. und legt diese nach einem Schlüssel, den die Gesellschafter der Apparategemeinschaft im Gesellschaftsvertrag festlegen, auf alle Teilnehmer um. Die Apparategemeinschaft ist damit eine typische Kostengemeinschaft ohne Gewinnerzielungsabsicht. Darin ähnelt sie der Praxisgemeinschaft, bei der ebenfalls die anfallenden Praxiskosten nach einem Kostenverteilungs-Schlüssel auf die einzelnen Partner verteilt werden, die aber eigenständig und auf eigene Rechnung ihr Honorar abrechnen.

Seit dem 107. Deutschen Ärztetag im Jahre 2004 in Bremen sind in der Berufsordnung für Ärzte erheblich erweiterte Kooperationsmöglichkeiten vorgesehen. Zu nennen ist beispielsweise die überörtliche Gemeinschaftspraxis, die durch ihre im Berufsrecht verankerte Zulässigkeit nun die Beantragung ausgelagerter Praxisräume überflüssig macht. Im Verbund mit der ebenfalls im Jahre 2004 neu in die Musterberufsordnung aufgenommenen Möglichkeit der Teilgemeinschaftspraxis, bei der die Kooperation auf einzelne Leistungsbereiche aus dem gesamten angebotenen Spektrum begrenzt werden kann, ergibt sich für ein Selbstzahler-Zentrum eine geradezu ideale rechtliche Konstruktion.

Eine überörtliche Teilgemeinschaftspraxis bietet die besten Möglichkeiten, um Geldfluss, enge medizinische Kooperation und verbindliche Regelungen praxisgerecht zu gestalten. Sofern erforderlich, kann in einem Selbstzahler-Zentrum ein Arzt angestellt werden, um dauerhafte Arzt-Präsenz zu garantieren. Einige Zentren nutzen dies bewusst, um sich mit dem bewussten Hinweis auf das Angebot ausschließlich *ärztlicher heilkundlicher* Leistungen von den zahlreichen, meist gewerblich betriebenen Gesundheitszentren in der Patientenwahrnehmung deutlich abzusetzen.

Bei der Gründung eines IGeL-Zentrums stellt sich regelmäßig die Frage nach der geeigneten Gesellschaftsform. Neben wichtigen juristischen Erwägungen spielen bei der Auswahl insbesondere auch ökonomische Gesichtspunkte eine wesentliche Rolle. So verursacht eine GmbH-Gründung Gründungskosten (z.B. für den Notar). Bei jeder wesentlichen Änderung des Gesellschaftsvertrages sowie bei der Aufnahme neuer Gesellschafter ist erneut der Notar zu konsultieren. Es entstehen weitere Kosten. Die Gesellschaft bürgerlichen Rechts (GbR) ist daher aus rein betriebswirtschaftlichen Gesichtspunkten die flexiblere und kostengünstigere Lösung.

Auch die Gewerbesteuerpflicht der GmbH stellt rein betriebswirtschaftlich betrachtet einen Vorteil für die GbR da, bei der diese steuerliche Konsequenz in der Regel vermieden werden kann. Zudem nutzen die Abschreibungsmöglichkeiten in einer GbR wirtschaftlich unmittelbar jedem Gesellschafter. Die rechtlich bestehende unbegrenzte wirtschaftliche Haftung der GbR-Gesellschafter ist in sorgfältig gestalteten Projekten hingegen kalkulierbar, da kaum wirtschaftliche Verpflichtungen bestehen. Bislang war auch die Abrechnung von Selbstzahlerleistungen in der GmbH nicht ohne Risiko. Handelt es sich um Heilkundeleistungen, sind diese in vielen Bundesländern auch nach der Öffnung der Musterberufsordnung im Jahr 2004 aufgrund von Landesrecht immer noch an die Person des Arztes sowie ohnehin an eine Abrechnung nach GOÄ gebunden. Viele, in der Rechtsform einer GmbH, gegründete Gesundheitszentren bewegen sich insofern in einer rechtlichen Grauzone, sofern angebotene Leistungen als heilkundliche Leistungen klassifiziert und außerhalb der GOÄ abgerechnet werden.

Fazit

Zusammenfassend kann festgehalten werden, dass aus rein wirtschaftlicher Sicht vieles dafür spricht, ein ärztliches Selbstzahler-Zentrum in der Rechtsform einer Gesellschaft bürgerlichen Rechts (GbR) zu gründen. Dies reduziert die Gründungskosten und vermeidet negativ steuerliche Effekte. Das Haftungsrisiko ist bei einem IGeL-Zentrum in der Regel kalkulierbar. Die GbR bietet daher eine verträgliche Kombination zwischen Haftungsrisiko und Mitwirkungsrechten für den einzelnen teilnehmenden Arzt.

4.2.5 Leistungserbringung und Abrechnungssystematik

Die Leistungserbringung in einem IGeL-Zentrum kann je nach gewählter Rechtsform durch das Zentrum selbst erfolgen, das die Leistungen dann auch auf eigene Rechnung und unter eigenem Namen mit den Patienten abrechnet. In der Rechtsform der GmbH betrieben, darf ein solches IGeL-Zentrum jedoch zumindest bis zum 107. Deutschen Ärztetag keine sogenannte Heilkunde erbringen. Zwar eröffnet die Musterberufsordnung für Ärzte ab dem Jahr 2004 in § 23a die ärztliche Tätigkeit in der Rechtsform der GmbH. Diese kammerrechtliche Regelung wird jedoch in einigen Bundesländern durch Landesrecht blockiert. Ein IGeL-Zentrum in der Rechtsform der GmbH wird sich daher, sofern eine rechtliche Grauzone und die damit verbundenen Risiken vermieden werden sollen, auf nicht-heilkundliche Leistungen beschränken müssen. Dafür kann die Liquidation außerhalb der GOÄ erfolgen und an betriebswirtschaftlichen Erwägungen orientiert werden.

In unserem Beispiel-Projekt entschieden sich die beteiligten Ärzte für die Rechtsform der GbR, da bewusst heilkundliche ärztliche Leistungen angeboten und erbracht werden sollten. Hierzu wurde eine dauerhafte Arztpräsenz in dem IGeL-Zentrum in das Projekt-Konzept integriert. Auf diese Weise wird den Patienten signalisiert, dass es sich bei dem IGeL-Zentrum um ein von Ärzten geleitetes Zentrum handelt. Dieses unterstreicht für den Patienten deutlich den hohen medizinischen Qualitätsanspruch des Zentrums.

Die ärztliche Präsenz wird dabei mit einem attraktiven Stundensatz (z.B. 100 € / Stunde) vergütet. Die an dem Projekt teilnehmenden Ärzte können diese Arzt-Präsenz entweder reihum selber übernehmen, oder z.B. einem nur noch privat tätigen Zentrums-Arzt übertragen, der nach Abgabe seiner Vertragsarztpraxis an einer Teilzeittätigkeit interessiert ist.

Einer passenden Abrechnungssystematik für die in dem IGeL-Zentrum erbrachten Leistungen kommt strategische Bedeutung zu. Gehen von ihr die falschen ökonomischen Anreize für die beteiligten Ärzte aus, ist das Projekt zum Scheitern verurteilt. Entsprechend nimmt die Diskussion und Festlegung von Abrechnungsmodalitäten, Geldströmen und Gewinnverteilungsmodus stets sehr viel Zeit und Nerven bei den Beteiligten in Anspruch. Hilfreich ist es, sich an bewährten Abrechnungsmodalitäten aus erfolgreichen Referenz-Modellen zu orientieren und zu Beginn einige Anforderungen an die im finanziellen Bereich zu findenden Regelungen festzulegen.

Grundlegende Bedeutung kommt dem Prinzip zu, dass jeder Arzt, der dem IGeL-Zentrum einen Patienten zuführt, davon persönlich und unmittelbar profitiert. Eine erst am Jahresende zur Ausschüttung kommende Beteiligung an dem Überschuss des IGeL-Zentrums, wie sie für ein IGeL-Zentrum in GmbH-Form typisch ist, stellt keine ausreichend enge Bindung zwischen persönlichem Engagement und persönlichem ökonomischem Erfolg her. Eine Erweiterung erfährt diese Forderung nach einer motivierenden Abrechnungssystematik durch die Forderung, auch projekt-externe Kollegen zur Kooperation zu motivieren.

Werden alle denkbaren Konstellationen des späteren Betriebes sorgfältig durchdacht, ergeben sich mindestens vier verschiedene Szenarien, wie Patienten in das IGeL-Zentrum gelangen:

1. Ein an dem Projekt teilnehmender Arzt schickt einen Patienten in das IGeL-Zentrum und behandelt ihn selber und auf eigene Rechnung.
2. Ein an dem Projekt teilnehmender Arzt schickt einen Patienten in das IGeL-Zentrum und lässt ihn durch einen (fachfremden) Kollegen behandeln.
3. Ein projekt-externer Arzt schickt einen Patienten zur Behandlung in das IGeL-Zentrum.
4. Ein Patient kommt ohne ärztlichen Hinweis in das IGeL-Zentrum.

Der Standardabrechnungsweg betrifft Szenario 1. Hierbei schickt ein Arzt einen seiner Patienten zur Behandlung in das IGeL-Zentrum und behandelt ihn dort selber. Sofern es sich um eine delegierbare Leistung handelt, kann die Behandlung unter bestimmten Voraussetzungen von dem dortigen Personal unter Aufsicht des jederzeit anwesenden Zentrums-Arztes ohne Anwesenheit des den Patienten schickenden Arztes erfolgen. Die Abrechnung der erbrachten IGeL-Leistung erfolgt durch den Arzt persönlich. Unterstützt werden kann dies durch eine Abrechnungsstelle im IGeL-Zentrum, die jedoch in diesem Standardabrechnungsweg die Rechnung im Namen des abrechnenden Arztes stellt.

Von dem Rechnungsbetrag geht ein bestimmter Prozentsatz an das IGeL-Zentrum zur Deckung der Kosten für die genutzte Infrastruktur ab, der Rest verbleibt als Gewinn unmittelbar und zeitnah bei dem Arzt, der seinen Patienten in das IGeL-Zentrum geschickt hat.

4.2.6 Businessplan als Grundlage

Aus der Liste der von den Ärzten ausgewählten IGeL-Leistungen muss im nächsten Schritt ein so genannter Businessplan entwickelt werden. Unter diesem Begriff versteht man eine Planung über drei oder fünf Jahre, in der die zu erwartenden Einnahmen und Ausgaben gegenüber gestellt werden. Aus dem Businessplan gehen somit die zu erwartenden Überschüsse hervor, aber auch die zu Beginn eines Projektes einzukalkulierenden Anfangsverluste. Ein Businessplan dient damit den beteiligten Ärzten zur endgültigen Entscheidungsfindung, ob die Realisierung des Projektes sich lohnt oder nicht. Sofern die zur Anschaffung von medizinisch-technischem Gerät erforderlichen Investitionen fremd finanziert werden sollen, dient der Businessplan auch im Rahmen der zu führenden Bankgespräche dem Nachweis der so genannten Kapitaldienstfähigkeit. Die Bank versteht darunter einen plausiblen und zahlenmäßig belegten Nachweis, dass das aufgenommene Darlehen nach einem bestimmten Rückzahlungsplan auch bedient, d.h. getilgt werden kann.

Indem während des späteren Betriebes des IGeL-Zentrums die monatlich oder quartalsweise erhobenen Ist-Zahlen (tatsächlich erzielter Umsatz und Gewinn) den Planzahlen des Businessplanes gegenübergestellt werden, können evtl. Abweichungen vom Plan bereits früh erkannt und erforderlichenfalls mit Gegenmaßnahmen rechtzeitig beantwortet werden.

Zur Aufstellung des Businessplans werden zunächst die zur Erbringung der ausgewählten IGeL-Leistungen erforderlichen Ressourcen zusammengestellt. Dies sind zum Beispiel Medizin-Technik, Räume und Personal. Die Liste der erforderlichen Geräte ergibt sich meist relativ schnell und problemlos aus den ausgewählten IGeL-Leistungen. Mithilfe dieser Liste kann am Markt der günstigste Preis erfragt werden. Ein Spezialfall ergibt sich, sofern einzelne oder mehrere der in dem IGeL-Zentrum benötigten Geräte bereits in einer der teilnehmenden Praxen vorhanden sind. In diesem Fall kann es unter Umständen sinnvoll sein, das gebrauchte Gerät von dem Kollegen zu erwerben und in das IGeL-Zentrum zu überführen, da auf diese Weise meist Investitionsmittel gegenüber einer Neuanschaffung eingespart werden können. Die Bestimmung des Kaufpreises kann sich dabei zwar an dem steuerlichen Restbuchwert eines gebrauchten Gerätes orientieren. Es ist aber zu berücksichtigen, dass die steuerlichen Restbuchwerte aufgrund steuerlicher Vorschriften und Abschreibungszeiträume zustandekommen, die häufig nicht mit der tatsächlichen Lebensdauer eines Gerätes übereinstimmen. Die steuerlichen Restbuchwerte werden daher häufig niedriger sein, als der tatsächliche Verkehrswert eines Geräts.

Etwas komplizierter als die Zusammenstellung des anstehenden Investitionsvolumens für medizinisch-technische Geräte ist die Bestimmung der erforderlichen Raum- und Personal-Kapazitäten. Zur Bestimmung der erforderlichen Fläche sollten zum einen die benötigten Laufflächen (Anmeldung, Wartebereich, Sanitäranlagen, Sprechzimmer etc.) aufgelistet und mit Flächenangaben versehen werden. Zur Bestimmung der benötigten Funktionsflächen ist es sinnvoll, pro angebotener IGeL-Leistung einen Flächenbedarf zu definieren und diesen zu einer Gesamtsumme zu addieren. Den Zuschnitt der gesamten Funktions- und Behandlungsfläche in einzelne Räume kann später ein Raumplaner oder Innenarchitekt entwerfen. Für den Businessplan genügt zunächst eine Information über die anzumietende Gesamtfläche.

Auf die so erstellte Übersicht der einzelnen Räume sollte ein Zuschlag von beispielsweise 10 % für Flure vorgenommen werden. Auch spätere Erweiterungswünsche müssen, sofern vorhanden, von vornherein berücksichtigt werden.

Die Personalkapazitäten werden ähnlich ermittelt. Die Verwaltungsaufgaben sowie Präsenz am Telefon und an der Anmeldung sind, je nach geplanter Öffnungszeit, pauschal zu ermitteln. Es handelt sich hierbei um sogenannten Fix-Aufwand. Abhängig von der zukünftig erbrachten Anzahl an IGeL-Leistungen kommt ein variabler Personal-Aufwand für Behandlungen hinzu. Um diesen zu erfassen, ist zunächst pro angebotene IGeL-Leistung der durchschnittliche Zeitaufwand für eine Helferin zu kalkulieren.

Nach Festlegung der pro IGeL-Leistung kalkulierten Patientennachfrage kann auf diese Weise der zu erwartende zeitliche Aufwand für das Helferinnen-Team im IGeL-Zentrum bestimmt werden. Daraus lässt sich unter Berücksichtigung von urlaubs- und krankheitsbedingten Fehlzeiten die Anzahl der benötigten Helferinnen-Stellen ermitteln.

Pauschalen sollten im Rahmen des Businessplan zur Vereinfachung zunächst für folgende Positionen angesetzt werden:

- Büromaterial
- Werbung
- Reinigungsmittel
- Versicherungen
- Geschäftsführung
- Instandhaltung
- Schulungen
- Reinigungskraft
- Steuerberatung
- Imponderabilien

Schließlich ist mit Zusatzaufwand zu Beginn des Projektes zu rechnen. Die folgenden Positionen sollten daher in der Budgetplanung zu Beginn berücksichtigt werden (Beispiel-Werte aus realisiertem IGeL-Zentrum):

- Rechts- und Beratungskosten (Anwalt, Steuerberater)   € 10.000
- Eröffnungsfeier   € 5.000
- Marketing/Werbung   € 15.000
- Allgemeiner Mehraufwand erstes Quartal   € 7.500
- Raumplanung   € 12.500
  (häufig anrechenbar auf den Kaufpreis der Zentrums-Einrichtung)

Es empfiehlt sich, für eine vorläufige Raumplanung bereits früh einen Innenarchitekten beizuziehen. Ein Raumplan im Maßstab 1:50 zeigt bereits die Positionen der Möbel etc. und ermöglicht eine Kostenschätzung für den Innenausbau und die Ausstattung (Möbel, Beleuchtung etc.). Teilweise werden die Kosten für die Vorplanung vollständig auf die Kosten der detaillierten Raumplanung angerechnet. Die Kosten für die Detailplanung des sogenannten raumbildenden Ausbaus werden dabei stets prozentual auf die Bausumme bezogen. Erfahrungswerte sagen, dass das Honorar für die Planung etwa 13 – 14 % der gesamten Bausumme ausmacht. Im konkreten Fallbeispiel lag der Betrag bei rund € 125,0 / m^2.

Sofern eine Raumplanung nicht extern in Auftrag gegeben werden soll, müssen dennoch die Investitionen für Innenausbau und Ausstattung in den Businessplan einbezogen werden. Hierzu können als Faustformeln folgende Werte herangezogen werden: Trockenausbau ca. € 550 – 600 / m^2, Ausstattung ca. € 350,0 / m^2.

Wenn der beschriebene Kosten-Rahmen für den Businessplan steht, wird abschließend die Nachfrage der Patienten nach den angebotenen IGeL-Leistungen geplant. Dies gelingt am besten in Form einer Variationsrechnung. Bei der Variationsrechnung wird die Anzahl der IGeL-Leistungen pro Monat schrittweise verändert, um die resultierenden Abweichungen bei Umsatz, Kosten und Gewinn zu analysieren. Die Kunst der Planung besteht darin, einen realistischen Kompromiss aus Rentabilität des IGeL-Zentrums und vorhandenem Markt-Potenzial herzustellen. Sofern die Daten des Businessplans in einem digitalen Format (z.B. Microsoft Excel) vorliegen, ist eine solche Variationsrechnung mit geringem Aufwand verbunden. Ein entsprechender Excel-Rahmen kann von Frielingsdorf Consult bezogen werden.

Mithilfe der aus der Variationsrechnung ermittelten Plan-Umsätze und Plan-Kosten muss in einem letzten Schritt die Kostenquote ermittelt werden, die die Ärzte von ihrer Liquidation an das IGeL-Zentrum für die Nutzung der Infrastruktur (Räume, Geräte, Personal) abführen müssen. Typische Werte für diese Kostenquote liegen bei 50 % bis 60 %.

Beispiel: Businessplan für das Startjahr

Bei der Erstellung des Businessplans ist zu berücksichtigen, dass das IGeL-Zentrum nicht von Beginn an mit voller Auslastung betrieben werden kann, sondern über einen bestimmten Zeitraum hinweg mit stetig steigender Auslastung aufgebaut werden muss. Die kalkulierte Dauer dieser Anlaufphase ist mitentscheidend dafür, wann die Gewinnschwelle durchbrochen wird. Der Businessplan für das Startjahr kann beispielsweise wie folgt aussehen (s. Tab. 12 auf der nächsten Seite).

In diesem Beispiel wurde keine Investition getätigt. Einrichtung und medizinisch-technische Geräte wurden geleast. Es sind daher keine Darlehens-Zinsen und keine Abschreibungen ausgewiesen. Ferner fehlt in der Übersicht noch der Startaufwand nach Eröffnung des Zentrums (s.o.). Zu Beginn decken die Einnahmen typischerweise noch nicht die Kosten, der erste Monat weist eine Unterdeckung aus. Im konkreten Beispiel wird die Gewinnschwelle jedoch bereits im zweiten Monat des Betriebes erreicht.

Deutlich wird, dass bereits im zweiten Quartal ein stabiler „Standardbetrieb" etabliert wird, der sich nicht nur durch Kostendeckung, sondern auch durch stabile Überschüsse auszeichnet.

Tab. 12: Businessplan Startjahr

BUSINESSPLAN	Start-jahr	April	Mai	Juni	Juli	Aug.	Sept.	Okt.	Nov.	Dez.	Jan.	Feb.	März
Abrechnung mit Patienten	263.323	11.861	16.606	21.351	23.723	23.723	23.723	23.723	23.723	23.723	23.723	23.723	23.723
Verkauf von Produkten	7.000	0	0	250	250	500	500	750	750	1.000	1.000	1.000	1.000
Gesundheitsakademie	14.985	675	945	1.215	1.350	1.350	1.350	1.350	1.350	1.350	1.350	1.350	1.350
Zuschüsse (z.B. Apo, Labor)	6.000	500	500	500	500	500	500	500	500	500	500	500	500
Summe Einnahmen	291.308	13.036	18.051	23.316	25.823	26.073	26.073	26.323	26.323	26.573	26.573	26.573	26.573
Personal	32.040	2.670	2.670	2.670	2.670	2.670	2.670	2.670	2.670	2.670	2.670	2.670	2.670
Praxis-/Laborbedarf	8.826	398	557	716	795	795	795	795	795	795	795	795	795
Raum	23.602	1.957	1.957	1.957	1.957	1.957	1.957	1.957	1.957	1.957	1.957	1.957	1.957
Beiträge/Versicherungen	1.500	125	125	125	125	125	125	125	125	125	125	125	125
Instandhaltung	3.869	322	322	322	322	322	322	322	322	322	322	322	322
Fremdleistungen	63.468	5.289	5.289	5.289	5.289	5.289	5.289	5.289	5.289	5.289	5.289	5.289	5.289
Reise/Fortbildung	1.500	125	125	125	125	125	125	125	125	125	125	125	125
Leasing	41.672	3.473	3.473	3.473	3.473	3.473	3.473	3.473	3.473	3.473	3.473	3.473	3.473
Verschiedene Kosten	7.500	625	625	625	625	625	625	625	625	625	625	625	625
Summe Kosten	183.977	14.993	15.152	15.312	15.391	15.391	15.391	15.391	15.391	15.391	15.391	15.391	15.391
Überschuss	107.332	–1.957	2.898	8.004	10.432	10.682	10.682	10.932	10.932	11.182	11.182	11.182	11.182

4.2.7 Marketing und Werbung

Wichtige Voraussetzung für den Erfolg des Selbstzahlerzentrums ist professionelle und systematische Werbung. Dazu müssen verschiedene Marketing-Bausteine (z.B. Flyer, Homepage, Poster, Patientenbefragung, Logo, Wartezimmer-TV, Patienten-Vorträge etc.) ausgewählt und sinnvoll koordiniert werden. Planlos und unsystematisch eingesetzt, können Marketing-Bemühungen sogar schädlich sein, denn sie offenbaren deutlich das Fehlen eines Konzeptes, was Kunden und Patienten mit fehlender Professionalität gleichsetzen.

Die besondere Bedeutung gezielter und verständlicher Patienteninformation über die angebotenen Leistungen für den Erfolg in einem IGeL-Zentrum belegt die folgende interessante Studie. In einer Vergleichsstudie von Frielingsdorf-Consult wurden zwei Gruppen von Patienten zu ihren Gesundheits-Interessen befragt. Beiden Gruppen wurde dazu eine identische Liste von Gesundheitsthemen in patientenverständlicher Formulierung präsentiert. Eine der Patienten-Gruppe erhielt zusammen mit dem Fragebogen schriftliche Erläuterungen zu den Gesundheitsthemen. Die Patienten sollten ankreuzen, für welche der genannten Gesundheits-Themen sie sich interessieren.

Tab. 13: Einfluss von Patienteninformation auf die Nachfrage

Patienten-Interesse für ...	Anteil Interesse, wenn Angebot beschrieben	Anteil Interesse, wenn Angebot nicht beschrieben
Vorsorgeuntersuchungen/ -maßnahmen	97 %	68 %
Ernährung und Gewichtsabnahme	45 %	26 %
Stressbewältigung	58 %	32 %
Sport und Fitness	43 %	21 %
Steigerung der Abwehrkräfte, Aufbaukuren	55 %	32 %
Körperliches Wohlempfinden	47 %	37 %
Alternative Heilmethoden	41 %	28 %
Raucherentwöhnung	9 %	7 %
Sexualberatung	12 %	8 %
Reisemedizin	29 %	5 %
Aktiv im Alter	33 %	21 %

Aus den Antworten der vorinformierten Patienten ging ein signifikant höheres Interesse an den angebotenen Gesundheitsleistungen hervor.

Zum Start eines IGeL-Zentrums hat sich die Veranstaltung einer zuvor in der regionalen Presse und in den beteiligten Praxen angekündigten Eröffnungsfeier bewährt. Neben den Patienten, denen die neuen Räumlichkeiten, die Geräte und die zukünftigen medizinischen Leistungsangebote präsentiert werden, sollte der eine oder andere lokale Redakteur eingeladen werden, um nachfolgend eine möglichst breite Presseresonanz zu gewährleisten.

Fortgeführt werden kann die werbewirksame Idee des IGeL-Zentrums als Veranstaltungs-Ort durch ein medizinisches Seminar-Konzept, das regelmäßig Interessierte in das IGeL-Zentrum führt. Auf diese Weise bleiben die angebotenen IGeL-Leistungen auch solchen Personen und ihren Angehörigen präsent, die über einen längeren Zeitraum nicht in eine der an dem Projekt teilnehmenden Praxen gekommen sind. Auf diese Weise kann der attraktive Kundenkreis der „Gesunden" erschlossen werden, der durch ein auf praxisinterne Ansprache beschränktes Marketing für das IGeL-Zentrum nicht erreicht würde.

4.2.8 Realisierung und Betrieb

Bis zur Eröffnung des IGeL-Zentrums gemäß der erstellten Planung sind u.a. die folgenden Schritte durchzuführen:

- Förmliche Gründung der Gesellschaft (ggfs. Notar, Vertragsunterzeichnung etc.)
- Raumsuche und Anmietung
- Planung und Überwachung Innenausbau
- Beschaffung von Neu-Geräten
- Beschaffung von Werbemitteln
- Auswahl und Einstellung Personal
- Aufbau Rechnungswesen
- etc.

Diese Tätigkeiten können auf Geschäftsführer aus dem Kreis der an dem Projekt beteiligten Ärzte bzw. deren Ehepartner übertragen werden. Eine Alternative stellt die zumindest vorübergehende Beauftragung eines externen Geschäftsführers dar. Da auch der Geschäftsführer aus dem Kreis der Ärzte eine Vergütung erhalten sollte, stellt die Variante des externen Geschäftsführers auf Zeit nur zu einem Teil Mehrkosten dar. Sie empfiehlt sich in solchen Projekten, in denen die beteiligten Ärzte keine zeitlichen Kapazitäten für die Aufgaben der Geschäftsführung (s.o.) neben dem laufenden Praxisbetrieb bereitstellen können. Ein weiterer Aspekt ist die durch eine externe Geschäftsführung garantierte Neutralität und Unabhängigkeit, die bei Aufgaben wie der

Gewinnermittlung und -verteilung oder der Planung von Behandlungszeiten im Zentrum von Vorteil sein kann.

Zusammenfassend ist festzuhalten, dass ein IGeL-Zentrum die beiden großen Trends für die freiberufliche Arztpraxis der Zukunft vereint. Zum einen wird der wirtschaftlich wichtige GOÄ-Anteil an den Einnahmen gestärkt. Der niedergelassene Vertragsarzt nähert sich so in einem Budget-freien Teilbereich seiner medizinischen Tätigkeit wieder einen Schritt dem fernen Idealbild der „Medizin ohne ökonomischen Zwang" an. Zum anderen stellt ein IGeL-Zentrum einen kooperativen Ansatz mit allen medizinischen und wirtschaftlichen Vorteilen dar. Im Verbund mit den Kollegen werden medizinische Kompetenzen gebündelt und zum Nutzen des Patienten verknüpft und Ressourcen optimal genutzt. Für informelle Netzwerke wie Praxisnetze, Ärztehäuser, Qualitätszirkel, Laborgemeinschaften oder Berufsverbandsgruppen ist daher die Gründung eines IGeL-Zentrums eine nachweislich aussichtsreiche und Erfolg versprechende Erweiterung der eigenen Praxistätigkeit.

5 Denkanstöße: Das neue ärztliche Berufs-bild – Rahmen für die IGeL-Praxis

H.-J. Schade

5.1 Kurativ/präventiv und individuell/kollegial

5.1.1 Analyse der politischen Entwicklung

Das kurative Weltbild, eine ausschließlich auf kassenärztliche Leistungen konzentrierte Tätigkeit, gehört mit dem 01.01.2004 der Vergangenheit an. Vier Entwicklungen bestimmen die Veränderung:

5.1.1.1 Gesundheitssystem-Modernisierungsgesetz

Das GMG gestattet jedem gesetzlich Krankenversicherten den Erwerb einer Zusatzversicherung, um damit ambulant privat behandelt zu werden.

Damit macht der Staat deutlich, dass eine besonders umfassende, zuwen-dungsorientierte Leistung, insbesondere im Bereich von Funktionsstörungen, Naturheilverfahren und Prävention, Sache des eigenverantwortlichen Bürgers ist.

Der Staat zieht sich zurück auf die Behandlung existentieller Krankheitsbilder (Evidence Based Medicine). Das sind maximal 20 % der in der niedergelasse-nen Praxis betreuten Patienten. 80 % werden der Privatisierung überlassen oder der Entscheidung, sich um ihre Gesundheit als Selbstzahler zu kümmern. Die Praxisgebühr zeigt diese Tendenz.

5.1.1.2 Wirksamkeit des EBM 2005

Auf der Basis des GMG wurde ein bundesweit geltender EBM erlassen, der durch Plausibilitätsprüfungen bundeseinheitliche Zeitvorgaben macht und somit den kassenärztlichen Vereinigungen der Länder ihren Handlungsspiel-raum nimmt.

Gleichzeitig wurde eine bundesweit geltende ICD-Verschlüsselung eingeführt, die exakt die Morbidität erfassen soll und somit eine bundesweite Prüfung von Diagnosen – versichertenbezogen – gestattet.

Der statistisch gesündeste Bereich Deutschlands ist Maßstab dieser nunmehr international vergleichbaren Analyse.

5.1.1.3 Enquête-Kommission „Demographischer Wandel"

Die Gesundheitspolitiker aller Parteien kommen in der Enquête-Kommission 2002 „Demographischer Wandel" – Herausforderungen unserer älter werdenden Gesellschaft an den Einzelnen und die Politik zu dem Ergebnis, dass frühzeitige, eigenverantwortliche Prävention sowie generell die Prävention sozial Schwächerer das Leitbild der Politik darstellt und nicht mehr die kurative Intervention zu einem späteren Zeitpunkt.

Damit erhält das Berufsbild des Arztes, wenn dieser es wünscht, eine zweite Aufgabe: Der „Präventionsarzt".

Enquête-Kommission, Demographischer Wandel, Berlin 2002

Stabilisierung der Kosten durch Prävention

Das zentrale Anliegen der Gesundheitspolitik der Zukunft muss neben der Sicherung einer angemessenen Versorgung die Stabilisierung der Kosten sein.

Das ist vor allem dadurch zu erreichen, dass der Gesundheitszustand der Bevölkerung primär durch das Vermeiden der Entstehung chronischer Krankheiten verbessert wird.

Die Vermeidung von Komplikationen und Begleiterkrankungen bei bereits chronisch Erkrankten allein reicht zu einer wirksamen Kostenstabilisierung nicht aus.

Durch gezielte Präventionsprogramme sollten insbesondere Risikofaktoren beeinflusst werden, die gleichzeitig die Wahrscheinlichkeit für das Auftreten mehrerer chronischer Erkrankungen beeinflussen.

Durch eine bessere Ernährung, die Vermeidung von Übergewicht und Tabakabstinenz wird das Risiko für das Auftreten einer ganzen Reihe von Erkrankungen gleichzeitig reduziert. Verzichtet man auf eine entsprechende Prävention und setzt allein auf die Heilung dieser Erkrankungen, kann der Wettlauf mit den Kosten und das Ringen um die Gesundheitsverbesserung jedoch nicht gewonnen werden. Selbst wenn eine bessere Behandlung mit Heilung häufig nicht teurer ist als eine nicht erfolgreiche Therapie, steigt mit jeder geheilten Erkrankung das Risiko, eine der anderen Erkrankungen zu erleiden.

Durch den Aufbau wissenschaftlich gesicherter, nationaler Präventionsstrategien für die wichtigsten Volkskrankheiten hat das deutsche Gesundheitssystem die Chance, die Finanzierbarkeit bei gleichzeitiger Wahrung eines qualitativ hohen Versorgungsniveaus langfristig zu sichern.

Würden dagegen an Stelle des Aufbaus nationaler Präventionsprogramme die präventiven Leistungen in den Bereich der Wahl- und Zusatzleistungen verwiesen, so würden sich die sozioökonomischen Unterschiede in der Lebenserwartung und Krankheitslast verstärken, denn die durch Prävention beeinflussbaren Erkrankungen und Risikofaktoren sind überproportional häufig bei den sozioökonomisch Schwachen zu finden. Sozial Schwache würden daher von nationalen Präventionsprogrammen doppelt profitieren, da neben der Bündelung der Risikofaktoren in dieser Gruppe auch nicht davon ausgegangen werden kann, dass die notwendigen Ressourcen zur Finanzierung einer privaten Zusatzversicherung vorhanden sind.

5.1.1.4 Europäisches Recht

Das europäische Recht und die Rechtsprechung wirkt darauf hin, dass stufenweise staatliche und halbstaatliche Institutionen innerhalb der deutschen Gesundheitspolitik aufzulösen sind.

Damit wird wahrscheinlich zum Ende des Jahrzehnts eine Bürgerversicherung (Kopfpauschale) das bisherige GKV-System ablösen und die GKV-Versicherungen zu einem Finanz-Absatzkanal der privaten Krankenversicherer bzw. Finanzgruppen machen, die hinter diesen Konzernen stehen.

5.1.1.5 Konsequenz: Selektive Patienten-Gewinnung

Wer sich jetzt nicht auf diese neuen Marktbedingungen wie Gewinnung derjenigen Patientengruppen konzentriert, die sich Zusatz-Privatversicherungstarife und eigenverantwortliche Prävention leisten können, hat schlechte Karten.

5.1.1.6 Plausibilität von Zeitstrukturen und Morbidität

Das Gleiche gilt für denjenigen, der sich nicht bewusst darüber ist, was Zeitvorgaben und maximale Arbeitszeit von 720 Minuten pro Tag und 780 Stunden pro Quartal als Aufgreifkriterium im Kassenarztbereich bedeuten, unter Berücksichtigung einer Krankheitsverschlüsselung, die der Arzt im konkreten Versicherungsfall nicht beweisen kann, für die er aber in vollem Umfang schadenersatzpflichtig wird.

5.1.1.7 Deutschlands Bürger wünschen ehrliche, kompetente, eigenverantwortliche Dienstleistungsangebote der Ärzteschaft

18 % aller Deutschen glauben noch an die Reformfähigkeit durch Gesundheitspolitiker der Parteien. 56 % sind der Überzeugung, dass die Praxisge-

bühr ein erster Schritt ist, eine übersteigerte Inanspruchnahme des deutschen Gesundheitswesens etwas zu mindern.

Der Arzt muss sich klar machen, dass sich die Mehrheit der einkommens- und bildungsstarken Bürger – ca. 30 % der Gesamtbevölkerung dieses Staates vom sozialistischen Einheitsideal des Sachleistungsprinzips gelöst hat. Nur das eigene, altruistische, kostenlose, eigene Leitbild hinkt hinterher.

Praxisgebühr – objektiv kein Problem

Bis auf den bizarren Medienstreit über soziale Aspekte der Praxisgebühr haben 98 % der Bevölkerung klaglos die 10,– Euro Praxisgebühr gezahlt. Das ist ein Indiz für den Realitätssinn der Bevölkerung.

Arzt: Angemessen zu bezahlender Freiberufler

Es gibt ab jetzt überhaupt kein Argument mehr, wieso die Bevölkerung ihrem Arzt nicht ihre gewünschte persönliche Dienstleistung privat und im Präventionsbereich bezahlen sollte.

5.1.1.8   Patientenfrequenz sinkt

Daraus ergibt sich die Konsequenz, die der Gesundheitsausschuss des Deutschen Bundestages schon im Jahre 2002 diskutierte (Enquête-Kommission „Demokratischer Wandel" – ISBN 3-930341-58-1). Es ist die Zielgröße einer Praxisgebühr von 30,– Euro pro Quartal, wie in Italien.

Diese führt mit Sicherheit zu der von der Politik gewünschten Reduktion der Arzt-Inanspruchnahme von 12 auf 6 Kontakte pro Jahr.

Vorsorge für Einnahmeverluste

Schon jetzt ist in den Facharztpraxen eine ca. 15 % geringere Frequenz zu spüren, während sich am Tresen einer Hausarztpraxis Überweisungswünsche von sich am liebsten selbst diagnostizierenden Patienten stapeln.

Inzwischen gehen 4 x soviele Patienten zum Hausarzt, bevor sie zum Facharzt gehen. Aus der konkreten Sicht der Bevölkerung existiert somit schon ein Hausarztsystem.

5.1.1.9   Kommissionen: Versuchsballone für Veränderungsschritte

Die Politik handelt sehr vorsichtig. Sie arbeitet zunächst mit Kommissions- und nicht autorisierten Gesetzesentwürfen.

Dann schaut sie, auf welche Punkte sich die Medien stürzen und versucht dort, zurück zu rudern. Alle anderen Gesetzesteile bleiben völlig ohne Beachtung in einer an sich transparenten Internet-Gesellschaft.

5.1.1.10 Solidarität auf dem Rückzug

Die Bild-Zeitung entdeckte ihr Herz für sozial Schwache und erreichte mit einer Befreiungsmöglichkeit für diese Gruppe einen Teilsieg.

Objektiv gehört die Verbilligung von Praxisgebühren nicht in die Struktur einer Krankenversicherung, sondern ist Aufgabe der Sozialpolitik.

Nur die Sozialhilfe-Patienten bleiben!

An sich zeigt das auch die Zukunft. Der Begriff der Solidarität wird immer stärker als Aspekt der Sozialhilfe zu sehen sein und nicht als Aspekt eines neuen Krankenversicherungsmodells. Die Politik weiß jetzt, dass sie freie Hand hat, über geschickte Argumentation das Gesamtsystem zu verändern.

Arzt in Ethik-Falle

Die Konsequenz für den Arzt ist, dass er bis 2007 immer mehr Patienten mit leichteren Funktionsstörungen und höherem Einkommen verlieren wird. Die sozial schwachen Patienten bleiben der Arztpraxis kostenlos erhalten.

Unverzichtbar: Strategische Neupositionierung

Das heißt, wer jetzt nicht auf Service, Komfort, Zielgruppenpolitik und besondere Positionierung achtet, ist in Zukunft eine Sammelstelle sozial schwacher, kurativer Patientengruppen.

Es geht nicht darum, diese nicht zu behandeln. Es geht darum zu erkennen, wie sich das auf die Überlebensfähigkeit der Praxis auswirkt. Der Arzt der Zukunft braucht mehrere stabile Einkommenssäulen neben der Kassenmedizin.

5.1.1.11 ICD-Verschlüsselung – der Arzt in der nationalen/internationalen Diagnostik-Falle

Viel gefährlicher für das Überleben vieler Arztpraxen ist in Zukunft die sich aus der ICD-Verschlüsselung ergebende Prüfmöglichkeit.

Der dazugehörige Text laut § 295 Abs. 2 SGB V besagt, dass die KV'en nun Angaben zum abgerechneten Leistungsbedarf und zu den dokumentierten Behandlungsdaten (arzt- und versichertenbezogen) liefern müssen.

Der gläserne Arzt

Mit diesen Daten haben die Kostenträger volle Transparenz über das Handeln und die tatsächlichen Diagnosen des einzelnen Arztes oder über Verdachtsdiagnosen behauptete Morbiditätsrisiken. Deshalb formuliert die KBV: „Gläserne Patienten und Ärzte – das GMG verändert den Datenschutz für Patienten und Ärzte tiefgreifend."

2007 tragen die Krankenkassen das Morbiditätsrisiko!

Wer das Risiko der Morbidität trägt, muss wissen

- wer ist krank,
- warum ist er krank oder
- warum die Morbidität, die abgerechnet wurde, von internationalen Erfahrungswerten abweicht.

Schließlich geht es um viel Geld!

Deutschland besaß keine Morbiditäts-Statistik

Dieses Risiko tragen – wie es die Ärzte gefordert haben – ab 2007 die Krankenkassen. Nur kannte bisher keine Institution in Deutschland die echte Morbidität anhand wissenschaftlicher Untersuchungen.

Fachgruppenvergleich – Manipulation statt Wissenschaft!

Es gab bisher keine Statistiken über Krankheitshäufigkeiten und ihre Verteilung in Deutschland, es gab nur den Fachgruppenvergleich. Rechneten die Ärzte als Gruppe nach Schulung von Berufsverbänden in Abrechnungskursen regional mehr Leistungen ab, stieg die Morbidität.

Schätzwerte der Vergangenheit

Die KV'en erhielten nach einem Erfahrungsschlüssel aus den 50er Jahren eine bestimmte, feste, statistische Geldmenge aus den Krankenversicherungs-Einnahmen. Diese war von Anfang an ein hypothetischer Schätzwert, der nie wissenschaftlich untersucht wurde.

Der EU-Vergleich

Dezent formuliert wussten intern alle Fachleute in ihren Zirkeln, dass man in Deutschland mit 12 Arztbesuchen pro Jahr gegenüber Frankreich und Italien (bei € 30 Praxisgebühr für 6 Arztbesuche im Jahr) eine doppelt so hohe Morbidität wie im übrigen Europa hat. Wobei unglücklicherweise in Deutschland die Menschen statistisch noch früher sterben als in den Ländern mit der höheren Praxisgebühr und der geringeren Zahl der Arztkontakte.

Deutschland 100 % kränker als Rest-Europa

Volkswirtschaftlich bedeutet das: Deutschland rechnet 100 % mehr ambulante Leistungen ab als der Rest Europas. Oder: Entweder haben wir statistisch 50 % Haus-/Fachärzte zu viel oder spätestens 2007 wird in jedem Fall ein 25 – 30%iger Frequenz- und Einnahmeverlust durch die neuen Prüfmaßnahmen erreicht sein.

Ist Ihre Abrechnung morbiditäts-kompatibel?

Innerhalb der nächsten drei Jahre werden im Rahmen der Computeranalysen eindeutig diejenigen identifizierbar sein, die gegenüber dem europäischen oder nationalen Morbiditätsschnitt zu viel abrechnen.

Unplausibilität ist schadenersatzpflichtig!

Wer sich als Hausarzt bei den vielen Überweisungswünschen einer individuell standardisierten Abrechnung bedient, muss damit rechnen, dass zukünftig alles, was nicht statistisch solide belegt ist, zurückgefordert werden kann.

Wissenschaft versus Gewohnheit

Zum ersten Mal muss der Berufsstand erkennen, dass er sich dazu bekennen muss, entweder ein statistisch und wissenschaftlich solides Berufsbild zu haben und damit eine entsprechend nachvollziehbare Diagnostik- und Therapiekonzeption zu besitzen. Oder er muss zugeben, dass es zu einer Verwechslung zwischen Abrechnungsgewohnheit und Morbidität gekommen ist.

Persönliche Haftung der Krankenkassen-Vorstände

Darüber hinaus muss darauf hingewiesen werden, dass laut Gesetz die KV- und die Krankenkassen-Vorstände dafür haften, wenn aufgedeckt wird, dass mögliche Prüfmaßnahmen unterlassen wurden und dadurch Schäden entstanden sind.

Bedarfsplanung: Jeder wusste von seiner Überflüssigkeit!

Der niedergelassene Arzt ist Freiberufler. Es gibt kein Leitbild des kurativen, ausschließlich auf Kasseneinnahmen beruhenden Freiberuflers, den der Staat ernähren muss. Seit 10 Jahren herrscht Bedarfsplanung und damit ist jedem Arzt bewusst, dass wir eine Überversorgung haben, die der Staat jederzeit reduzieren kann. Nunmehr liegen die Maßstäbe fest.

5.1.1.12 Zeitvorgaben – ein Produkt von Berufsverbänden und wissenschaftlichen Gesellschaften

Benötigte Zeiten sind in jedem betriebswirtschaftlichen Prozess bei Vergütungen ein notwendiger Faktor neben dem gewünschten Unternehmerlohn und den Betriebskosten.

Zeitbedarf und Betriebskosten sind Ergebnisse innerärztlicher Entscheidungen

Der Zeitbedarf ist leider ein schlechter Kompromiss zwischen drei Arztgruppen, die ein Berufsverband immer zu vertreten hat.

Schnell versus langsam

Es gibt ein Drittel sehr schneller, kompetenter Kollegen, die im Schnitt doppelt so schnell und leistungsfähig sind, wie die mittlere Gruppe. Hinzu kommt im statistischen Ausgleich ein unteres Drittel, das, bedingt durch familiäre Umstände, seelische Prägung oder andersartige akademische Neigung, sehr viel mehr Zeit braucht und eine andere Vorstellung von Zuwendung und Zuhören hat.

Der Preis demokratischen Stimmenmarketings

Kassenärztliche Vereinigungen, Berufsverbände und wissenschaftliche Gesellschaft wählen ihre Führer und Spezialisten demokratisch. Diese müssen also in ihren Aussagen danach trachten, immer die Mehrzahl ihrer Kollegen zu vertreten.

Lahme gegen Gierige?

Da die Vertreter mittlerer und kleinerer Praxen die statistische Mehrheit darstellen, die größeren Praxen aber repräsentativ die Vertreter der Mehrheit der erbrachten Leistungen, müssen immer die Langsameren die Schnelleren enteignen. Dieses Konzept wurde von der Politik mitgetragen.

Sich dankbar und demütig schlachten lassen?

Ob die größeren Praxen, die nunmehr sehr starke Frequenz- und Einnahmeverluste zu befürchten haben, dies mit weiterer Loyalität gegenüber ihren Organisationen zum Ausdruck bringen, ist fraglich.

Unmittelbare Kassenverträge als Rache?

Die Wut über diese falsche Klientelpolitik durch zu hohe Zeitvorgaben kann dazu führen, dass sich aus Überlebensgründen ein Drittel der größeren Praxen, die 50 % der Leistungen erbringen, unmittelbar mit den Krankenkassen einigen, falls nicht durch neue standortübergreifende innerärztliche Beteiligungsmöglichkeiten neue Einnahmequellen entstehen.

Streik bei kündbaren Bankkrediten?

Der berufspolitische Triumph der unrealistischen Nivellierung wird die notwendige Loyalität derjenigen zerstören, die jetzt gegenüber ihren Banken, Mitarbeitern oder Lebensplänen in Gefahr geraten.

Das Zeitexperiment

Vereinbart sind pro Tag maximal 9 bis 11 Stunden kassenärztliche Tätigkeit. Privatpatienten haben diesen Schutz nicht und können in den Zeiten behandelt werden, in denen der Arzt bereits erschöpft ist. Sie haben leider keinen gesellschaftlichen Schutzengel.

IG-Metall-Mitglieder sind schon nach 35 Arbeitsstunden erschöpft und können nicht mehr sorgfältig arbeiten.

Die Zeitvorgaben sind nichts anderes als ein bundesweiter Flächen-Tarifvertrag zur Besitzstandsverwaltung kleinerer Praxen, die jetzt prüfen müssen, wie Sie reagieren wollen.

11 Minuten Liebe

Der neue hausärztliche Ordinationskomplex verlangt ein Zeitfenster von 10 Minuten bei Personen bis zu 59 Jahren, bei älteren Personen mit mehr Zuwendungsbedarf und langsameren Bewegungen 15 Minuten.

Je nach Patientenstruktur hat der Hausarzt 50 bis 70 abrechenbare Kassenpatienten mit der Ordinationsgebühr pro Tag.

Erfolgreiche Operateure und Diagnostiker sind durch die neuen Zeitvorgaben auf vier bis acht Patienten pro Tag begrenzt. Bisher hatten sie bei maximaler, ursprünglicher Geschwindigkeit für Diagnostik oder Operation bis zu 15 Patienten pro Tag.

Operateure müssen – wenn sich nichts dramatisch ändert – damit rechnen, dass sie 60 % ihrer potentiellen OP-Kapazität und ihrer Umsätze nicht mehr realisieren können.

Absichtslose System-Blindheit

Für den Juristen sitzt der Arzt in einer absichtslosen, 50-jährigen Gewohnheitsfalle einer von Anfang an falsch konstruierten, kollektiv getragenen, subjektiven Abrechnungswirklichkeit.

Politische Konsequenz

Die Gesundheitspolitiker und die Krankenkassen werden in den nächsten 3 Jahren zu dem beweisbaren Schluss kommen, dass eine neue, morbiditätsgerechte Versorgung geschaffen werden muss.

Das politische Konzept der Unterscheidung zwischen 20 % solidarisch zu tragenden, existentiellen Krankheitsbildern, die evidenzbasiert behandelt werden und 80 % nicht existentiellen Funktionsstörungen, die privat zu tragen sind, wird nunmehr konsequent durch Zeitanalyse und ICD-Verschlüsselung durchführbar.

Ab jetzt ist jeder Kassenarzt transparent

Sollte sich die Vermutung der Sachverständigen bestätigen,

- dass 30 – 40 % der Leistungen bei Menschen erbracht werden, die eher zuwendungsbedürftige Funktionsstörungen haben,
- dass überflüssige Leistungen entstehen,
- dass Leistungen falsch dokumentiert oder zu schnell durchgeführt wurden,

so ergibt das bei einem Standardumsatz einer Arztpraxis von € 200.000,– einen Rückforderungsanspruch der Krankenkassen von rund 15 bis 25 % bzw. bis zu € 50.000,– pro Jahr und Zulassung.

Bei genauerer Betrachtung wäre es ein Großteil des ärztlichen Jahresgewinnes, der das Ergebnis einer bisher gesamtgesellschaftlich getragenen Fehlsteuerung eines Systems ist, das sich kollektiv getragen verselbstständigt hat.

Das ist nicht als persönlicher Vorwurf zu verstehen, sondern als gesellschaftliche Fehlsteuerung.

Lassen sich aber bestimmte Wirtschaftsbereiche volkswirtschaftlich nicht mehr halten, so wissen wir aus den Bereichen der Land- und Textilwirtschaft, dem Bäckerei- und Metzgereiwesen, dass sich eine Volkswirtschaft innerhalb von 3 – 5 Jahren leise und still von dieser jeweils historischen Dienstleistungsebene getrennt hat.

Ziel: Maximal 40 % Kassenumsatz + Neue Umsatzquellen = Projekt 40 % Plus

Der Übergang von Wirtschaftssystemen, in denen sich Teile der Gesellschaft völlig anders wahrgenommen haben als die sogenannte wissenschaftliche und ordnungspolitisch wünschenswerte Realität, bedeutet einen langfristigen Prozess zwischen 10 und 15 Jahren in einer Volkswirtschaft.

Mit der Zielvorgabe der Übernahme von Morbiditätsstrukturen durch die Krankenkassen 2007 geht die bisherige goldene Zeit ärztlicher Selbststeuerung, Selbstverwaltung und absichtsloser Selbstbedienung zu Ende.

Was übrig bleibt, ist eine Chance zur Neuorientierung des Arztberufes. Sie fällt in eine Zeit, in der die Menschen länger leben, mehr Geld haben als zu jedem anderen Zeitpunkt deutscher Geschichte, und in der sie auch bereit sind, eigenverantwortlich im Gesundheitsbereich zu handeln.

Aus diesem Grunde beginnt jetzt die Zeit der Neudefinition ärztlichen Handelns und aktiver, konkreter Schritte zur Umsteuerung zwecks Schaffung und Absicherung neuer Einnahmequellen.

5.2 Das neue ärztliche Leitbild – Projekt 40 % Plus

In den letzten 10 Jahren hat nur ein Berufsstand innerhalb der Medizin konsequent ein neues Leitbild entwickelt. Das ist die an Prophylaxe orientierte, innovative und ästhetisch ausgerichtete Zahnärzteschaft.

Zahnarzt: Prävention zu Innovation und Ästhetik

Durchschnittlich haben 50% der Zahnarztpraxen maximal nur noch 40% Kassenanteil, der Rest sind Leistungen, die zu großen Teilen der Patient selbst zahlt. Sie beruhen auf den Bedürfnissen nach Prävention, Schönheit und komfortmedizinischer, optimaler Nutzung von Innovation.

Zahnärzteschaft ist nicht mehr erpressbar

Damit ist – generell gesehen – die Zahnärzteschaft politisch nicht mehr erpressbar und stellt sich individuell und freiberuflich dem Markt mit neuen Ideen, Service, Ambiente, Qualität und Garantien für die Dauerhaftigkeit der Versorgung.

Ärzte: Partner für richtige Ernährung, richtige Bewegung und richtiges Denken

Jede Arztpraxis hat mit Schwankungsbreiten die gleichen Chancen, wenn und insoweit sie die Patienten konsequenter und besser führt und auf Verhaltensveränderungen Einfluss nimmt.

Zunächst gilt es, sich klar zu machen, in welchen Ebenen die Berufstätigkeit der Ärzteschaft angesiedelt ist.

5.2.1 Grauzone Privatpatienten – Mehr Ehrlichkeit

Das Gesundheitssystem-Modernisierungsgesetz gibt jeder gesetzlichen Krankenversicherung jetzt die Möglichkeit, private Zusatztarife der PKV zu vertreiben. Damit wird der gesamte GKV-Versicherungsbereich zu einem selbst auf Einnahmen bedachten und vertriebsorientierten Versicherungsmakler für PKV-Tarife.

5.2.1.1 PKV wird zum neuen, entscheidenden Einflussfaktor

Zur Zeit gibt es fünfzig private Krankenkassen, die dem Patienten neue Tarife über Makler, über Einflussnahme auf Arztpraxen, Berufsverbände und die GKV anbieten.

Tarife: Totale Neuorientierung

Die Tarife sind – soweit sie vorliegen – äußerst unterschiedlich gestaltet und mit der heißen Nadel gestrickt. Sie kosten für die ambulante, ärztliche, private Zusatzversicherung zwischen 60,– und 100,– Euro pro Monat. Damit kann der Zusatzversicherte wie ein Privatpatient in der Arztpraxis auftreten. Die Arztpraxis hat das Recht, ihn nach den Regeln der PKV/GOÄ abzurechnen.

Naturheilverfahren privatisiert – ein Trend!

Die Tarife differieren im Leistungsbild extrem. So hat bspw. die AOK Naturheilverfahren-Tarife gefordert auf der Basis der Hufeland-Liste. Darüber hinaus sind die GKV-Krankenkassen frei, ob sie dem Patienten gestatten, sich direkt zu versichern – mit oder ohne zusätzliche Gesundheitsprüfung. Die Tarife umfassen unterschiedliche Selbstbeteiligungen und Höchstmengenabrechnungen pro Jahr.

Privat: Oft 3fache Gewinnspanne

Wichtig bleibt die Erkenntnis, dass ein privater Patient betriebswirtschaftlich einen wesentlich höheren Betrag vor Steuern einbringt als ein GKV-Patient. Strategisch hat die Praxis 30 – 40 % Privatumsatz auf der Basis von 40 % Kassenumsatz anzustreben.

5.2.1.2 Entscheidend: Akquisition von Privatpatienten

Entscheidend ist daher, dass frühzeitig über sogenanntes Zielgruppenmarketing darauf hingewirkt wird, von der GKV und der PKV auf die Empfehlungsliste für die Behandlung von Privatpatienten gesetzt zu werden und darüber hinaus Wege zu entwickeln über besonderes Marketing, diese Patientengruppen zu erfassen. Das ist möglich.

5.2.1.3   Betriebswirtschaftliche PKV-Kalkulation

Die Hausarztpraxis hat durchschnittlich 60 % Kosten bei 80 % Kassenanteil. Bei Kassenpatienten bleibt grob gerechnet ein Gewinnanteil von 35 %.

Der Umsatz eines Privatpatienten liegt durchschnittlich doppelt so hoch wie beim Kassenpatienten bei gleichen Kosten. Für den Privatpatienten ergibt sich daher ein Gewinnanteil von etwa 70 %. Durch die höhere Abrechnung bei gleichzeitig höherem Gewinnanteil ergibt dies eine Ertragssteigerung von 300 %.

1/3 Private – 3/3 Ertrag

Vereinfacht lässt sich sagen, dass man mit einem Drittel solcher Patienten von der Fallzahl her genauso viel erwirtschaften kann, wie mit der dreifachen Menge Kassenpatienten. Hinzu kommt bei Kassenpatienten die höhere Regressgefährdung und die Bürokratie.

Wichtig: Hochwertige Patientengruppen als Basis

Jeder psychoaktive und mit Lebensqualität und Innovation planende Arzt muss also das zentrale Ziel haben, sich insbesondere auch durch besondere Dienstleistungen und besondere Marketinganstrengungen diesen Patienten gut zu widmen, anstatt allein auf einem – gesellschaftlich auch zu betreuenden – sozial negativ selektierten Patientengut die Hauptfunktion der Praxis zu sehen.

Privatversicherung und GOÄ vor der Neuordnung

Es ist nicht empfehlenswert, ausschließlich auf die Karte „Privatversicherung" zu setzen. Juristisch ist die GOÄ – analog zur GKV – nur dazu da, das medizinisch Notwendige bei an sich existenzbedrohenden Krankheitsbildern zur Verfügung zu stellen.

PKV: Abrechnungs-Missbrauch 30 %

Die Großzügigkeiten, die sich eingeschlichen haben, beruhten in der Vergangenheit primär auf subjektiven Komponenten. Zur Zeit behauptet der Verband der privaten Krankenversicherungen schon einen Missbrauch in Höhe überhöhter Abrechnungen von ca. 30 %.

Die PKV wird deshalb alles tun, um über eine interne Abrechnungsprüfung die Abrechnungsmengen zu reduzieren. Das ist im Markt bereits spürbar.

Korrekt abrechnen!

Deshalb ist es strategisch zwar wichtig, die Privatpatienten-Versichertenanteile zu erhöhen, aber auf der Basis geringerer Gewinnerwartung und auf der

Basis ICD abgesicherter, wissenschaftlich nachvollziehbarer Diagnostik und Therapie.

Bedeutung der PKV – Zukünftiger Hauptträger der Krankenversicherung

Die Funktionsfähigkeit der Institution „Private Krankenversicherung" wird in Zukunft den gleichen Stellenwert haben, wie die bisherige Funktionssicherung der GKV. Also erhält die künftige GOÄ Komplexgebühren, indirekte Zeitziffern und indirekte ICD-Verschlüsselung.

5.2.1.4   PKV: Das amerikanische Modell

Darüber hinaus soll die PKV das Recht haben, unmittelbare, pauschalierte Versorgungsverträge mit den Ärzten zu schließen.

Selbst wenn die einzelne Arztpraxis an Stelle eines Gewinnaufschlages in Höhe von 300 % nur noch einen Gewinnaufschlag von 200 % hätte, ist die Behandlung von Privatpatienten wesentlich rentabler und erstrebenswerter als die vergleichbare Rentabilität im GKV-Bereich.

Weil die Ausgabenentwicklung die Hauptursache für steigende Beiträge darstellt, hat die unabhängige Expertenkommission zur Untersuchung der Problematik steigender Beiträge der privaten Krankenversicherten im Alter empfohlen, der PKV rechtliche Möglichkeiten an die Hand zu geben, um die Kostenentwicklung wirksamer steuern zu können. Insbesondere hat die Expertenkommission in ihrem Gutachten empfohlen, die Aufnahme vertraglicher Beziehungen zwischen Krankenversicherern und Leistungserbringern zum Zweck ihrer Verknüpfung mit entsprechenden Tarifangeboten zu ermöglichen.

Deshalb ist es erforderlich, im Zusammenhang mit der medizinischen Notwendigkeit der Heilbehandlung gesetzlich auch ein allgemeines Wirtschaftlichkeitsgebot für Behandlungsumfang und Aufwendungen hierfür zu verankern. Der PKV als einem unter Vertragsfreiheit stehenden System wird der notwendige Spielraum dadurch eingeräumt werden, dass die *allgemeinen Versicherungsbedingungen (AVB)* die medizinische Notwendigkeit und Wirtschaftlichkeit auch weiter fassen können, so dass auch echte „Luxus"-Medizin (im Sinne medizinisch nicht indizierter, sondern einfach nur unnötig teurer Medizin) oder teure alternative Heilmethoden (für die ein wissenschaftlich fundierter Wirksamkeitsnachweis fehlt) versichert werden können. Auch muss – wie bisher – die Möglichkeit für Tarife eröffnet bleiben, über den Regelsätzen der Gebührenordnungen liegende Vergütungen für medizinische Leistungen zu versichern.

PKV – kaum noch manipulierbar

Gleichzeitig gilt zu bedenken, dass GKV und PKV durch die neue Zusammenarbeit, die neue ICD-Verschlüsselung und die Zeitwerte genau wissen, wo die neue, zukünftige, wissenschaftliche Durchschnitts-Rentabilität abrechenbarer Morbidität liegt.

Wer in Zukunft überstark – von der Norm der GKV/PKV abweichend abrechnet, muss mit Betrugsverfahren zu Lasten des Patienten und der PKV rechnen.

5.2.1.5   Den Krankenkassen-Kartellen regional ebenbürtig sein!

Der Gesetzgeber hat 2007 den Krankenkassen die Möglichkeit eingeräumt, regionale Versorgungsverträge ohne die KV abzuschließen. Die gleiche Möglichkeit soll die private Krankenversicherung durch die Neuordnung des Versicherungsvertragsgesetzes bekommen. Sie hat dann die Möglichkeit, auf der einen Seite unmittelbar mit einzelnen Leistungserbringern oder auch mit Gruppen von Ärzten Verträge zu schließen. Gleichzeitig wird die Leistungspflicht der privaten Krankenversicherer auf das jeweils preisgünstigste Diagnose- und Therapiekonzept durch das Versicherungsvertragsgesetz eingeschränkt.

5.2.1.6   Privatpatienten-Struktur im Umbruch

Nur noch Patienten mit besseren Tarifen können sich dann qualifiziertere innovative oder ganzheitliche privatärztliche Konzepte leisten. Der Privatumsatz der betroffenen Praxen geht nach Schätzungen um ca. 30 % durch diese neuen Nivellierungsmaßnahmen und die verschärfte PKV-Prüfungsstruktur herunter. Gleichzeitig rechnet man, dass ca. 15 % der Pflichtversicherten (ca. 6 Mio. Menschen) in den nächsten Jahren mit Zusatztarifen als GKV-Patienten in die PKV wechseln und damit der grundsätzliche Umsatzanteil von ca. 20 % auf ca. 35 – 40 % wächst. Damit kommt es zu drei Einnahmesäulen der zukünftigen Praxisstruktur:

ca. 40 bis 50 % Kasse

ca. 30 bis 40 % Privat

ca. 10 bis 20 % Prävention/IGeL

5.2.1.7   Kurative Innovation ist Selbstzahler-Aufgabe

Immer mehr ist festzustellen, dass private Krankenversicherungen sich weigern, neu entwickelte Operationsverfahren, Nahrungsergänzungsmittel, medizintechnische oder pharmazeutische Innovation zu bezahlen. Kurative Innovationen sind kaum noch durch Versicherungsmathematik zu kalkulieren.

Der Grund liegt darin, dass jede versicherungsmathematische Kalkulation darauf beruht, dass die Prämien bzw. Tarife so liegen, dass der Risikobedarf mit bekannten Methoden und Techniken gedeckt wird.

Notwendig ≠ Innovativ

Deshalb hat der Gesetzgeber mit dem Begriff „notwendig" gearbeitet und nicht mit dem Begriff „jeweiliges neuestes, verfügbares Optimum".

Zur Zeit verdoppelt sich in Pharmazie und Medizin die Einsatzmöglichkeit neuer Verfahren alle 5 Jahre. Das kann der Arzt in Zukunft nicht der privaten Krankenversicherung an Stelle der GKV auf's Auge drücken.

Innovation = Selbstzahler-Leistung

Jede seriöse Kalkulation und Beratung des Patienten hat in Zukunft so zu erfolgen, dass der Patient einen Kostenvoranschlag mit 2 Teilen erhält.

Teil 1 enthält eine Kostenberechnung mit bewährter Durchführung auf der Basis alter Eingriffstechniken, Verfahren und Produkte.

Teil 2 enthält den Vorschlag unter Einbezug von Innovation und Komplementärmedizin.

Im Text und in der Farbe des Vordruck-Angebotes wird der Patient und die begutachtende Versicherung wie folgt aufgeklärt:

Die oben stehenden Leistungen sind Leistungen auf Verlangen.

Nach Aufklärung und Bedenkzeit hat sich der Patient – ggf. nach Rücksprache mit seiner Versicherung – entschieden, diese innovativen bzw. mit mehr Komfort versehenen Leistungen/Verfahren nach Erbringung bar oder mit EC-Card selbst zu zahlen.

Ein Anspruch auf Erstattung oder steuerliche Berücksichtigung ist aus Sicht des Arztes bei dieser innovativen Vorgehensweise – nach bisheriger Rechtseinschätzung/Erfahrung nicht gewährleistet.

5.2.2 Prävention/Gesundheitsoptimierung ist privater Lebensstil

Die gleiche Aufklärung darüber, dass Leistungen der Früherkennung, der Prävention und der Gesundheitsoptimierung keine Krankenkassenleistungen sind, sollte auch erfolgen und jedem Arzt klar sein.

Beispiel Zahnarzt: Immer Kostenvoranschläge machen

Wie die Zahnarztpraxis sollte sich die Arztpraxis angewöhnen, standardisierte, privatärztliche Angebote nach dem ersten Anamnese- und Informationstermin mit dem Patienten zu machen. Dabei sollte gleichzeitig eindeutig nach „erstattungsfähig" und „in der Regel nicht erstattungsfähig" differenziert werden.

5.2.2.1 Neue Philosophie erforderlich

Wenn in einer qualifizierten Arztpraxis Service, Kompetenz, Ambiente und Garantieleistung stimmen, ist nicht einzusehen, dass eine solche Regelung im Rahmen einer mündigeren und eigenverantwortlicheren Gesellschaft nicht zur ganz normalen Übung wird. Die Zahnarztpraxis macht es vor.

Naturgemäß gilt diese Grundüberlegung nur für medizinisch zeitlich aufschiebbare Tätigkeiten, nicht für notwendige, aktuelle Interventionen.

5.2.2.2 Neue Einnahmesäule Prävention

Prävention und Salutogenese erhalten in einem neuen ärztlichen Berufsbild einen zentralen, zukunftsorientierten Stellenwert. Ohne Resonanz in der tradierten Ärzteschaft hat die gemeinsame Gesundheitskommission des Deutschen Bundestages 2002 (Enquête-Kommission „Demokratischer Wandel", ISBN 3-93341-58-1) sich zur Prävention geäußert.

Prävention: Die neue Arztrolle

Gleichzeitig muss darauf hingewiesen werden, dass sich Deutschland im Rahmen der UN-Charta Ottawa 1996 schon für ein neues, salutogenetisches Weltbild verpflichtet hat und dies in das Konzept der Gesundheit für die Europäische Union eingeflossen ist.

Salutogenese – ein langsamer Prozess

2001 hat noch einmal ausdrücklich der Sachverständigenrat von den Ärztekammern – ohne jede Resonanz – ein salutogenetisches Weltbild eingefordert. Dies heißt kontinuierliche Optimierung von gesundheitsfördernden Faktoren um maximale Auto-Regulation / Selbstheilung zu unterstützen.

Das GMG hat diesen Schritt mit der Deutschen Stiftung für Prävention und Gesundheitsförderung vollzogen. Entsprechend erweiterte Gesetze folgen.

Prävention – eine soziale Verpflichtung

Gleichzeitig sind die Krankenkassen ermächtigt, für sozial schwache Teile der Gesellschaft die Prävention in Betrieben anzugehen. Zwei Drittel der Gesellschaft werden dadurch nicht erreicht. Das ist die einmalige Chance der deutschen Ärzteschaft, wenn sie nicht – wie schon einmal vor 10 Jahren – ausdrücklich die Prävention als ärztliches Rollenbild ablehnt.

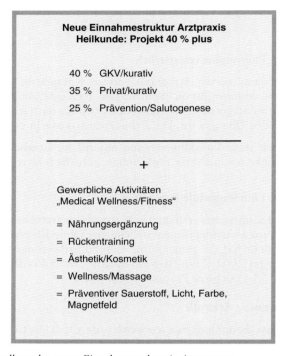

Neue Einnahmestruktur Arztpraxis
Heilkunde: Projekt 40 % plus

40 %   GKV/kurativ

35 %   Privat/kurativ

25 %   Prävention/Salutogenese

+

Gewerbliche Aktivitäten
„Medical Wellness/Fitness"

= Nährungsergänzung

= Rückentraining

= Ästhetik/Kosmetik

= Wellness/Massage

= Präventiver Sauerstoff, Licht, Farbe,
Magnetfeld

Abb. 30: Darstellung der neuen Einnahmestruktur in Arztpraxen

5.2.2.3   AOK Gesundheitskasse statt Kassenarzt als Leibarzt

Dass es überhaupt zu dem Begriff „AOK – Die Gesundheitskasse" kommen konnte, ist ausschließlich ein Verschulden einer kurzsichtigen Strategie der deutschen Kassenärzteschaft, im Gegensatz zur deutschen Zahnärzteschaft. Die Ärzteschaft verweigert sich, sich nach dem Leitbild unmittelbar primär auf gesundheitsfördernde Faktoren zu konzentrieren und wartet immer noch ab, bis der Patient erkrankt ist. Dann ist es aber auf der Zeitschiene individuell und volkswirtschaftlich zu spät.

5.2.2.4 Krankenkassen reagieren mit Präventionsvergünstigungen

Die aktuelle, konkrete Umsetzungskonsequenz haben die Krankenkassen bereits gezogen und belohnen insbesondere nachgewiesene, selbst zu zahlende Präventionsaktivitäten der Patienten im Bereich Ernährung und Bewegung mit reduzierten Prämienzahlungen (Verzicht auf einen Monatsbeitrag etc.).

Damit gehört zur neuen, freiberuflichen Leistungsstruktur der von Krankenkassen geförderte Bereich mit akzeptierter Prävention.

Hier entsteht für den Arzt nun ein Angebotskonflikt.

5.2.2.5 Verhaltensänderung versus bequeme Produkte

Viele Ernährungs- bzw. Adipositas-Programme beruhten bei den Patienten nicht unbedingt auf dauerhaft geistig konditionierter Verhaltensveränderung. Vielmehr war der Erfolg auf dem Verkauf gut kalkulierter Nahrungsergänzungsprodukte aufgebaut, die dem Menschen nicht zu viele Veränderung zumuteten. Aus diesem Grunde wird sich hier der Markt differenzieren.

Ulla Schmidt
Bundesministerium für
Gesundheit und Soziales – April 2003

Neues Ergänzungs-Paradigma: Prävention

Die Aufgabe des modernen aktivierenden Sozialstaats ist es einen Beitrag zu leisten, existentiellen Notlagen vorzubeugen und zur Selbsthilfe und Eigenverantwortung anzuregen. Die meisten Krankheiten sind nicht angeboren, sondern werden im Laufe des Lebens erworben. Durch Prävention und Gesundheitsförderung hat jeder die Chance aktiv Krankheiten vorzubeugen. Jede Krankheit, die nicht entsteht, ist die beste Entlastung für die gesetzliche Krankenversicherung. Das Gesundheitssystem muss sich neben der Heilung und Linderung bestehender Erkrankung auch das Ziel setzen, zu einem Ort der Förderung und Erhaltung von Gesundheit zu werden und zur Herstellung gesunder Lebensbedingungen beizutragen. Aus diesem Grund wird die Prävention zu einer eigenständigen Säule neben der Akutbehandlung, der Rehabilitation und der Pflege ausgebaut.

Abb. 31: Erklärung der Ministerin f. Gesundheit und Soziales zur Prävention aus dem Jahr 2003

Dauerhaft verändern

Die Krankenkassen werden ggf. Vergünstigungen nur dann gewähren, wenn sich bei den Patienten ein dauerhaft durchgehaltener, nachgewiesener Veränderungs-Status im Body-Mass-Index (BMI) zeigt.

Gespaltener Markt

Also braucht der Arzt zwei Angebote: Von den Krankenkassen anerkannte zertifizierbare Ernährungs- und Bewegungsprävention und Prävention ohne Zertifizierung bzw. Anerkennung durch die Kassen.

5.2.2.6 Medical Well- und Fitness

Letztere sind in Zukunft dem Bereich Medical Wellness & Fitness zuzuordnen. Allein dadurch wird sich eine neue Veränderung des Ernährungs- und Bewegungsmarktes ergeben. Es entsteht die Zweiteilung zwischen anerkannter Krankenkassenprävention im Selbstzahlermarkt und individuellen Maßnahmen aus dem Bereich der erleichterten Komfort-Prävention.

Wellness gewerblich ausgliedern

Der Arzt sollte die nicht-zertifizierbare Prävention zu Teilen in einem ausgegliederten Bereich von Medical Wellness & Fitness anbieten, der gewerblichen Charakter hat. Dort wird von der Praxis oder an drittem Ort kollegial getragen ein entsprechend fachkundlicher und davon getrennt gewerblicher Dienstleistungsbereich angeboten.

So können moderne, innovative Verfahren gemeinsam auf Mietbasis angeschafft und getestet werden.

Der neue, kollegiale und ausgegliederte Präventions- und Medical-Wellness & Fitness-Bereich

Das Beispiel der hohen gesellschaftlichen Akzeptanz der Praxisgebühr als „unvermeidliches eigenverantwortliches Korrektiv" zeigt die Bewusstseinsveränderung der Bevölkerung an.

Wir finden gesellschaftlich den Übergang vom kostenlosen, freibierorientierten Sachleistungskonsumenten hin zum mündigen, aufgeklärten Patienten und Partner des Arztes für selbst zu zahlende Gesundheitsoptimierung und eigenverantwortliche Prävention.

Regional überschaubar zusammenschließen: das neue standortübergreifende kooperationsfördernde Berufsrecht

Also ist es sinnvoll, dass sich Ärzte entscheiden, sich in überschaubaren Gruppen von 7 – 12 Praxisinhabern fachgleich oder interdisziplinär für Angebote zusammen zu schließen, die entweder heilkundliche Prävention oder getrennt sinnvolle Medical Wellness & Fitness anbieten (vgl. hierzu Kapitel 4 dieses Buches).

Dies erleichtert das neue Berufsrecht, beschlossen im Mai 2004 in Bremen. Dies wird von der Ärztekammer als gültiges Landesrecht ab 2005 endgültig verbindlich.

Die Teilgemeinschaftspraxis wird wohl in Zukunft das am schnellsten wachsende Modell erfolgreicher, innerärztlicher Kooperationen sein

Neben dem alt bewährten, patientennahen Praxissitzkonzept der Einzel- oder Gemeinschaftspraxis gibt es in Zukunft eine Palette neuer innerärztlicher Zusammenwirkungsmöglichkeiten: kassen- und privatärztlich als fachgleiche Fachärzte oder auch fachärztlich/hausärztlich (interdisziplinär).

Nachdem nun die Umsetzungsphase für die Einschränkungen aus GMG, EBM und GOÄ-Absenkung gemäß des Entwurfs des Versicherungsvertragsgesetzes Schritt für Schritt greifen, hat sich der Deutsche Ärztetag 2004 in Bremen entschlossen, die Zusammenschließungsfähigkeiten von Ärzten insbesondere regional zu stärken. Damit wird es möglich sein, Einkommensverluste auszugleichen und politische Einflussverluste auf der Bundesebene mit diesen neuen Möglichkeiten regional zu kompensieren.

Zusammenfassung

Mit der immer stärker ins Bewusstsein der Bevölkerung tretenden Prävention erschließt sich für die Arztpraxis ein 2/3 vergrößerter Nachfragebereich.

Viele der Menschen, die bisher nicht in die Arztpraxis gingen, wollten sich seelisch nicht dem Begriff „Krankheit" aussetzen. Nach allen Untersuchungen sind sie faktisch genauso krank wie die Mehrzahl der Menschen, die eine Arztpraxis aufsuchen.

Sie sind beruflich belastet, haben seelische Konflikte, ihr Regulationsverhalten ist gestört, sie sind von Ängsten getrieben. Nur der Arzt muss jetzt aktiv auf die Menschen in der Gesellschaft zugehen. Er muss gesellschaftliche Netzwerke pflegen, sich mit Informationsbeiträgen zur Gesundheit z.B. in Einkaufzentren engagieren und nicht warten bis Menschen in seine Praxis kommen.

Neues Leitbild

Nähert sich nun der Arzt präventiv unter dem Gesichtspunkt „Partner für mehr Kraft, Energie, berufliche und private Zielerreichung" diesen Menschen, so erschließt sich ganz von selbst eine neue, wichtige Berufsfunktion und Einnahmequelle.

Somit ergibt sich durch den Bewusstseinswandel der Bevölkerung und ihr Älterwerden eine neue, ungewöhnliche gesellschaftliche Chance für den Arztberuf. Vorausgesetzt, die Arztgruppe ist in der Lage, ein Bewusstsein zu entwickeln, das schon in der Bevölkerung vorliegt, den Berufsstand aber selbst aufgrund seiner gesellschaftlichen „Abschottung" noch nicht erreicht hat.

Die Krise des Umbruchs ist gleichzeitig eine Chance für die Weiterentwicklung eines uralten Berufsbildes, nämlich des kurativen, präventiven Leib- oder Vitalarztes.

6 Vorschläge für die IGeL-Praxis

W. Grebe

Der Markt wird derzeit überflutet durch eine unüberschaubare Vielfalt an unterschiedlichsten IGeL-Leistungen. Die Bandbreite reicht von Check- und Diagnostikleistungen über Beratungs- bis hin zu therapeutischen Leistungen. Für den einzelnen Arzt ist das Gesamtangebot längst nicht mehr zu überblicken. Das Angebot lässt sich grob in drei Bereiche unterteilen

- Ärztliche GKV-Leistungen im speziellen Fall
- Ärztliche Non-GKV-Leistungen (GOÄ, NUB)
- Nicht-ärztliche Leistungen, die aus Gründen der Qualität und Kompetenz von einem Arzt oder unter dessen Aufsicht erbracht werden sollen

Eine weitere wichtige Unterscheidung lässt sich vornehmen zwischen gerätegestützten Leistungen und solchen IGeL-Leistungen, die keinen Geräteeinsatz erfordern.

Die Bewertung dieser IGeL-Leistungen aus medizinischer Sicht variiert von Arzt zu Arzt erfahrungsgemäß sehr stark. So kann der eine Arzt von einer alternativen Therapiemethode überzeugt sein und setzt diese auch gezielt zur Behandlung seiner Patienten ein. Ein anderer hält diese Therapieform schlichtweg für Hokuspokus. Verschiedene Institutionen (Berufsverbände, KVen, Ärztekammer) unterstützen Ärzte dahingehend, dass sie fachgruppenspezifisch sinnvolle IGeL-Leistungen empfehlen, um die Spreu vom Weizen zu trennen.

Für das nachfolgende Kapitel dieses Buches haben wir uns bemüht, einen relevanten Querschnitt aus dem IGeL-Markt für Hausärzte auszuwählen. Dabei haben wir darauf geachtet, solche IGeL-Leistungen zu finden, die heute tatsächlich in den Praxen von Hausärzten angewandt werden, die also einen gewissen Marktanteil erreicht haben. Weiterhin haben wir versucht, möglichst unterschiedliche IGeL-Leistungen zu berücksichtigen. So finden Sie gerätegestützte Leistungen, ebenso wie reine Beratungsleistungen, Diagnostik- und therapeutische Leistungen.

Ob eine, mehrere oder alle diese IGeL-Leistungen für Sie in Frage kommen, diese Entscheidung treffen Sie glücklicherweise immer noch selbst. Wertvolle Hinweise, an welchen Kriterien die Auswahl eines passenden IGeL-Leistungsspektrums für Ihre Praxis orientiert sein soll, hat übrigens in Kapitel 3.1.2 dieses Buches einer Ihrer Kollegen für Sie zusammengestellt.

6.1 Beratung und Behandlung mit Phytopharmaka

R. BURIAN

6.1.1 Allgemeine Beschreibung

Der Hausarzt und Internist spielt in der ganzheitlichen medizinischen Versorgung des Patienten eine zentrale Rolle. Neben der medizinischen Grundversorgung im Krankheitsfall (GKV Leistungskatalog) gibt es mittlerweile eine Vielzahl von Leistungen (IGeL), die über das notwendige Maß des GKV-Katalogs hinausgehen, jedoch für den Patienten sinnvoll und empfehlenswert sind. Hierzu gehören vor allem Präventionsmaßnahmen, Leistungen zur Früherkennung und zusätzliche, von der GKV nicht getragene, Behandlungsmaßnahmen. Die optimale Auswahl anzubietender IGeL-Leistungen sollte praxisspezifisch erfolgen, z.B. als „präventionsorientierte Hausarztpraxis", damit sie für den Arzt auch rentabel wird. Gerade die Kombination von sich ergänzenden IGeL-Leistungen ermöglicht hier einen effizienten Einsatz von medizinischem Know-how, Ressourcen und Zeit. Ein einfaches und in jeder Praxis sofort umsetzbares Beispiel soll dies näher erläutern.

6.1.2 Beratung zur Zusammenstellung einer Hausapotheke

Jeder Hausarzt bzw. Internist kann seinen Patienten eine Beratung zur *Zusammenstellung und Anwendung einer Hausapotheke* als IGeL-Leistung anbieten. Eine gut sortierte Hausapotheke bietet dem Patienten bei vielen kleineren Verletzungen und alltäglichen Befindlichkeits- oder Gesundheitsstörungen rasche Hilfe und sollte daher in keinem Haushalt fehlen. Gerade die individuelle Zusammenstellung einer solchen Hausapotheke, die auf alle Familienmitglieder und unter Berücksichtigung deren Vorerkrankungen abgestimmt ist, sollte als medizinische Beratung in den Händen des Arztes liegen. Zur Beratung gehört ebenso eine entsprechende Medikamentenauswahl, wie auch die Anwendungsempfehlung mit Hinweisen zur Selbstmedikation und das Aufzeigen der Grenzen der Selbstbehandlung.

6.1.2.1 Patientenberatung

Die Beratung zur *Zusammenstellung einer Hausapotheke* sollte jedem Patienten angeboten werden. Dabei sollte dem Patienten vermittelt werden, dass diese Beratung in jedem Fall für ihn Vorteile bringt, da die individualisierte Hausapotheke eine sinnvolle Selbstbehandlung ermöglicht, somit auch für den Patienten wirtschaftlich ist und der Arzt immer Ansprechpartner in allen Fragen der Gesundheit bleibt.

Folgende *Patientengruppen* profitieren besonders von dieser Serviceleistung:

- Familien mit kleineren Kindern, wegen des erhöhten Bedarfs an Selbstmedikation, gleichzeitig aber auch dem besonderen Beratungsbedarf bei Präparaten zur Vergabe an Kinder.
- Ältere Menschen, die weniger mobil sind.
- Selbstständige oder andere Personenkreise, die aufgrund ihrer Arbeitsbelastung keine Zeit für häufige Arzt- oder Apothekenbesuche haben.

Die *Zusammenstellung* der Hausapotheke sollte individuell gestaltet werden, einige Basiselemente sind hier genannt:

- Verbandsmittel und Krankenpflegeartikel, wie z.B. Mullbinden, elastische Binden, Wundschnellverbände, Heftpflaster.
- Instrumente, wie z.B. Dreiecktuch, Verbandschere, Augenklappe, Fieberthermometer.
- Arzneimittel:
  Da es sich hierbei um Fragen zur Selbstmedikation handelt, auch unter Einbeziehung der individuellen Vorerkrankungen, sollte dies als originär-ärztliche Aufgabe gesehen werden, die außerdem zur Stärkung der Arzt-Patienten-Beziehung beiträgt. Zur Orientierung im Sinne einer allgemeinen „Checkliste" für die Auswahl der Arzneimittel dient die folgende Übersicht:
  - Schmerz- und Fiebertabletten und/oder -zäpfchen
  - Erkältungsmittel gegen Husten und Schnupfen
  - Mittel gegen Durchfall und Verdauungsstörungen
  - Mittel gegen allergische Hautreaktionen und Insektenstiche
  - Wundverletzungen und Sonnenbrand
  - Desinfektionsmittel

Die Auswahl der Arzneimittel sollte aufeinander abgestimmt sein. Hier bieten sich gute Möglichkeiten aus der Naturmedizin an (z.B. Echinacin®), mit abgestimmten Produkten aus langjähriger wissenschaftlicher Forschung.

Für den Patienten hilfreich (Erinnerung) und für den Arzt von Vorteil (Patientenbindung) ist der Einsatz des „Grünen Rezepts", da Arzneimittel für die Hausapotheke ohnehin keine GKV-Leistung darstellen. Außerdem kann der Arzt ganz allgemein den Stellenwert des „Grünen Rezepts" für die Patientenversorgung erklären und etablieren, mit dem Zusatznutzen einer Fallzahlstabilisierung vor dem Hintergrund des neuen EBM 2005. Zudem kann der Patient nur <u>namentlich</u> gekennzeichnete Arzneimittelausgaben, wie beim „Grünen Rezept" oder einem entsprechenden Apothekenbeleg, steuerlich absetzen.

6.1.2.2 Durchführung

Je nach Patientensituation bietet sich eine Einzelberatung oder eine Beratung in Gruppen unterschiedlicher Teilnehmerzahl an. Eine Gruppenberatung macht Sinn, wenn Patienten mit identischen, häufig chronischen Grunderkrankungen, betreut werden. Für diese Patienten muss die Zusammenstellung der Hausapotheke und die medizinische Beratung hinsichtlich der Basiserkrankung im Zusammenhang mit der regelmäßigen Medikamenteneinnahme sorgfältig abgestimmt werden.

6.1.2.3 Abrechnungsbeispiele Zusammenstellung Hausapotheke

Die Beratung zur Zusammenstellung einer Hausapotheke kann vom Arzt mit folgenden Ziffern der GOÄ abgerechnet werden:

A) Einzelberatung

Ziffer	Legende	Analogbeschreibung (sofern analoger Ansatz)	1facher Satz	2,3facher Satz
34*	Erörterung einer Erkrankung (Dauer min. 20 Minuten)	Beratung zur Zusammenstellung einer Hausapotheke (Dauer min. 20 Minuten)	17,49	40,22
			17,49 €	40,22 €

B) Gruppenberatung

Ziffer	Legende	Analogbeschreibung (sofern analoger Ansatz)	1facher Satz	2,3facher Satz
20	Beratungsgespräch in Gruppen, 4 – 12 Teilnehmer, (Dauer min. 50 Minuten), pro Teilnehmer	Beratung zur Zusammenstellung einer Hausapotheke, Beratungsgespräch in Gruppen, 4 – 12 Teilnehmer, (Dauer min. 50 Minuten), pro Teilnehmer	7,00	16,09
	Vier Teilnehmer		28,00 €	64,36 €
	Zwölf Teilnehmer		84,00 €	193,08 €

6.1.3 Behandlungskonzepte

Individuelle Gesundheitsleistungen (IGeL) sind keine neue Erfindung. Ihr Stellenwert ändert sich allerdings drastisch. Durch die einschneidenden Veränderungen im Gesundheitswesen müssen immer mehr medizinische Leistungen dem Selbstzahlerbereich zugeordnet werden. Gleichzeitig besteht eine zunehmende Akzeptanz bei Patienten, bestimmte medizinische Leistungen auch selbst zu bezahlen. Eine Praxis, die keine individuellen Gesundheitsleistungen anbietet, verzichtet damit nicht nur auf zusätzliche Einkommensmöglichkeiten, sie kann ihre Patienten auch nicht umfassend im Sinne eines „ganzheitlichen individuellen Gesundheitsbedürfnisses" beraten und behandeln.

Inzwischen sind zahlreiche Schnittstellen zwischen GKV-Leistung und IGeL entstanden, die z.B. als *akute Erkrankung* Bestandteil des GKV-Katalogs sind, jedoch als *Präventionsmaßnahme* nur über IGeL angeboten und abgerechnet werden können. Ein anderes Schnittstellenproblem entsteht, wenn Leistungen der GKV nur in einem bestimmten Umfang übernommen werden, der Patient aber weitere oder andere medizinische Leistungen wünscht. Diese können dann wiederum nur als IGeL erbracht werden. In den folgenden Kapiteln sind entsprechende Beispiele dargestellt. Diese Beispiele sind gleichzeitig so gewählt, dass sie auch jeder „IGeL-Einsteigerpraxis" eine sofortige Umsetzung – ohne zusätzliche Investition – ermöglichen.

Die KBV und KV'en veröffentlichen keine IGeL-Listen mehr, sodass aktuell unterschiedliche Informationen hierzu im Umlauf sind. Wichtig für den Arzt, der individuelle Gesundheitsleistungen erbringt und abrechnet, ist die Kenntnis der rechtlichen Rahmenbedingungen. Bei speziellen Rückfragen zur Abgrenzung von IGeL und GKV-Leistungen stehen u.a. die Beratungsstellen der Landesärztekammern zur Verfügung.

Einen sehr guten und zusammenfassenden Überblick zum Thema „Individuelle Gesundheitsleistungen: Rechtliche Grundlagen der Kommunikation, Erbringung und Abrechnung" bietet die MADAUS AG an. MADAUS stellt sein lang bewährtes und nach wissenschaftlichem Standard hergestelltes Arzneimittelsortiment dem Arzt in einem ganzheitlichen IGeL-Konzept zur Verfügung. In Zusammenarbeit mit dem renommierten Rechtsanwalt Dr. Ingo Pflugmacher, Kanzlei Busse & Miessen, werden dabei die wesentlichen Inhalte zu den rechtlichen Rahmenbedingungen vermittelt und diese z.B. durch Formulare wie Mustervertrag, Patienteninformation, Honorarvereinbarung ergänzt. Das IGeL-Konzept ist im Internet abrufbar unter www.madaus.de.

Patienten werden sich vor allem dann für eine IGeL-Leistung entscheiden, wenn sie nach individueller Beratung durch den Arzt vom Nutzen der Behandlung überzeugt sind. Für Hausärzte, die ihre Patienten oft sehr lange und über Generationen kennen und betreuen, öffnet sich hier ein wichtiges Zusatzgebiet *ganzheitlicher Patientenversorgung*. Das bedeutet nicht nur Patientenbindung, es dient auch der Praxissicherung. In Zeiten drastischer Fallzahlverluste und vor dem Hintergrund der Auswirkungen des neuen EBM sind Maßnahmen zur Stabilisierung der Fallzahlen besonders wichtig.

Andererseits muss die IGeL-Leistung „verkauft" werden, und das fällt noch vielen Ärzten schwer. Doch auch hier gibt es zahlreiche Hilfsmittel und Methoden, wie das IGeL-Angebot kommuniziert und dem Patienten vermittelt werden kann (s. Kapitel 3 ff.).

6.1.4 IGeL-Kombination: „Hausapotheke" mit „Reisemedizin"

Eine sinnvolle Verknüpfung mit einer weiteren IGeL-Leistung bietet sich im Bereich der Reisemedizin geradezu an.

Der Hausarzt kennt in der Regel seine Patienten lange genug, bekommt sie mehrmals jährlich zu sehen und erfährt dabei von den Reisegewohnheiten. So haben z.b. Patienten des Hausarztes einen Impfpass, mit regelmäßiger Auffrischung der üblichen Impfungen. Bei diesen regulären Impfkontakten ist es dann sehr einfach, die geplanten Reisevorhaben zu erfahren und dem Patienten oder der Familie eine individualisierte reisemedizinische Beratung anzubieten.

Reisemedizinische Vorsorgeleistungen sind keine Kassenleistung, sondern ein „klassisches" Beispiel für die individuelle Gesundheitsleistung. Hierunter subsummieren sich neben der *reisemedizinischen Beratung inkl. Impfberatung und Impfungen auch die Eignungsuntersuchungen für Reisen*, sowie das Zusammenstellen einer auf die individuellen Bedürfnisse des Patienten ausgerichteten *Reiseapotheke*. Auch hierbei sollte zwischen „gesunden" Reisenden und „chronisch kranken" Reisenden unterschieden werden (s.o.).

6.1.4.1 Hintergrund

Die immer noch hohe Zahl an Fernreisen in Deutschland bringt es mit sich, dass Krankheiten im Ausland erworben und mit nach Hause gebracht werden. Nicht nur aufgrund der „SARS"-Problematik ist für viele Reiseziele eine fachlich qualifizierte intensive Beratung der Patienten hinsichtlich der Präventionsmaßnahmen erforderlich (z.B. Malaria), sondern diese wird immer häufiger auch von den Patienten gewünscht. Bietet der Hausarzt seinen Patienten diese Leistung an, fördert das zusätzlich die Patientenbindung.

Ein Schwerpunkt *reisemedizinischer Beratung* liegt sicher in der Prävention von Infektionserkrankungen durch Schutzimpfungen oder Beratung zur Malariaprophylaxe. Neben einer ggf. notwendigen Auffrischung der Standardimpfung kann eine reisespezifische Impfung, wie gegen Hepatitis A oder B,

Typhus oder Cholera, abhängig vom Reiseziel und der Reiseart, durchgeführt werden. Dabei ist zu berücksichtigen, dass die von der Ständigen Impfkommission (STIKO) als Standardimpfung eingestuften Impfungen als Leistungen der gesetzlichen Krankenkasse abzurechnen sind, aber Indikationsimpfungen, die im direkten Zusammenhang mit einer Reise vorgenommen werden, als IGeL-Leistung abgerechnet werden müssen (siehe nächster Abschnitt). Es liegt sogar in der fürsorglichen Verantwortung des Hausarztes, seinen Patienten auf diese weiteren Schutzmaßnahmen hinzuweisen.

Weitere Informationen zu Impfempfehlungen und STIKO sind unter www.rki.de und www.auswaertiges-amt.de nachzulesen.

Doch heutzutage sind nicht nur Fernreisen, sondern auch innereuropäische Reisen zunehmend mit gesundheitlichen Gefährdungen verbunden. Patienten, ob Familien mit Kindern oder ältere Reisende mit Vorerkrankungen, werden sicher gerne eine entsprechend angebotene Leistung annehmen, wenn damit für sie ein unbeschwertes Urlaubsvergnügen möglich ist.

Besonders vor dem Hintergrund, dass zahlreiche Gesundheitsprobleme nicht nur auf fehlenden Impf- und Malariaschutz, sondern auch auf mangelnde Nahrungsmittel- und Trinkwasserhygiene zurückzuführen sind, sollten Patienten mit einer auf die Bedürfnisse individuell abgestimmten Reiseapotheke vom Hausarzt ausgestattet werden. Auch hier ist der Hausarzt durch die weitere IGeL-Leistung bei der *Zusammenstellung einer Reiseapotheke* in der Lage, den Patienten ganzheitlich zu versorgen und dabei zusätzliche Einkommensmöglichkeiten zu nutzen.

Für die Zusammenstellung der Reiseapotheke bieten sich vor allem Arznei- und Hilfsmittel für die häufigsten Reisekrankheiten an. Dabei stehen nach der Statistik Durchfallerkrankungen an erster Stelle, gefolgt von Erkältungskrankheiten.

Von urlaubsbeeinträchtigenden Reisedurchfällen sind je nach Reiseland bis zu 70 % aller Reisenden betroffen. Für diese Reisenden spielt die Vorbeugung eine wichtige Rolle. Zur Prävention und zur Akutbehandlung von Reisedurchfällen haben sich natürliche Trockenhefe-Präparate aus Saccharomyces cerevisiae, wie z.B. Agiostop®, besonders bewährt.

Weiterhin sollten Mittel gegen Fieber und Schmerzen (Paracetamol, ASS), geringfügige Hautverletzungen (Verbandsmaterial, Desinfektionsmittel) und Sonnenbrand/Sonnenschutz nicht fehlen. Darüber hinaus ist eine individuelle Patienten angepasste Komplettierung der Reiseapotheke für den Patienten oder die Familie sinnvoll. Für diese IGeL-Abrechnung können auch die Abrechnungsbeispiele zur Zusammenstellung einer Hausapotheke (siehe vorangegangenes Kapitel) angewendet werden.

6.1.4.2 Abrechnungsbeispiel Reisemedizin

Reisemedizinische Vorsorgeleistungen sind nicht mehr als Leistungen der gesetzlichen Krankenkasse abzurechnen, sondern müssen vom Patienten oder im Falle berufsbedingter Reisen vom Arbeitgeber getragen werden. In beiden Fällen wird mittels Privatrechnung nach GOÄ liquidiert.

Die **Reisemedizinische Beratung mit Impfplan** kann vom Arzt mit folgenden Ziffern der GOÄ abgerechnet werden:

Ziffer	Legende	Analogbeschreibung (sofern analoger Ansatz)	1facher Satz	2,3facher Satz
34*	Erörterung einer Erkrankung (Dauer min. 20 Minuten)	Reisemedizinische Beratung inkl. Impfplan (min. 20 Minuten)	17,49	40,22
76	schriftlicher Diätplan	Impfplan	4,08	9,38
			21,57 €	49,60 €

* Die Abrechnung nach Ziffer 34 ist innerhalb von 6 Monaten höchstens zweimal berechnungsfähig

Hinweis

Verschiedene Finanzämter vertreten die Auffassung, eine Beratung zur Zusammenstellung einer Hausapotheke oder Reiseapotheke sei eine umsatzsteuerpflichtige Leistung. Der Arzt kann jedoch regelmäßig von der so genannten Kleinunternehmerklausel (§ 19 UStG) Gebrauch machen. Dies bedeutet, dass der Arzt auf der Honorarrechnung keine Umsatzsteuer ausweisen und auch nicht an das Finanzamt abführen muss.

6.1.5 GKV-Kombination: supportive Tumorbehandlung

Bei einer *Krebserkrankung* werden selbstverständlich die notwendigen Behandlungskosten von der Krankenkasse übernommen. Doch nicht alles, was medizinisch möglich und sinnvoll ist, wie z.B. die Stärkung, Anregung und Stabilisierung der körpereigenen Abwehr durch Immunmodulation, fällt in den GKV-Leistungskatalog.

Als Behandlungsbeispiel für eine sinnvolle Kombination mit GKV-Leistungen soll hier die *unterstützende Behandlung bei malignen Tumoren* dargestellt werden. Krebspatienten werden heute in jeder Hausarztpraxis nach Krankenhausaufenthalt und Beendigung der Chemotherapie weiter betreut. Viele betroffene Patienten suchen nach Wegen zur Selbsthilfe und sind für Therapie begleitende Angebote zur Stimulierung ihres Immunsystems aufgeschlossen. Die supportive Misteltherapie ist heute weit verbreitet und wird bei fast allen Krebsarten zusätzlich eingesetzt. Allerdings fallen die damit verbundenen ärztlichen Leistungen und Verordnungen in den IGeL-Bereich. Die erforderlichen Kontrolluntersuchungen im Rahmen der Tumorerkrankung inklusive Labor sind wieder versicherte Behandlungsmaßnahmen.

6.1.5.1 Hintergrundinformation für die Patientenberatung

Der Hauptwirkstoff bei Mistelpräparaten ist Lektin. Lektinol® enthält eine standardisierte Menge an Mistellektin und wurde *in-vitro* und *in-vivo* umfangreich untersucht. Bei standardisiertem Mistellektin hat sich bei *in-vitro* Untersuchungen gezeigt, dass durch die Freisetzung von immunmodulierenden Zytokinen das zelluläre Immunsystem aktiviert wird, um das Tumorwachstum zu verhindern und um Krebszellen abzutöten. Diese Wirkung konnte auch für zytostatikaresistente Tumorzelllinien in-vitro nachgewiesen werden.

Zur Stärkung des Immunsystems kann bereits begleitend zu einer Chemo- oder Strahlentherapie die unterstützende Behandlung begonnen werden. Durch die Supportivtherapie mit Lektinol® werden vor allem die NK-Zellen, T-Helfer-Lymphozyten und das CD4+/CD8+ Verhältnis und die Anzahl der aktivierten T-Lymphozyten erhöht. Klinische Studien zeigten eine deutlich verbesserte Lebensqualität: Fatigue, Übelkeit und Erbrechen traten seltener und milder auf, der Appetit blieb erhalten.

Dies trägt ganz erheblich zu einer Besserung des Allgemeinzustandes der Patienten bei und damit zu einer Verbesserung der Stimmungslage der Betroffenen. Jede Krebserkrankung wirft den Patienten aus seiner Lebensbahn. Ein gutes Vertrauensverhältnis zum Arzt sowie eine enge medizinische Betreuung und Beratung des Patienten, sind wesentliche Bestandteile zur Bewältigung der Krankheit.

6.1.5.2 Durchführung

Die Einleitung und Durchführung der Begleittherapie erfordert eine individuelle Beratung des Patienten, einen Vortest und schließlich die s.c. Injektionen selbst. Alle damit verbundenen Leistungen des Arztes sind als IGeL abzurechnen.

Mit der unterstützenden Behandlung kann bereits vor und während der Standard-Tumortherapie begonnen werden. Dabei kann Lektinol® bei allen malignen Tumoren eingesetzt werden. In der Regel dauert ein Behandlungszyklus mindestens 3 Monate, wobei zweimal wöchentlich (im Abstand von drei bis vier Tagen) jeweils 1 Ampulle Lektinol® (0,5 ml) subkutan verabreicht wird.

Für die Vortestung wird intrakutan Lektinol® von 0,1 ml 1:100 verdünnt injiziert, um mögliche Unverträglichkeiten schnell (innerhalb von 30 Minuten) zu erkennen.

Auch eine Daueranwendung ist möglich. Bei dieser empfiehlt sich nach dem 3-monatigen Behandlungszyklus eine Pause von einem Monat, bevor der nächste Zyklus beginnt. Eine erneute Vortestung ist bei diesen Patienten nicht mehr nötig.

6.1.5.3 Abrechnungsbeispiele supportive Tumorbehandlung

Die supportive Tumorbehandlung mit Lektinol® ist ein gutes Beispiel, um die verschiedenen Möglichkeiten der Abrechnungsgestaltung bei IGeL aufzuzeigen.

Ausgehend von einem 3-monatigen Behandlungszyklus mit zweimal wöchentlichen Injektionen, kann der Arzt den wirtschaftlichen Möglichkeiten des Patienten Rechnung tragen, in dem z.b. der Patient zur Selbstinjektion eingewiesen wird oder die Steigerungssätze der GOÄ unterschiedlich angesetzt werden. Die folgenden drei Behandlungs- und Abrechnungsvarianten sollen dies verdeutlichen. Wie schon an anderer Stelle erwähnt, sind die im Rahmen der Tumorerkrankung notwendigen Kontrolluntersuchungen notwendige GKV-Leistungen und deshalb nicht in den Beispielen aufgeführt (= separate GKV-Abrechnung).

A) 3-monatiger Behandlungszyklus, 2 x wöchentlich sc. Injektion mit Lektinol

Ziffer	Legende	Analogbeschreibung (sofern analoger Ansatz)	1facher Satz	2,3facher Satz
1	Beratung	./.	4,66	10,73
3	Eingehende Beratung (Dauer mind. 10 Minuten)	./.	8,74	20,11
252	Injektion, intrakutan	Vortestung	2,33	5,36
	Einmalig abrechenbar		**15,73 €**	**36,20 €**

253	Injektion, intravenös	./.	4,08	9,38
	3 Monate, 2 x pro Woche (= 24):		**97,92 €**	**225,12 €**
	Gesamtleistung abrechenbar		**113,65 €**	**261,32 €**

Hinweis

Die Ziffern 1, 3 und 252 sind nur einmal abrechenbar, im laufenden Zyklus ist dann nur noch die Ziffer 253 abrechenbar.

B) 3-monatiger Behandlungszyklus, Selbstinjektion durch den Patienten

Ziffer	Legende	Analogbeschreibung (sofern analoger Ansatz)	1facher Satz	2,3facher Satz
1	Beratung	./.	4,66	10,73
3	Eingehende Beratung (Dauer mind. 10 Minuten)	./.	8,74	20,11
252	Injektion, intrakutan	Vortestung	2,33	5,36
			15,73 €	**36,20 €**

6.1.6 GKV-Kombination: Schnarchen und Schlafqualität

Die Betreuung und Behandlung schnarchbetroffener Patienten und ihrer Lebenspartner kann für jeden hausärztlich tätigen Arzt eine wichtige und lohnende Aufgabe sein. Allein die zunehmende Inzidenz im höheren Lebensalter (60 bis 80 % der Männer > 50 Jahre schnarchen) und die damit verbundenen Belästigungen und Befindlichkeitsstörungen, verdeutlichen den Stellenwert dieses Problems.

Da eine Schlafapnoe nur bei ca. 1 – 2 % der Bevölkerung vorliegt, deren Behandlung dann auch über die GKV abgerechnet wird, fallen die übrigen „Schnarcher" aus dem Leistungskatalog heraus.

Deren Beratung, Betreuung und Behandlung sollte schon deshalb ärztlich erfolgen, weil die Schlafqualität und die Tagesbefindlichkeit erheblich beeinträchtigt sein können. Die betroffenen Patienten leiden häufig unter Nervosität, Konzentrationsstörungen, Leistungsabfall, Kopfschmerzen und Schwindelgefühl bis hin zur depressiven Verstimmung. Die Lebenspartner sind nicht minder stark belastet. Eine entsprechend eingehende medizinische Beratung, Analyse der Risikofaktoren und begleitende medikamentöse Therapie kann hier oft sofortige Abhilfe schaffen. Die Betroffenen werden ihrem Arzt dafür dankbar sein, auch wenn diese Leistungen als IGeL abgerechnet werden müssen.

6.1.6.1 Hintergrundinformation für die Patientenberatung

Wenn keine Schlafapnoe vorliegt, liegt die Ursache des Schnarchens häufig in einer Erschlaffung der oberen Luftwege in Höhe des Rachens. Da im Schlaf diese Muskelzüge erschlaffen, kommt es vor allem durch Vibrationen des weichen Gaumens zu den störenden Schnarchgeräuschen.

Besonders gefährdet sind folgende Personen:

- Bei Übergewichtigen kommt es eher zu Vibrationen im Mund- und Rachenraum, weil das Weichteilgewebe weniger fest ist.
- Raucher sind gefährdet, weil der Zigarrettenrauch die Mund- und Rachenschleimhaut reizt und dadurch ein gleichmäßiger Luftstrom verhindert wird.
- Auch bestimmte Arzneimittel und Alkohol können zur Muskelerschlaffung im Mund- und Rachenraum führen.
- Bei Rückenschläfern können die Atemwege eingeengt und somit der Luftstrom blockiert werden.
- Auch bei einer verstopften Nase (Erkältung, Allergien) kann es durch den eingeschränkten Luftstrom durch die Nase zur Mundatmung und zum Schnarchen kommen.
- Außerdem werden die Atemwege eingeengt, wenn ein abnorm langes Zäpfchen, Fehlstellung der Kiefer, vergrößerte Mandeln oder ein dicker Weichgaumen vorliegen.

Selbst wenn keine der o.g. Ursachen vorliegen, tritt chronisches Schnarchen häufig auf und belastet wegen der scheinbar aussichtslosen Situation die Betroffenen besonders. Hier steht seit kurzem eine begleitende medikamentöse Therapie zur Verfügung, die in klinischen Studien Wirksamkeit und Verträglichkeit über einen Zeitraum von acht Stunden belegte.

6.1.6.2 Durchführung

Zunächst sollten in der Beratung mit dem Patienten und ggf. dem Lebenspartner die Umstände und möglichen Ursachen des Schnarchens erörtert werden. Eine entsprechende Gesundheitsberatung, z.B. im Hinblick auf Übergewicht, Nikotin- oder Alkoholgenuss sowie Schlafanleitungen (z.B. Seiten- statt Rückenlage) sollten das Gespräch ergänzen.

Als begleitende medikamentöse Therapie kann das neue Snoreeze® Rachenspray angeboten werden, dass nach Evidenz basierter Medizin überzeugende Wirkung über die Dauer eines Nachtschlafs zeigte. Da die Anwendung dieses rein pflanzlichen Präparats denkbar einfach ist und durch die besondere Galenik in Liposomen (Mikroverkapselung verschiedener ätherischer Öle) lange anhält, kann hier mit hoher Patientenakzeptanz gerechnet werden. Snoreeze®

ist, nicht erstattungsfähig und fällt somit in den Selbstzahlerbereich. Auch hier bietet der Einsatz des „Grünen Rezepts" die schon erwähnten Vorteile.

Diagnostik und Behandlung des Schnarchens (nicht der diagnostizierten Schlafapnoe) sind als IGeL-Leistungen abzurechnen.

6.1.6.3 Abrechnungsbeispiel Schnarchbehandlung

Ziffer	Legende	Analogbeschreibung (sofern analoger Ansatz)	1facher Satz	2,3facher Satz
5	Symptombezogene Untersuchung	./.	4,66	10,73
34*	Erörterung einer Erkrankung (Dauer mind. 20 Minuten, ggf. unter Einbeziehung von Bezugspersonen)	Ausführliche Schlafberatung und Erörterung der Auswirkungen des Schnarchens (Dauer mind. 20 Minuten, ggf. unter Einbeziehung von Bezugspersonen)	17,49	40,22
			22,15 €	**50,95 €**

* Die Abrechnung nach Ziffer 34 ist innerhalb von 6 Monaten höchstens zweimal berechnungsfähig

Natur-Medizin

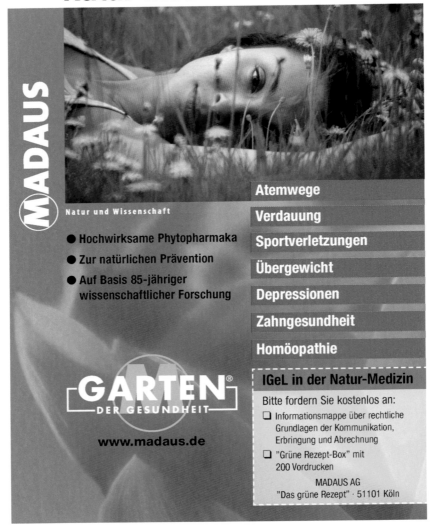

6.2 Die Pulsierende Signal Therapie®

H. MARTIN

6.2.1 Allgemeine Beschreibung

Die Original PST™-Therapie

Mit Hilfe der PST™-Technologie können durch die speziell entwickelten PST™-Therapiegeräte wie PST Ortho™, PST Mobil™, PST Osteo™, PST Dental® und PST Tinnitus® die Volkskrankheiten Arthrose und Osteoporose behandelt werden.

Desgleichen können Kiefergelenkdysfunktionen (CMD), Tinnitus und Erkrankungen oder Verletzungen des Weichteilgewebes (Sehnen, Bänder, Muskulatur) sinnvoll therapiert werden.

Historie

Die Pulsierende Signal Therapie® ist eine von dem deutsch-amerikanischen Biophysiker Dr. Dr. Richard Markoll entwickelte und perfektionierte Methode zur Behandlung von Erkrankungen des Bewegungsapparates. Betroffene Patienten leiden neben Belastungs- und/oder Ruheschmerzen vor allem an der eingeschränkten Funktionsfähigkeit der Gelenke mit verminderter Beweglichkeit und Belastbarkeit.

Für seine Grundlagenforschung mit der Pulsierenden Signal Therapie® wurde Dr. Dr. Richard Markoll im Jahr 2000 mit dem begehrten „John Liebeskind Award" der „American Academy for Pain Management" ausgezeichnet *(Abb. 32)*.

Das entsprechende Kapitel im Standard-Lehrbuch „Pain Management" über „Pulsed Signal Therapy: A Pratical Guide for Clinicians; Sixth Edition" wurde von ihm verfasst.

Seit 2003 sind die eingesetzten Impulsmuster, die Signale, kennzeichnend für die einzigartigen Energieparameter der PST™, als Verfahrenspatent in den USA geschützt *(Abb. 33)*.

6.2.1.1 Beschreibung des Verfahrens, Methodik

Bei peripheren Gelenken werden neun einstündige Behandlungen durchgeführt. Hierbei kann die Behandlung in dem entsprechenden Behandlungszentrum oder nach erfolgter Diagnosestellung und Einweisung mit PST Mobil™ *(Abb. 34)* auch bequem zu Hause erfolgen. Teile der Wirbelsäule, Hüftgelen-

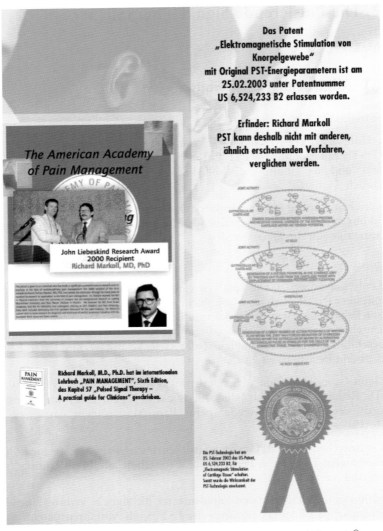

Abb. 32: Dr. Dr. Richard Markoll, Entwickler der pulsierenden Signal Therapie®

ke und Schultergürtel erfordern 12 Behandlungsstunden. Für die unterschiedlichen Gelenke stehen speziell angepasste Geräte zur Verfügung. Die Einführung der Therapie in Deutschland war im Jahre 1996.

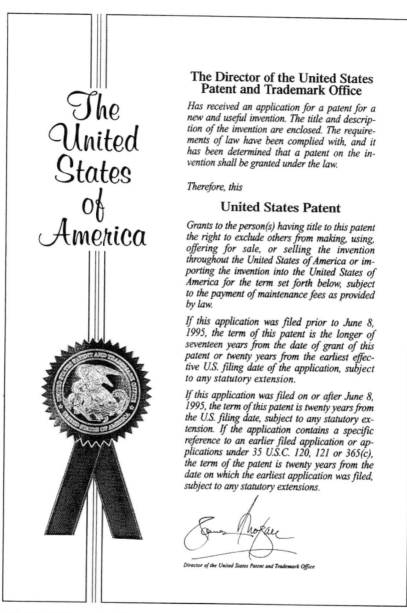

The Director of the United States Patent and Trademark Office

Has received an application for a patent for a new and useful invention. The title and description of the invention are enclosed. The requirements of law have been complied with, and it has been determined that a patent on the invention shall be granted under the law.

Therefore, this

United States Patent

Grants to the person(s) having title to this patent the right to exclude others from making, using, offering for sale, or selling the invention throughout the United States of America or importing the invention into the United States of America for the term set forth below, subject to the payment of maintenance fees as provided by law.

If this application was filed prior to June 8, 1995, the term of this patent is the longer of seventeen years from the date of grant of this patent or twenty years from the earliest effective U.S. filing date of the application, subject to any statutory extension.

If this application was filed on or after June 8, 1995, the term of this patent is twenty years from the U.S. filing date, subject to any statutory extension. If the application contains a specific reference to an earlier filed application or applications under 35 U.S.C. 120, 121 or 365(c), the term of the patent is twenty years from the date on which the earliest application was filed, subject to any statutory extensions.

Director of the United States Patent and Trademark Office

Abb. 33: US-Patent der PST™

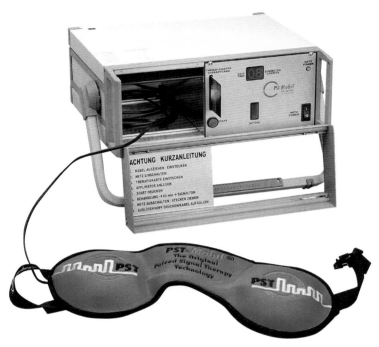

Abb. 34: PST Mobil™-Gerät

Die PST™-Technologie und ihr Wirkungsmechanismus

Die frühere Annahme, dass sich Bindegewebe (Knorpelgewebe, Knochengewebe, Sehnen, Bänder und Muskulatur) nicht regenerieren kann, ist widerlegt
worden und wurde bereits vor langer Zeit revidiert. Auch im Knochengewebe
finden tagtäglich Umbau- und Anpassungsprozesse statt, die Halbwertszeit
des Knochengewebes beträgt ca. 80 bis 120 Tage. Außerdem ist wissenschaftlich unbestritten, dass die Bewegung und natürliche Belastung der Gelenke –
die Durchwalkung des Knorpelgewebes – notwendig ist für die Ernährung
des Knorpelgewebes und die Stimulation für die kontinuierlich ablaufenden
Regenerationsprozesse darstellt. Hierbei wirkt das aufgebaute Magnetfeld
nicht als das „therapeutische Prinzip", sondern nur als Überträger für die im
Gelenk erzeugten Strömenden Potenziale. Die Pulsierende Signal Therapie®
unterscheidet sich grundlegend von der „Magnetfeldtherapie" oder von Verfahren mit „Pulsierenden elektromagnetischen Feldern". „Magnetfeldthera-
pien" in Form von Matten, Geräten und Heimgeräten arbeiten mit Wechsel-
strom. Bei der „gepulsten Magnetfeldtherapie" (PEMF) wird zwar mit
Gleichstrom gearbeitet, die elektrischen Impulse sind hier jedoch in Intensi-

244

tät, Dauer und Frequenz in der Regel gleichförmig. Eine Untersuchung von 20 unterschiedlichen Geräten zur Erzeugung von therapeutischen Magnetfeldern durch Kollmitzer am Institut zur wissenschaftlichen Erforschung alternativer Heilmethoden (IWEAH) der Universität Wien zeigt, dass Intensität und Bandbreite bei den untersuchten Geräten deutliche Unterschiede zu den Energieparametern der PST™ aufweisen. Bei der Behandlung wird durch das elektromagnetische Feld ein spezielles Signalmuster mit auf Bindegewebe gerichteten Energieparametern übertragen. Das Patent „Elektromagnetische Stimulation von Knorpelgewebe" mit Original PST™-Energieparametern ist am 23. April 2003 in Europa erteilt worden.

6.2.1.2 Indikationen, Kontraindikationen

Die PST™ ist indiziert bei sämtlichen Erkrankungen des Bewegungsapparates, bei denen Bindegewebe betroffen ist. Besonders bewährt hat sie sich bei den vielfältigen Verschleißerkrankungen der Gelenke. Auch beispielsweise Fibromyalgie (Weichteilrheumatismus)- oder Osteoporose-Patienten können erheblich von einer Behandlungsserie profitieren.

Für die PST™ bestehen keine absoluten Kontraindikationen.

Relative Kontraindikation mit Ausschluss gewisser Regionen bestehen folgende:

Bei Patienten mit Herzschrittmachern nicht im Implantationsgebiet (Halswirbelsäule, Brustwirbelsäule und Schultergürtel), bei Gravidität keine Behandlung im Bauchbereich (Becken, Lendenwirbelsäule und Brustwirbelsäule), bei Tumorerkrankungen nicht im Ausbreitungsgebiet bis zum zeitlichen Abstand von 5 Jahren und bei bakteriell entzündlichen Gelenkerkrankungen ist selbstverständlich zunächst eine antibiotische Behandlung indiziert.

6.2.1.3 Benötigtes Praxisumfeld

Bei der PST™ werden stationäre sowie mobile Geräte angeboten. Mit dem mobilen Gerät eröffnet sich dem Anwender die Möglichkeit, ohne zusätzliche Raumkosten zu arbeiten. Folgende PST™-Geräte stehen dem Arzt zur Verfügung. Der typische Anwender verfügt über drei PST™-Geräte in der Praxis und behandelt damit ca. 250 Patienten pro Jahr. Es handelt sich hierbei um das PST Osteo™ Kombi-Gerät (siehe *Abb. 35a, 35b, 35c + 36*) für die Behandlung der Hüfte, des Rückens und der Schultern sowie bei der Behandlung von Osteoporose und Fibromyalgie (Weichteilrheumatismus), um die PST Ortho™-Spule (siehe *Abb. 37a, 37b*) für die Behandlung der Extremitäten und das PST Mobil™-Gerät (siehe *Abb. 38*) für den mobilen Einsatz außerhalb der Praxis. Das PST Mobil™-Gerät ist für eine Vielzahl von Patienten, die krankheitsbedingt nicht den Weg in die Praxis ausführen oder die

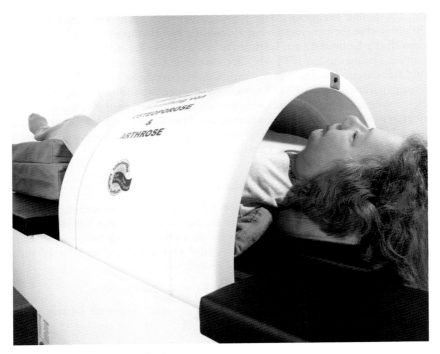

Abb. 35a: PST Osteo™ Kombi-Gerät

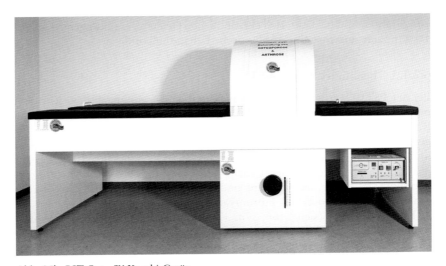

Abb. 35b: PST Osteo™ Kombi-Gerät

246

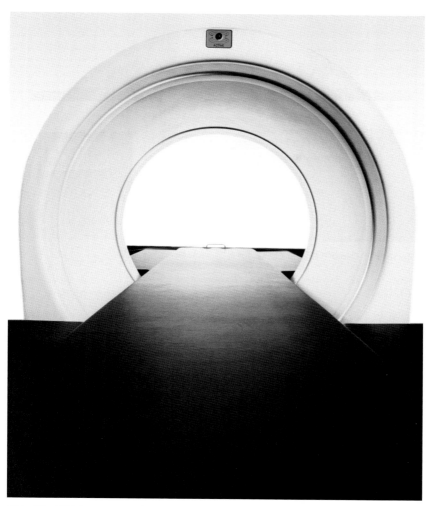

Abb. 35c: PST Osteo™ Kombi-Gerät

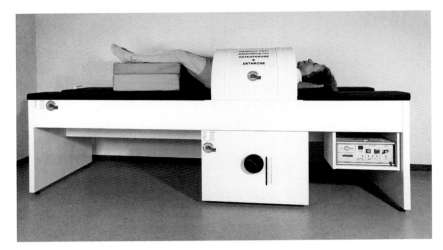

Abb. 36: PST Osteo™ Kombi-Gerät

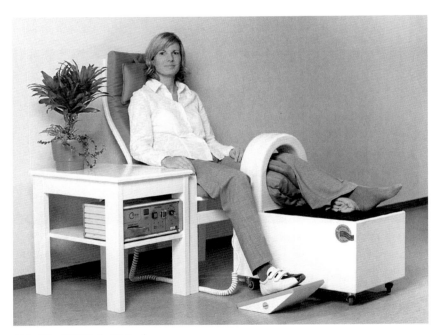

Abb. 37a: PST Ortho™-Spule

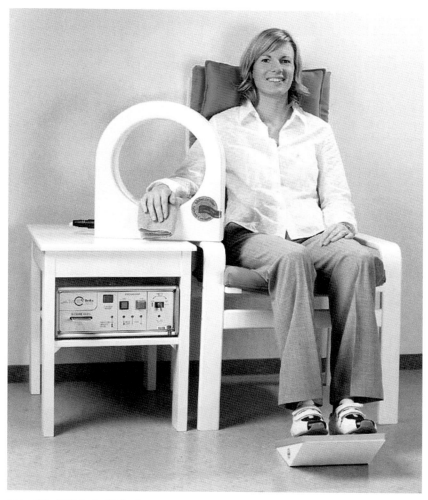

Abb. 37b: PST Ortho™-Spule

durch den Beruf aus Zeitgründen nicht täglich in die Praxis zur Therapie kommen können. Zudem wird das PST Mobil™ von vielen bekannten Profisportvereinen weltweit eingesetzt, da es den Einsatz an jedem Ort der Welt erlaubt.

Seit einigen Jahren bietet die PST™ auch eine Tinnitus-Therapie an, da weltweit festgestellt wurde, dass ca. 70 bis 80 % der chronischen Tinnitus-Ursachen durch Dysfunktionen der Halswirbelsäule ausgelöst werden. Das PST

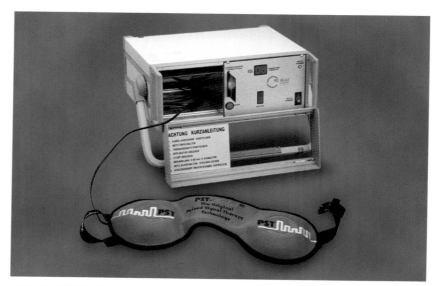

Abb. 38: PST Mobil™-Gerät

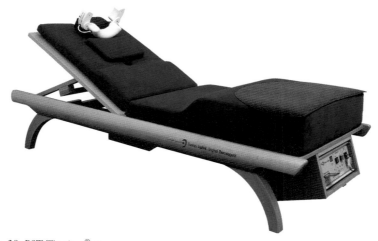

Abb. 39: PST Tinnitus®-Gerät

Tinnitus®-Gerät (siehe *Abb. 39*) ist eine spezielle Liege mit einem eigens entwickelten Applikator, der die Pulsierenden Signale direkt an das zu behandelnde Gewebe überträgt. PST™ bietet auch ein Therapiegerät, das PST Dental® (siehe *Abb. 40*), für die Behandlung von CMD (Cranio-Mandibuläre Dysfunktion) an.

Mit diesem Produktkonzept reagierte die PST™ auf alle Marktbedürfnisse.

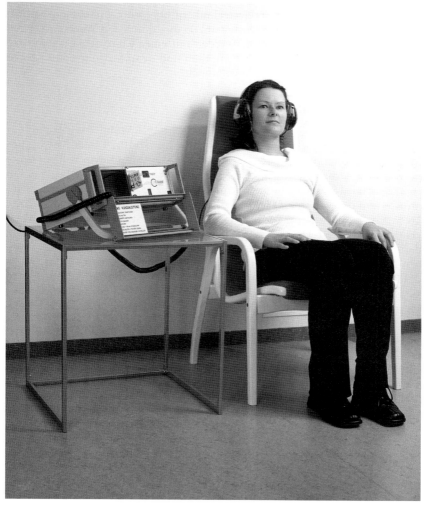

Abb. 40: PST Dental®

6.2.2 Kosten, Abrechnung und Rentabilität

Der Einsatz der PST™-Geräte bedeutet für den Arzt ein überschaubares Risiko, da er bei der PST™ keine Therapiegeräte kaufen muss. Er mietet die Geräte einfach über eine bestimmte Laufzeit von z. B. einem Jahr bis zu fünf Jahren. Somit kann der Arzt auch das Angebot in der Praxis zeitlich planen und die Mietkosten sind sofort zu 100 % absetzbar. Da es sich bei allen PST™-Therapiegeräten um zugelassene medizinische Produkte lt. MPG (Medizinproduktegesetz) handelt, werden diese auch regelmäßig und automatisch nach 24 Monaten von den Servicetechnikern überprüft. Für diese Überprüfung fallen keine zusätzlichen Kosten an, da dies durch den Wartungsvertrag geregelt wird. Alle PST™-Geräte werden mit einer Chipkarte gesteuert, so dass kein unbefugter Zugriff erfolgen kann und dem Arzt nur dann Kosten anfallen, wenn er einen Patienten behandelt.

6.2.2.1 Anfallende Kosten

Die Mietpreise der Therapiegeräte variieren. Das PST Mobil™ wird schon für Euro 95,– zzgl. 16 % MwSt., das entspricht Euro 110,20 inkl. MwSt., pro Monat angeboten. Das größte Gerät – PST Osteo™, mit dem neben Osteoporose auch Arthrose und Fibromyalgie behandelt werden kann, liegt bei Euro 212,– zzgl. 16 % MwSt., das entspricht Euro 245,92 inkl. MwSt. PST Tinnitus®- und das variable PST Ortho™-Gerät werden für je Euro 170,– zzgl. 16 % MwSt., das entspricht Euro 197,20 inkl. MwSt., angeboten. Die Mietkosten für das PST Dental®-Gerät betragen Euro 110,– zzgl. 16 % MwSt., das entspricht Euro 127,60 inkl. MwSt. Diese Kosten sind ein Beispiel für einen Mietvertrag mit einer Laufzeit von 5 Jahren und werden von ca. 90 % der PST™-Partner genutzt. Der PST™-Partner schließt für Euro 25,– zzgl. 16 % MwSt., das entspricht Euro 29,– inkl. MwSt., pro Monat und Gerät einen Wartungsvertrag ab, der die Übernahme von sämtlichen Updates, Therapiegeräte-Serviceleistungen und Reparaturen weltweit garantiert. Die PST™ garantiert Austausch oder Reparaturen innerhalb von 48 Stunden nach Eingang der Meldung.

6.2.2.2 Abrechnungsziffern und Hinweise

Die PST™-Behandlung wird lt. GOÄ A838 mit dem Faktor 2,3 zu Euro 73,74 inkl. MwSt. pro Behandlungsstunde abgerechnet. Bei den Extremitäten werden neun einstündige Sitzungen und bei den anderen Anwendungen wie Schultergürtel, Wirbelsäulenabschnitten, Hüften, Osteoporose und Tinnitus werden 12 Behandlungsstunden benötigt. Somit liquidiert der Arzt mit dem Patienten laut GOÄ bei neun Behandlungsstunden Euro 663,66 und bei 12 Behandlungsstunden Euro 884,88. Dadurch, dass der Anwender von der PST™ Chipkarten für die Steuerung der Therapiegeräte erhält, sind diese durch unerlaubte Fremdanwendungen geschützt und dem Anwender entstehen nur variable Kosten, wenn er einen Patienten behandelt.

6.2.2.3 Rentabilitätsbetrachtung

Mit diesem wirtschaftlich ausgefeilten Konzept erzielt der Arzt ab dem 5. Kunden pro Jahr seinen „Break Even". Das heißt schon bei einem Kunden pro Monat erzielt der PST™-Partner einen Gewinn. Die genannten Beispiele sind für den Markt signifikant und spiegeln die Praxis wider. Zieht man diese Kosten von den jeweiligen Umsätzen ab, so erhält der Anwender für eine 9stündige Behandlung einen Ertrag von Euro 482,70 pro Patientenbehandlung. Bei einer 12stündigen Behandlung erhält der Arzt einen Ertrag von Euro 643,60. Somit ergeben sich für die unterschiedlichen PST™-Therapiegeräte unterschiedliche Kennzahlen, die dann je nach Summe der Therapiegeräte kumulativ betrachtet werden. Die Kosten für den Transport, Aufbau, Justage sowie Einweisung, Schulung und das umfangreiche Werbematerial betragen innerhalb von Europa nur Euro 1.900,–. Diese Kosten fallen nur einmalig an. Beim PST Mobil™-Gerät belaufen sich die Kosten auf nur Euro 600,–.

6.2.3 Training für Arzt und Team

Ein eigenes Schulungsteam besucht und trainiert die PST™-Partner vor Ort in den Bereichen Praxismarketing, Patientengewinnung, Leitungsargumentation sowie Lagerung und Anwendung.

6.2.3.1 Literatur

Die Original PST™-Therapie wird als sogenannte 4. Säule der Arthrosetherapie auch in mehreren Büchern beschrieben:

Kursbuch Arthrose
von Herrn Dr. med. Alexander Rümelin
(ISBN 3-517-06687-7)

Der Mensch ist so jung wie seine Gelenke
von Herrn Prof. Dr. med. Horst Cotta
(ISBN 3-453-18864-0)

Ärztlicher Ratgeber Arthrose
von Herrn Prof. Dr. med. Dieter Wessinghage und Frau Dr. med. Isolde Leeb
(PZN 0979082)

Arthrose, endlich schmerzfrei
von Frau Dr. Michaela Döll
(ISBN 3-7766-2338-1)

Sanfte Medizin
von Herrn Dr. Günter Gerhardt
(ISBN 3-932-09155-8)

6.2.3.2   Messen

Die Präsenz von PST™ auf Messen, Kongressen und Symposien wird im Internet unter der Homepage www.sigmed.de aufgeführt.

6.2.4   Fazit, Ausblick

Gerade in der heutigen Zeit und auch in Zukunft ist und wird die Original PST™-Therapie ein wichtiger Behandlungsbestandteil erfolgreicher Praxen sein, da in der Medizin derzeit ein Paradigmenwechsel stattfindet. Zum einen von der bekannten klassischen Schul- und Gerätemedizin hin zu Naturheilverfahren, Lifestyle- und Quantenmedizin. Ebenfalls hat sich das klassische Rollenspiel „Arzt und Patient" hin zur medizinischen Beratungs- und Dienstleistungspraxis mit den entsprechenden „Gesetzen des Marktes" entwickelt. Eine vom Emnid-Institut im Jahr 1997 durchgeführte Studie zu den individuellen Gesundheitsleistungen (IGeL) zeigt die Notwendigkeit der Etablierung eines Gesundheitsmarktes außerhalb der gesetzlichen Krankenversicherung. 85 % der Befragten äußerten den Wunsch, von ihrem Arzt über die Möglichkeit individueller Gesundheitsleistungen umfassender informiert zu werden. 76 % sind bereit, sinnvolle individuelle Gesundheitsleistungen auch privat zu finanzieren. Nach unserer eigenen Erfahrung und Verifizierung des Marktes wird sich außerhalb des Monopolanspruchs gesetzlicher Krankenkassen ein zweiter und vollkommen neuer Gesundheitsmarkt etablieren. Experten prognostizieren für diesen neuen „Gesundheits-Markt" eine große Zukunft. Nach Dampfmaschine, Elektrotechnik, Chemie, Autoindustrie sowie der Informationstechnik werden medizinische Dienstleistungen boomen. Verstärkt wird diese Entwicklung durch die Gesundheitsstrukturreformen und den aufgeklärten, informierten und verwöhnten Patienten (Kunden), andererseits wird die Wahl der medizinischen Versorgungsarten und Möglichkeiten eine markenähnliche Entwicklung erfahren. Aus den Gesundheitsstrukturreformen können wir folgende Schlussfolgerungen ziehen:

Die Praxiseinkünfte gliedern sich zukünftig in die Basisversicherung (Bürgerversicherung) und Selbstzahlerleistungen. Aus diesem Grund wird sich die Gesundheitsversorgung in zwei Bereiche aufgliedern. In die medizinische Grundversorgung und in die Komplementärmedizin, Zusatzversicherung / Zuzahlung / Selbstzahlung. Dies bedeutet, dass die zukünftige Medizin zum Teil als Statussymbol andere Werte ablösen wird.

6.3 Airnergy – eine innovative Inhalationstherapie

C. Schöllmann

6.3.1 Allgemeine Beschreibung

6.3.1.1 Beschreibung des Verfahrens, Methodik

Airnergy ist eine neuartige Inhalationstherapie – eine Weiterentwicklung klassischer Sauerstoff-Therapien. Anders als herkömmliche Sauerstoff-Therapien führt Airnergy dem Organismus jedoch keine unphysiologisch hohen Sauerstoff-Konzentrationen zu, sondern verbessert die Bioverfügbarkeit des natürlichen Sauerstoffanteils der Atemluft. Der Luft-Sauerstoff wird durch ein Chemolumineszenz-Verfahren, ähnlich Teilen der Photosynthese, energetisch so aufbereitet, dass er vom Körper besser verwertet werden kann.

Inhaliert wird die aufbereitete Atemluft durch eine leichte Atembrille – am besten dreimal wöchentlich. Regelmäßiges Airnergy-Atmen bewirkt eine Verbesserung vieler Körperfunktionen. Stoffwechsel und vegetatives Nervensystem funktionieren besser, Regenerationsprozesse werden in Gang gesetzt. Die Anwendung der Airnergy-Geräte *(Abb. 41)* ist völlig deligierbar. Die kompakten Geräte sind nahezu wartungsfrei und erfreulich rentabel. Airnergy hat sich bewährt bei Herz- und Gefäßerkrankungen, Durchblutungsstörungen, Lungenkrankheiten, chronischen Erkrankungen, Stoffwechselerkrankungen, Schlaf- und Energiemangel und Burn-out-Syndrom. Daneben eignet sich die innovative Technologie zur Prävention und zum Anti-Aging.

Qualität statt Quantität

Bei Airnergy ist vieles anders als bei herkömmlichen Sauerstoff-Therapien. Mit seinem einzigartigen Wirkprinzip erhöht Airnergy nicht die Menge des einzuatmenden Sauerstoffs, sondern verbessert dessen Qualität. Der Sauerstoff wird im Airnergy-Gerät in eine „körpergerechte" Form gebracht, die ihn für den Organismus besser bioverfügbar macht. Dieser Ansatz macht Sinn, da die körpereigene Fähigkeit, den Sauerstoff der Atemluft zur Energiegewinnung zu nutzen, mit zunehmendem Alter und bei Krankheiten abnimmt.

In Zahlen: Vom Sauerstoff-Anteil der atmosphärischen Luft (21 %) nimmt ein gesunder Mensch lediglich ein Viertel ins Blut auf. Bei älteren und kranken Menschen nimmt der ohnehin schon geringe Anteil des genutzten Sauerstoffs noch weiter ab. Das bedeutet: Im Alter und bei Krankheit ist der Körper nicht mehr in der Lage, das überreiche Sauerstoff-Angebot, das die Atemluft bietet, angemessen für den Stoffwechsel zu nutzen.

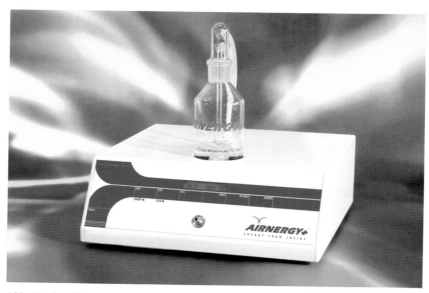

Abb. 41: Im Airnergy-Gerät – abgebildet ist das leistungsstärkste Gerät „Professional Plus" – wird Atemluft so aufbereitet, dass sie der Körper besser verwerten kann. Die aufbereitete Luft atmet der Patient über eine bequeme Atembrille ein.

Diese schlechte Sauerstoff-Aufnahme hat zur Folge, dass Stoffwechselprozesse nicht optimal ablaufen. Ein Stoffwechsel, der auf Sparflamme läuft, mindert wiederum die antioxidative Kapazität des Organismus als Kompensationspool für freie Radikale. All das begünstigt oxidative Prozesse und bereitet den Boden für radikalassoziierte Krankheiten.

Hier setzt nun die Airnergy-Technologie an. Sie sorgt dafür, dass der Sauerstoff der Atemluft für den Organismus besser nutzbar wird. Die Sauerstoff-Utilisation im Organismus wird auf physiologische Weise gesteigert. Stoffwechselprozesse werden optimiert und harmonisiert, Regenerationsprozesse in Gang gesetzt. Durch die Unterstützung antioxidativer Prozesse wird die Schädigung von Zellen durch übermäßig gebildete freie Radikale vermindert.

Wesentliche Vorteile gegenüber üblichen Sauerstoff-Therapien

Mit dem innovativen Ansatz, nicht die Quantität des Sauerstoffs in der Atemluft, sondern die Qualität der Sauerstoff-Aufnahme zu verbessern, setzt Airnergy einen Kontrapunkt zu herkömmlichen Sauerstoff-Therapien.

Die letztgenannten Therapien, bei denen den Patienten in der Regel konzentrierter, zum Teil auch ionisierter Sauerstoff zugeführt wird, haben gerade in der naturheilkundlich orientierten Medizin Tradition. Sie dienen allesamt dem Ziel, den Stoffwechsel zu aktivieren und zu optimieren. Doch ob diese Verfahren (ausgenommen in der Anästhesie, Notfall- und Intensivmedizin und bei speziellen Lungenerkrankungen) in der Behandlung chronischer Erkrankungen wirklich Sinn machen, muss angezweifelt werden. Warum sollte dem Körper noch mehr Sauerstoff angeboten werden, wenn nicht einmal der natürliche Sauerstoffanteil der Atemluft genügend genutzt werden kann? Physiologisch atmet der Mensch tiefer und/oder schneller, um erhöhten Sauerstoff-Bedarf zu kompensieren, wie z.B. beim Sport oder bei Fieber.

Mit dem reinen „Anbieten" von Sauerstoff ist es bei den meisten Sauerstoff-Therapien ohnehin nicht getan. Vielmehr wird der Sauerstoff mit teils aufwändigen Methoden regelrecht in den Organismus hinein „gezwungen". Dabei wird häufig die „Sauerstoffschwelle" überschritten, ein natürlicher Schutzwall gegenüber O_2-Radikalbildung. Mit äußerst negativen Konsequenzen: Es ist bekannt, dass die Zufuhr hoher Sauerstoffkonzentrationen (30 bis 100 %) via Atmung, i.v. oder i.m. zu unerwünschten, gesundheitsschädlichen Reaktionen im Organismus führen kann, insbesondere zu vermehrter Radikalbildung und übermäßigen oxidativen Prozessen. Unter erhöhtem Druck (wie bei der HBO-Therapie) steigt die Radikalbelastung sogar bis zur Nachweisbarkeit von DNA-Doppelstrangbrüchen an. Daraus lässt sich schließen, dass herkömmliche Sauerstoff-Therapien den oxidativen Stress des Organismus auf Dauer eher erhöhen als ihn zu reduzieren.

Auch Therapien mit ionisiertem Sauerstoff, bei denen dem Patienten vorwiegend negativ geladener Sauerstoff (also Sauerstoffradikale, d.h. Sauerstoff mit einem oder zwei ungepaarten Elektronen) zugeführt wird, sind kritisch zu betrachten. So kann etwa davon ausgegangen werden, dass Ionisationsladungen im feuchten Surfactant des Atemtraktes sofort neutralisiert werden. Zudem ist auch nicht zu erklären, wie Ionen erleichtert durch Membranen gelangen können.

Völlig anders ist die Wirkungsweise von Airnergy. Weder werden dem Organismus höhere Sauerstoffkonzentrationen noch chemisch veränderter Sauerstoff zugeführt. Stattdessen wird der natürliche Sauerstoffgehalt der Atemluft auf biophysikalische Weise so aufbereitet, dass es zur verbesserten Sauerstoff-Verwertbarkeit in den Zellen kommt. Dabei wird jedoch nicht der aktivierte Sauerstoff an sich eingeatmet, sondern lediglich seine Energie (siehe nächstes Kapitel). Letztendlich hat das zur Folge, dass der natürliche Prozess der Sauerstoff-Aktivierung optimiert und eine Harmonisierung des Stoffwechsels erreicht wird. Die oxidative Belastung des Organismus wird nachweislich vermindert. Diese gesundheitsfördernden Wirkungen brauchen aufgrund des physiologischen Wirkprinzips von Airnergy nicht mit Nebenwirkungen erkauft zu werden. Überdosierungen sind ebenfalls nicht zu erwarten und auch nicht bekannt.

Die folgende Tabelle fasst die Vorteile der Airnergy-Technologie im Rahmen der Prävention und der Behandlung chronischer Erkrankungen im Vergleich zu herkömmlichen Sauerstoff-Therapien zusammen:

Sauerstoff-Therapien	Airnergy-Atemluft-Therapie
Zufuhr hoher Sauerstoffkonzentrationen (mindestens 30 % bis 100 % via Atmung, i.v. oder i.m.)	Atmung von Luft mit natürlichem Sauerstoffgehalt von 21 %
Erhöhung der Energieproduktion	Erhöhung der Energieproduktion
Überwinden der „Sauerstoffschwelle" (natürlicher Schutzwall vor O_2-Radikalbildung)	Regeneration der zelleigenen Sauerstoff-Aufnahme (Utilisation)
vermehrte Bildung freier Radikale, vor allem intrazellulär	Erhöhung der antioxidativen Kapazität intra- und extrazellulär

Schon eine Anwendung zeigt Wirkung

Zur langfristigen Stabilisierung des Stoffwechsels werden Airnergy-Kuren von 10 bis 30 Anwendungen empfohlen, wobei sich zwei bis drei Anwendungen pro Woche bewährt haben. Für chronisch Kranke empfiehlt sich eine regelmäßige und dauerhafte Anwendung – idealerweise täglich.

Interessanterweise löst jedoch bereits eine einzige Anwendung der innovativen Atemluft-Therapie messbare positive Reaktionen im Organismus aus. Das zeigt eine aktuelle Untersuchung von Dr. h.c. Ulrich Knop, Wolfsheim. Der Wissenschaftler konnte im Rahmen einer kontrollierten Studie zeigen, dass schon eine Beatmung die Steuerungsfähigkeit des vegetativen, autonomen Nervensystems verbessert und dadurch zu einer Harmonisierung von Stoffwechselprozessen beiträgt. Im Rahmen der Untersuchung atmeten 15 Probanden im Alter von 15 bis 45 Jahren 20 Minuten lang die aktivierte Atemluft ein, nachdem sie vorab einen Kontroll-Versuchszyklus ohne therapeutische Intervention durchlaufen hatten. Vor und nach der Beatmung wurde 10 Minuten lang in Ruhe die Herzratenvariabilität (HRV), die Sauerstoffsättigung des Blutes, der Stoffwechsel-Grundumsatz (GU-Werte nach Reed) sowie die Pulsrate und der Blutdruck bestimmt. Der Parameter HRV zeigt die Variabilität der Abstände der Herzschläge zueinander an und ist ein etabliertes Maß für die Regelungsbreite des autonomen Nervensystems. Je höher die Variabilität der Herzraten, desto größer ist die zielgerichtete autonome Steuerungsfähigkeit des Organismus – und desto besser ist seine Stoffwechselökonomie.

Ergebnis: Die 20-minütige Beatmung führte zu einer hoch signifikanten 34-prozentigen Verbesserung der HRV nach Ruhewert-Bereinigung. Der Stoffwechsel-Grundumsatz sank gleichzeitig signifikant um etwa 45 %. Diese Daten belegen, dass die neue Atemluft-Therapie unmittelbar nach Anwendung den Stoffwechsel-Ablauf sowie die nervale Steuerung aller inneren Organe verbessert. Auf diese Weise wird die Leistungsfähigkeit des Organismus gesteigert und gleichzeitig dessen Ressourcen geschont.

Airnergy wirksamer als konzentrierter Sauerstoff

Eine weitere Untersuchung von Dr. h.c. Ulrich Knop vom Institut für Medizinische Bionik in Wolfsheim bestätigt die Überlegenheit von Airnergy-aktivierter Atemluft gegenüber konzentriertem Sauerstoff. Bereits eine 20-minütige Airnergy-Anwendung, so das Ergebnis der Studie, macht den Sauerstoff der Atemluft für den Körper wesentlich besser verwertbar und verbessert die Leistung und die Qualität des Stoffwechsels. Im Gegensatz dazu bringt die Inhalation von konzentriertem Sauerstoff keine Vorteile (Ärztezeitschrift für Naturheilverfahren und Regulationsmedizin, 11/2004).

Im Rahmen der Untersuchung hatten 19 gesunde Probanden im Alter von 17 bis 59 Jahren zunächst 20 Minuten lang konzentrierten Sauerstoff (95 %) eingeatmet. Vor und direkt nach der Beatmung wurden verschiedene Messparameter erhoben: die Sauerstoffmenge in der Ausatmungsluft (VO$_2$, als Maß für die Fähigkeit des Körpers, den eingeatmeten Sauerstoff für den Stoffwechsel zu nutzen), die Atemfrequenz, die Pulsfrequenz und der Peak-Flow (als Maß für die Lungenfunktion). Einige Tage später wurde der Versuch mit denselben Testpersonen unter gleichen Bedingungen wiederholt, allerdings mit Airnergy-aktivierter Atemluft anstelle des konzentrierten Sauerstoffs.

Ergebnis: Nach der Beatmung mit konzentriertem Sauerstoff (95 %) war keine signifikante Verbesserung der Parameter festzustellen; teilweise kam es sogar zu einer leichten Verschlechterung. Im Gegensatz dazu zeigten sich bei den Studienteilnehmern nach der Airnergy-Anwendung durchweg positive Veränderungen: eine Verminderung der Sauerstoffmenge in der Ausatmungsluft um 9,9 % (gleichbedeutend mit einer Verbesserung der Sauerstoff-Verwertung im Körper), eine Verbesserung des Peak-Flow um 7,1 % (gleichbedeutend mit einer Verbesserung der Lungenfunktion), eine Verminderung des Atemrhythmus um 12,9 % sowie der Pulsfrequenz um 6,5 % (gleichbedeutend mit einer Verbesserung der Stoffwechselqualität). Die Veränderungen waren allesamt signifikant (Abb. 42).

Fazit: In der vorliegenden Studie war nur die Airnergy-Anwendung in der Lage, die Sauerstoffversorgung von Körperzellen zu verbessern und den Stoffwechsel gesunder Probanden positiv zu beeinflussen – die Sauerstoff-Anwendung dagegen nicht. Dieses Ergebnis belegt die Überlegenheit von Airnergy gegenüber herkömmlichen Sauerstoff-Inhalationen.

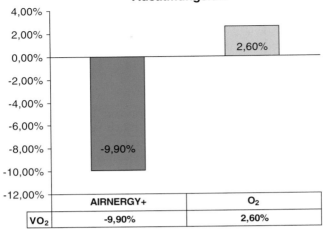

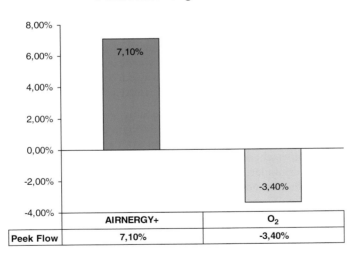

Abb. 42: Einfluss einer 20-minütigen Airnergy-Anwendung sowie einer unter gleichen Bedingungen durchgeführten Anwendung mit konzentriertem Sauerstoff (O_2, 95 %, 4,5 l/ min) auf die Sauerstoff-Konzentration in der Ausatmungsluft (VO_2), den Peak-Flow, die Atemfrequenz und die Pulsfrequenz bei 19 gesunden Probanden (Ärztezeitschrift für Naturheilverfahren 11/2004)

Atemfrequenz: Atemzüge pro Minute

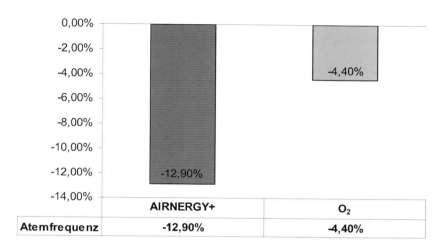

	AIRNERGY+	O_2
Atemfrequenz	-12,90%	-4,40%

Pulsfrequenz: Herzschläge pro Minute

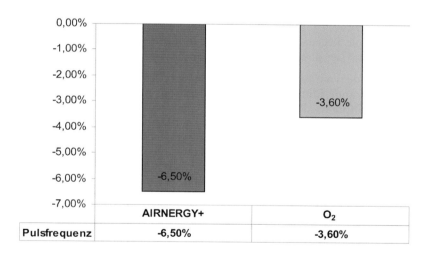

	AIRNERGY+	O_2
Pulsfrequenz	-6,50%	-3,60%

Aktivierte Atemluft contra Schlafstörungen

Die positiven Ergebnisse der Airnergy-Sauerstoff-Vergleichsstudie bestätigen eine jüngst publizierte Untersuchung der Haranni Clinic Herne an Patienten mit Schlafstörungen unter Leitung der Internistin und Schlafmedizinerin Dr. Marion Burmann-Urbanek und des Neurologen Dr. Hendrik Straube. Das Ergebnis der Patientenbeobachtung: Patienten mit obstruktivem Schlafapnoe-Syndrom, die zwei Wochen lang insgesamt zehnmal für je 20 Minuten mit der Atemluft-Therapie Airnergy behandelt wurden, erfuhren in der Mehrzahl der Fälle eine deutliche Verbesserung ihrer Beschwerden (das schlafmagazin 3, 46/47, 2004).

Bei 12 der 15 Schlafapnoe-Patienten war durch die Airnergy-Behandlungen eine deutliche Besserung des Befindens erreicht worden – ein für die Mediziner überraschend eindeutiges Ergebnis.

Auch weitere Patienten-Subgruppen – Studienteilnehmer mit Schlafstörungen, Bluthochdruck sowie Durchblutungsstörungen – konnten von der Behandlung profitieren. Insgesamt stellten 28 von 34 Patienten, also 82 % der Studienteilnehmer, eine deutliche Verbesserung ihres Gesamtzustandes und ihrer spezifischen Beschwerden fest. Besonders interessant: Die positiven Effekte hielten auch vierzehn Tag nach Abschluss der Behandlung noch an. Bei einigen Patienten war sogar eine weitere Verbesserung des Gesundheitszustandes festzustellen. Die Studienleiter schließen daraus, dass durch die Airnergy-Therapie Regenerations- und Regulationsprozesse angestoßen wurden, die auch nach der direkten Anwendung noch weiterlaufen.

Weitere Studien mit Airnergy sind in Planung oder laufen bereits. So plant etwa die Haranni Clinic Herne in Kooperation mit einer diabetologischen Schwerpunktpraxis derzeit eine größere plazebokontrollierte Doppelblindstudie an Patienten mit Schlafstörungen und Diabetikern mit Polyneuropathie. In Vorbereitung sind weiterhin eine Doppelblindstudie an COPD-Patienten, eine Praxisstudie an Pollenallergikern sowie eine plazebokontrollierte Studie in der Zahnmedizin. Derzeit laufen bereits zwei plazebokontrollierte Studien in der Sportmedizin. Eine Studie im Zentrum für Leistungsdiagnostik der Deutschen Sporthochschule Köln unter der Leitung von PD Dr. Petra Platen untersucht den Einfluss von Airnergy auf die maximale aerobe Leistungsfähigkeit (VO_{2max}) bei 26 männlichen Sportlern. Die andere Studie, die im Trainingsinstitut von Prof. Klaus Baum in Köln durchgeführt wird, untersucht den Einfluss von Airnergy und körperlichem Training auf die Leistungsfähigkeit, das Befinden und die Blutdruckwerte von Hypertonikern. Die Ergebnisse beider Sportstudien sollen im Herbst 2005 vorliegen.

6.3.1.2 Wissenschaftlicher Hintergrund

Die Airnergy-Technologie wurde von dem Forscher Jörg Klemm *(Abb. 43)* entdeckt und genießt heute internationalen Patentschutz. Vor mehr als 17 Jahren ging die Idee dieser Therapie aus der Ozonsauerstoff-Therapie hervor. Die Vorstellung, dass der letzte angeregte Zustand des Sauerstoffmoleküls aus der Reaktion des O_3 zum molekularen O_2 der Singulett-Zustand $^1O_2$ sei, führte zu Versuchen, Singulett-Sauerstoff direkt therapeutisch zu nutzen. Vor rund 15 Jahren gelang es erstmals, Singulett-Sauerstoff kostengünstiger direkt im Gaszustand reproduzierbar herzustellen und nachzuweisen.

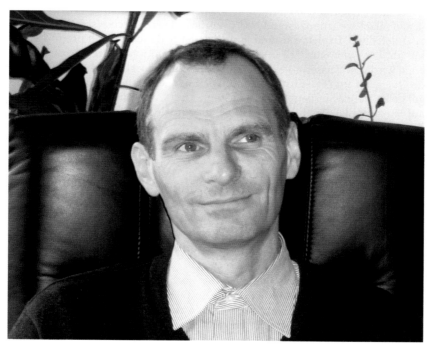

Abb. 43: Jörg Klemm, der Erfinder der Airnergy-Technologie

Vor gut zehn Jahren hatte sich die Technologie so weit etabliert, dass es möglich wurde, den Sauerstoffanteil der Luft zu aktivieren und therapeutisch zu nutzen. Es wurden Geräte der ersten Generation gebaut, die von Patient zu Patient weiter empfohlen wurden. Seit dem Jahr 2000 produzieren Jörg Klemm und seine Partner Airnergy-Geräte einer neuen Generation, die besonders für den Einsatz in Klinik und Praxis konzipiert sind. Tausende der Geräte sind weltweit im Einsatz – in engagierten Praxen und Kliniken, aber immer mehr auch bei Privatanwendern.

Wie funktioniert nun die innovative Technologie? In den Airnergy-Geräten wird – vereinfacht ausgedrückt – aktivierter Luft-Sauerstoff erzeugt, dessen Energie mit Hilfe der Luftfeuchtigkeit in den Körper gelangt und dort eine verbesserte Sauerstoffnutzung bewirkt.

Und das genau passiert im Airnergy-Atemgerät:

Durch ein der Photosynthese nachempfundenes Verfahren wird ständig Sauerstoff in den Singulett-Zustand gebracht. Der Singulett-Zustand ($^1O_2$) des O_2 reagiert noch in den Geräten in den natürlicherweise in der Luft vorhandenen Triplett-Grundzustand ($^3O_2$) zurück. Das „Wechselspiel" zwischen Singulett- und Triplett-Zustand läuft in jeder Sekunde zigfach pro O_2-Molekül ab. Die beim Rückfall in den Triplett-Zustand jeweils frei werdende Energie wird von Wassermolekülen in der Atemluft absorbiert, die hervorragende Quencher für $^1O_2$-Zustände sind. Die Energie, die beim Rückfall des Singulett-Zustandes in den Triplett-Zustand „frei" wird, geht also unmittelbar auf Wassermoleküle über. Wassermoleküle sind demnach von elementarer Bedeutung für das Airnergy-Prinzip *(Abb. 44)*. Aus diesem Grund wird die Atemluft im Atemgerät mit Hilfe eines Befeuchters angefeuchtet.

> **Wichtig:** Bei Airnergy wird weder konzentrierter noch aktivierter Sauerstoff eingeatmet. Der Sauerstoff in der Airnergy-Atemluft ist vielmehr inaktiviert und in naturgegebener Konzentration. Die Aktivierungsenergie des Sauerstoffs, die beim Rückfall vom Singulett- in den Triplett-Zustand frei wird, wird von den Wassermolekülen in der Atemluft aufgenommen. Diese energiereichen Wassermoleküle werden eingeatmet.

Wie geht es nun weiter? Fest steht, dass nach Einatmen der energiereichen Wassermoleküle messbare Reaktionen im Organismus ablaufen. Die Sauerstoffverwertung steigt nachweislich ebenso an wie die antioxidative Kapazität. Wie die Energie der Wassermoleküle jedoch im Organismus in Stoffwechselenergie transformiert wird, ist noch nicht in allen Details geklärt. Vieles spricht dafür, dass die energiereichen Wassermoleküle ihre Energie/Information an Orte tragen, an denen „Sauerstoffaktionen" geschehen. Das sind Orte, an denen der Organismus natürlicherweise Sauerstoff zur richtigen Zeit und im richtigen Maß aktiviert, um ihn an Carrier zu binden und membrangängig zu machen bzw. seine Energie für Stoffwechselreaktionen zu nutzen. Wichtige „Orte" dieser Art sind der Oberflächenfilm (Surfactant) in den Alveolen, die interstitielle, intravasale und intrazelluläre Flüssigkeit sowie die Membranen der Zellen und der Mitochondrien.

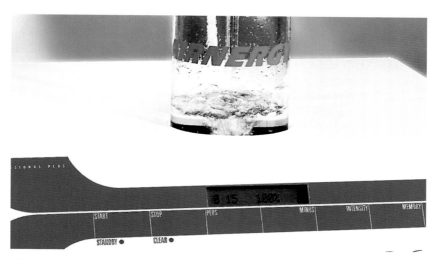

Abb. 44: Das Element Wasser spielt eine entscheidende Rolle für das Airnergy-Prinzip

Sehr bedeutsam ist in diesem Zusammenhang, dass der Organismus selbst fortwährend Singulett-Sauerstoff produziert, um den per se reaktionsträgen molekularen Sauerstoff (im Triplett-Zustand) zu aktivieren, da er ihn in diesem angeregten Zustand für Stoffwechselreaktionen nutzen kann. Diese körpereigene Fähigkeit zur Sauerstoffaktivierung und -nutzung nimmt mit zunehmendem Alter und bei Krankheiten ab. Airnergy schafft hier den notwendigen Ausgleich.

Ein neues Verständnis von Lebensvorgängen

Die Airnergy-Technologie setzt ein völlig neues Verständnis von Sauerstofftransport und -utilisation bis in die Mitochondrien voraus, das bisherige Vorstellungen in Zweifel stellt. Grundlage dieses neuen Verständnisses ist ein Organismus, der in der Lage ist, in Abhängigkeit von der individuellen Lebenssituation *Sauerstoff zur rechten Zeit, am rechten Ort und in rechtem Maß zu aktivieren und wieder zu deaktivieren.*

Airnergy unterstützt den Organismus „lediglich" in dieser Fähigkeit.

Ein solches Verständnis impliziert auch, dass die dosierte (!) Bildung aktivierter Zustände im Organismus nützlich, ja sogar lebensnotwendig ist – eine Voraussetzung für die Regulation zellulärer Aktivität. Die Bindung des Sauerstoffs an Moleküle, seine Lösung von diesen Molekülen damit auch seine Transportierbarkeit durch Membranen kann jetzt zwanglos und elegant erklärt werden. Die (mit Ausnahme der Atmungskette) bisher vorwiegend als Problemakt der Natur betrachtete Sauerstoffaktivierung bekommt mit dieser Betrachtungsweise einen völlig neuen Sinn.

Eine ideale Therapie zur Optimierung des Stoffwechsels sollte niemals gegen das Prinzip der Sauerstoffaktivierung „zur rechten Zeit am rechten Ort im rechten Maß" verstoßen. Wird nur einer dieser Aktivierung-Parameter (Zeit, Ort oder Maß) nicht beachtet, führt dies zum Missverhältnis zwischen der Bildung aktivierter Sauerstoffzustände und der Bildung antioxidativer Enzyme – sprich zu einem Missverhältnis zwischen Sauerstoffaktivierung und -deaktivierung – und damit zu oxidativem Stress. Die Airnergy-Therapie erfüllt diese hohen Anforderungen, nicht jedoch die Sauerstofftherapien herkömmlicher Art.

6.3.1.3 Indikationen, Kontraindikationen

Im Organismus entfaltet Airnergy nachweislich eine Reihe günstiger Reaktionen: eine Aktivierung und Regulation des Stoffwechsels, eine Verbesserung der Energieproduktion, eine Optimierung der Immunfunktion und – im Gegensatz zu üblichen Sauerstoff-Therapien – eine Verbesserung der antioxidativen Kapazität. All diese Effekte lassen sich bei verschiedensten chronischen Erkrankungen nutzen.

Bewährt hat sich Airnergy-Technologie vor allem bei folgenden Erkrankungen und Beschwerdebildern:

- Durchblutungsstörungen
- Herz- und Gefäßkrankheiten
- Bronchitis, Lungenerkrankungen, COPD
- Erschöpfungszuständen
- chronischer Müdigkeit
- Diabetes mellitus I und II
- Multiplem Chemischen Syndrom (MCS)
- Burn-out-Syndrom
- hohen Cholesterinwerten
- Chronischer Fibromyalgie
- rheumatischen Erkrankungen
- Sehstörungen
- akuten und chronischen Schmerzen
- Leberstoffwechselstörungen
- Hautkrankheiten
- Schlafstörungen
- Konzentrationsschwäche
- Bluthochdruck
- Allergien
- Alterskrankheiten (Parkinson, Alzheimer)
- Tinnitus

Ausgezeichnete Erfolge können selbst bei Krankheitsbildern erzielt werden, für die keine etablierte Therapie existiert – etwa bei Fibromyalgie oder altersbedingter Makuladegeneration.

Doch mit dem therapeutischen Einsatz bei den genannten Erkrankungen ist das Potenzial von Airnergy noch längst nicht ausgeschöpft. Die Atemlufttherapie eignet sich auch hervorragend zur Prävention, zur Leistungssteigerung (etwa bei Sportlern) und nicht zuletzt zum Anti-Aging. Gerade die letztgenannten Anwendungen sind – neben dem rein therapeutischen Einsatz bei Erkrankungen – als IGeL-Leistung in der Praxis äußerst erfolgreich.

Den anregenden Effekt von Airnergy merken die Anwender meist schon nach kurzer Zeit. Bereits nach wenigen Sitzungen fühlen sich die meisten Anwender fit und agil und können sich tagsüber besser konzentrieren. Nachts schenkt Airnergy den meisten Nutzern einen tiefen erholsamen Schlaf. Insbesondere ältere Anwenderinnen und Anwender berichten zudem häufig, dass sich ihr Hautbild bereits nach wenigen Wochen deutlich verbessert. Bei vielen wird die Haut stärker durchblutet und gestrafft, Falten werden vermindert. Kurz: Die meisten Anwender fühlen bereits nach wenigen Anwendungen einen deutlichen Wellness- und Anti-Aging-Effekt.

Sportler berichten, dass sie nach der Airnergy-Anwendung leistungsfähiger werden und besser regenerieren. So zeigt etwa eine Pilotstudie der Fitness Clinic of Helsinki, dass durch die Airnergy-Technologie sogar bei optimal trainierten Marathonläufern die Sauerstoffaufnahme bis in die Zellen um 7 Prozent verbessert werden konnte. Heute setzen viele Leistungssportler wie etwa die Herren der Biathlon-Nationalmannschaft sowie die Profikicker von Bayer 04 Leverkusen und Bayern München Airnergy routinemäßig zur Unterstützung der Leistungsfähigkeit, zur Stabilisierung der Gesundheit sowie zur Verbesserung der Regeneration nach Belastungen ein. Einzelsportler wie der dreifache Bronzemedaillengewinner der Paralympics 2004 Heinrich Popow oder der Extremsportler Joey Kelly schwören ebenfalls auf die Atemluft-Therapie. Auch im Motorsport wird Airnergy zunehmend eingesetzt – hier vornehmlich zur Steigerung der Konzentration und zur Verbesserung der vegetativen Leistungsfähigkeit *(Abb. 45)*.

Kontraindikationen und Nebenwirkungen der Airnergy-Therapie sind nicht bekannt. Bei einem Teil der Patienten – insbesondere bei den Patienten mit schwereren chronischen Erkrankungen – können zu Beginn der Behandlung allerdings leichte Erstreaktionen auftreten. Diese Erstreaktionen sind als Zeichen dafür zu werten, dass der Organismus auf die Behandlung anspricht. Die häufigste Erstreaktion ist kurzzeitige Müdigkeit, in seltenen Fällen kann auch leichter Durchfall auftreten. Beide Arten von Erstreaktion zeigen an, dass der Organismus schon nach einer Airnergy-Anwendung unmittelbar damit beginnt, zu regenerieren und zu regulieren.

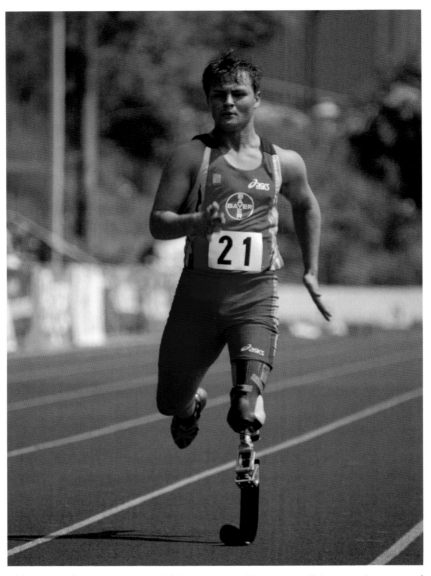

Abb. 45: Paralympics-Star Heinrich Popow setzt Airnergy zur Leistungssteigerung und Unterstützung der Regeneration ein.

6.3.1.4   Benötigtes Praxisumfeld

Der Raumbedarf für die Anwendung der Airnergy-Technologie ist ausgesprochen gering. Das kompakte Atemgerät mit den Außenmaßen von etwa 45 x 35 cm kann im Prinzip in jedem beliebigen Raum der Praxis aufgestellt werden und hat auf einem kleinen Beistelltisch Platz. Das lästige Hantieren mit Sauerstoff-Flaschen, wie man es von herkömmlichen Sauerstoff-Therapien kennt, entfällt komplett. Die Geräuschbelastung ist zudem geringer als bei O_2-Konzentratoren. Lediglich ein bequemer Stuhl, auf dem der Patient beim Atmen sitzt, sollte neben dem Atemgerät noch Platz finden. Das Airnergy-Gerät kann selbstverständlich auch in Räumlichkeiten genutzt werden, in denen andere Therapiegeräte stehen. Die kombinierte Anwendung von Airnergy mit andern Therapieverfahren ist hervorragend möglich und macht wegen des Synergieeffektes sowohl für den Patienten als auch für den Praxisablauf Sinn.

Soll das Atemgerät in mehreren Praxisräumen genutzt werden, besteht die Möglichkeit, es auf einem (eigens erhältlichen) Rollwagen mobil in der Praxis zu bewegen *(Abb. 46)*. Bedenkenswert – gerade in kleinen Praxen – ist auch die Möglichkeit, das Gerät im Wartezimmer zu platzieren. Dies ist nicht nur raumschonend, sondern weckt erfahrungsgemäß auch das Interesse anderer Patienten an dem Verfahren. Ein umfangreiches Marketingpaket mit Patientenflyern, Plakaten, Broschüren und patientengerechten Filmbeiträgen auf DVD kann in diesem Zusammenhang unterstützend eingesetzt werden.

Mit Wellness-Elementen kombinieren

In Praxen mit großem Platzangebot empfiehlt es sich, das Airnergy-Atemgerät in einem schönen Raum mit einem gemütlichen bequemen Stuhl unterzubringen. Als ideal – das zeigt die Erfahrung vieler Praxisinhaber – hat sich die Kombination mit anderen Wellness-Elementen wie beispielsweise einem Massagesessel erwiesen. Werden dazu noch Elemente wie Licht, Farbe und geeignete Pflanzen ins Spiel gebracht, empfindet der Patient das Airnergy-Atmen in angenehmer Atmosphäre als „geldwertes Erlebnis" *(Abb. 47)*.

6.3.2   Kosten, Abrechnung und Rentabilität

6.3.2.1   Anfallende Kosten pro Behandlung

Die Folge- und Betriebskosten, die nach dem Kauf bzw. Leasing eines Airnergy-Atemgeräts anfallen, sind gering. Nach 50 Betriebsstunden – das bedeutet nach etwa 200 Anwendungen – sollte der Luftfilter ersetzt werden. Zwei Luftfilter sind für den Preis von € 17,40 erhältlich *(Abb. 48)*. Als weiteres Verbrauchsmaterial sind die Atembrillen zu nennen. Es hat sich als unnötig herausgestellt, die Brille für den einzelnen Patienten bei jeder Airnergy-Anwendung zu wechseln. Bewährt hat sich vielmehr, eine Atembrille pro Patient für

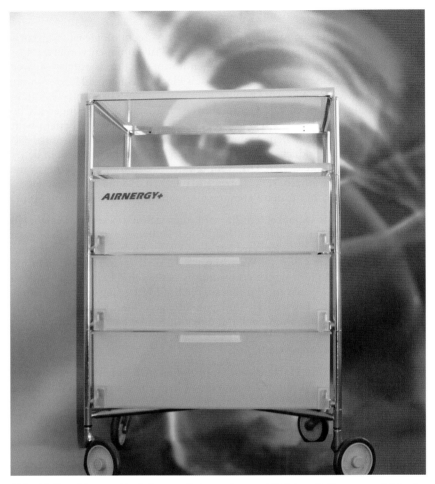

Abb. 46: Das Airnergy-Gerät kann auf einem eigens erhältlichen Rollwagen mobil in der Praxis bewegt werden – eine gute Idee gerade für kleine Praxen

eine Kur von zehn Sitzungen zu verwenden. Die Aufbewahrung zwischen den Sitzungen erfolgt in praktischen, eigens zu diesem Zweck entwickelten kleinen Taschen. 50 Atembrillen sind zum Preis von € 74,24 erhältlich.

Nach 2000 Betriebsstunden – entsprechend etwa 8000 Anwendungen – ist vom Hersteller ein Service-Check des Gerätes vorgesehen (Preis € 100). Falls Reparaturen größerer Art nötig sein sollten, die nicht durch einen erheblichen missbräuchlichen Betrieb entstanden, verpflichtet sich der Hersteller, einen

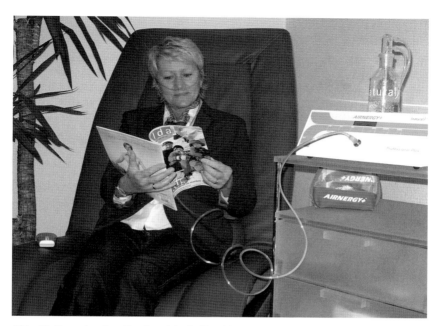

Abb. 47: Besonders bewährt hat sich die Kombination von Airnergy mit Wellness-Elementen – hier einer Massageliege

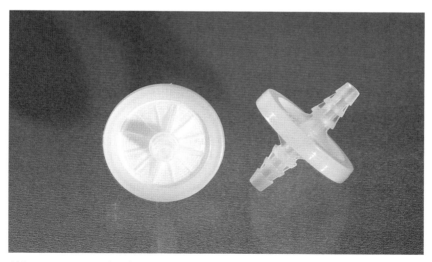

Abb. 48: Die Kosten für das Airnergy-Zubehör – hier die Luftfilter – sind vergleichsweise gering

Gesamtpreis von € 1000 nicht zu überschreiten. Erfahrungsgemäß überstehen jedoch fast alle Atemgeräte problemlos mehrere Service-Check-Intervalle.

Berechnet man alle genannten Folge- und Betriebskosten mit ein, die üblicherweise anfallen, entstehen pro Anwendung durchschnittliche Kosten von rund 21 ct, wobei der Luftfilter mit 4,3 ct, die Atembrille mit 15 ct und der Service-Check (anteilsmäßig) mit 1,25 ct zu Buche schlägt. Für eine Kur mit 10 Anwendungen entstehen entsprechend Kosten von € 2,10.

6.3.2.2 Abrechnungsziffern und Hinweise

Die Airnergy-Atemtherapie kann als IGeL-Leistung analog nach GOÄ-Ziffer 505 abgerechnet werden (Atmungsbehandlung einschließlich aller unterstützenden Behandlungen, entsprechend 85 Punkte). Das entspricht bei 1,8fachem Satz 8,92 € pro 15- bis 20-minütiger Behandlung.

Empfohlen werden Kuren von 10 bis 30 Sitzungen, wobei sich zwei bis drei Anwendungen pro Woche bewährt haben.

Die Airnergy-Atemtherapie kann auch über die PKV nach GOÄ Ziffer 505 abgerechnet werden. Der Satz 1fach liegt bei € 4,95, der Satz 1,8fach bei € 8,92.

6.3.2.3 Rentabilitätsbetrachtung

Die Airnergy-Atemlufttherapie ist als IGeL-Leistung für den Arzt besonders rentabel – unabhängig davon, ob das Atemgerät gekauft oder geleast wird.

Rentabilität bei Kauf des Gerätes: Der Kaufpreis für das leistungsstärkste Airnergy-Atemgerät, das Professional Plus, beträgt € 5800,– incl. Mwst. Bei diesem Gerät, das vier Atemluft-Aktivierungseinheiten enthält, reicht eine Anwendungsdauer von 15 Minuten pro Patient aus. Der Break-Even für das Professional Plus ist nach etwa 65 Kuren je 10 Behandlungen à € 8,92 erreicht. Erfahrungsgemäß ist dieser Punkt in engagierten Praxen bereits nach wenigen Monaten problemlos erreicht.

Rentabilität bei Leasing des Gerätes: Die Leasing-Rate für das Professional Plus beträgt € 145,– pro Monat incl. Mwst. (nach einem Beispielangebot der Grenke-Leasing AG, Laufzeit 48 Monate). Bereits mit zwei Kuren von 10 Behandlungen à € 8,92 ist die Vollamortisation erreicht. Anders ausgedrückt: Schon mit zwei behandelten Patienten pro Monat (à 10 Behandlungen) ist der Break-Even erreicht. Die Leasing-Kosten können zudem noch steuerlich berücksichtigt werden.

Erfahrungsgemäß können Praxen, in denen die Airnergy-Technologie regelmäßig angewendet wird, mit dem innovativen Verfahren einen erfreulichen Umsatz erwirtschaften. Vorsichtig gerechnet ist es problemlos möglich, mindestens 10 Patienten pro Tag mit Airnergy zu behandeln. Bei 21 Tagen Praxisbetrieb pro Monat ist so ein Umsatz von etwa € 2000,– möglich. Engagierte Praxen erzielen weit höhere Umsätze.

Mitarbeiterinnen sichern Erfolg

Der Erfolg von Airnergy als IGeL-Leistung in einer Praxis hängt erfahrungsgemäß entscheidend davon ab, ob und wie die Mitarbeiterinnen mit in das Projekt einbezogen werden *(Abb. 49)*. Es hat sich in diesem Zusammenhang bewährt, dass der Arzt seine Mitarbeiterinnen nach einem entsprechenden Briefing „verpflichtet", das Gerät selbst täglich zu nutzen. Mit dieser Maßnahme schlägt er zwei Fliegen mit einer Klappe. Auf der einen Seite wird die Mitarbeiter-Gesundheit verbessert. Die Mitarbeiterinnen werden leistungsfähiger und können sich besser konzentrieren. Auf der anderen Seite erhöht sich bei den Mitarbeiterinnen durch das „Aha-Erlebnis" am eigenen Körper auch die Bereitschaft und Motivation, den Patienten das Verfahren aktiv anzubieten. Eine finanzielle Beteiligung der Mitarbeiterin am Erfolg der IGeL-Leistung kann diese Motivation möglicherweise noch weiter erhöhen.

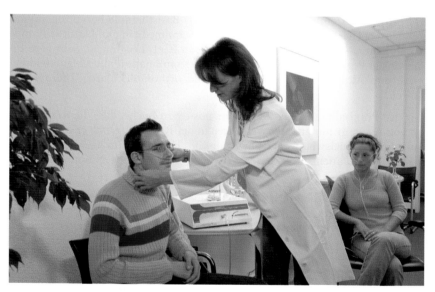

Abb. 49: IGeLn wird für die moderne Arztpraxis immer wichtiger. Empfehlenswert ist es, die Mitarbeiterinnen mit in das Projekt einzubinden.

Therapieerfolg zahlt sich aus

Mit der Airnergy-Technologie ist in den meisten Fällen ein schneller und nachhaltiger Therapieerfolg und eine deutliche Verbesserung des Gesundheitszustandes der Patienten zu erzielen. Manche Ärzte haben die Befürchtung, dass sie durch den Erfolg des Behandlungsverfahrens Patienten verlieren und langfristig finanzielle Einbußen hinnehmen müssen – insbesondere deshalb, da sich einige Patienten, motiviert durch den Therapieerfolg, eigene Geräte für daheim anschaffen. Diese Befürchtung hat sich jedoch als unbegründet erwiesen, und zwar aus zweierlei Gründen:

- Durch den Therapieerfolg mit Airnergy wird eine positive Kundenbindung erreicht. Der Patient wird seinen Arzt, der ihm so gut und konkret geholfen hat, mit hoher Wahrscheinlichkeit auch zukünftig wegen anderer Gesundheitsprobleme aufsuchen.
- Der Patient wird mit hoher Wahrscheinlichkeit durch Mundpropaganda weitere Patienten für die Praxis generieren. Diese neuen Patienten werden bevorzugt Selbstzahler-Patienten sein.

6.3.3 Behandlungskonzepte

6.3.3.1 Sinnvolle Kombination mit anderen IGeL

Die Airnergy-Atemlufttherapie lässt sich als Basistherapie hervorragend mit bewährten Therapien aus dem Bereich der Schulmedizin und Naturheilkunde kombinieren – auch und gerade mit anderen IGeL-Leistungen. Sehr gute Erfahrungen liegen beispielsweise vor für die Kombination mit Magnetfeldtherapie und Akupunktur, Homöopathie und orthomolekularen Therapieverfahren.

Für den Praxisalltag schlägt besonders positiv zu Buche, dass die Kombination von Airnergy mit anderen Verfahren in der Regel *zeitgleich* erfolgen kann. So kann beispielsweise eine physikalische Therapie durchgeführt werden, während der Patient die aktivierte Airnergy-Atemluft via Nasenbrille einatmet.

Für den Arzt ist es therapeutisch (weil potenzierter Therapieerfolg) und wirtschaftlich (weil doppelte Abrechnung möglich) besonders interessant, Airnergy mit anderen sinnvollen IGeL-Angeboten zu kombinieren – unter anderem auch deshalb, weil sich „IGeL-Kombis" erfahrungsgemäß besser etablieren lassen und vom Patienten besser angenommen werden als solitäre IGeL-Angebote. Ein weiterer Vorteil liegt darin, dass dem Arzt durch die Airnergy-Energietherapie kein zusätzlicher Zeitaufwand entstehen muss. Da die Therapiegeräte sehr einfach zu bedienen sind, kann nach kurzer Einweisung die Anwendung an das Personal deligiert werden.

6.3.3.2 Sinnvolle Kombination mit GKV-Leistungen

Airnergy kann sehr gut mit GKV-Therapieverfahren aus dem Bereich der Schulmedizin und/oder Naturheilkunde kombiniert werden – ganz gleich ob es sich dabei um medikamentöse, manuelle oder Therapieverfahren aus dem Bereich der Schmerztherapie handelt. Der Einsatz von Airnergy als Basistherapie macht immer dann Sinn, wenn eine Stoffwechseloptimierung den Erfolg der anderen Therapie zu beschleunigen vermag. Wird Airnergy mit Allopathika kombiniert, ist erfahrungsgemäß eine Verbesserung der Wirkung der Pharmakotherapie zu erwarten. Die Dosis der verabreichten Medikamente kann häufig reduziert werden. Positiv für den Praxisalltag schlägt auch hier zu Buche, dass die Kombination von Airnergy mit anderen Verfahren zeitlich parallel erfolgen kann.

6.3.4 Fortbildungsangebote für Arzt und Team

6.3.4.1 Literatur

Dokumentationen und Literatur über Airnergy können von interessierten Ärzten beim Hersteller angefordert werden (natural energy solutions AG, In the Air 1, 53773 Hennef, Tel: 0 22 42 / 93 30-0). Geeignete Literaturstellen finden sich auch im geschützten Bereich der Website www.atemluft.info. Da Airnergy bereits großes Medieninteresse ausgelöst hat, können auch diverse TV-Berichte auf der Website downgeloaded werden.

6.3.4.2 Seminare

Der Hersteller der Airnergy-Atemluftgeräte, die natural energy solutions AG in Hennef bei Bonn, führt regelmäßige Inhouse-Fachseminare für Ärzte und Therapeuten durch. An diesen Seminaren können auch Arzthelferinnen und Praxispersonal teilnehmen. Die Termine finden sich auf der Website www.atemluft.info oder können beim Unternehmen erfragt werden (natural energy solutions AG, Reisertstr. 21, 53773 Hennef, Tel: 0 22 44 / 93 30-0).

6.3.4.3 Verfahrensspezifische Links im Internet

An dieser Stelle soll auf die ständig aktualisierte Website www.atemluft.info verwiesen werden.

6.3.5 Fazit, Ausblick

Airnergy ist die einzige derzeit am Markt befindliche Therapie, die direkt messbar die Sauerstoffverwertung und die Energieproduktion im Organismus erhöht. Dieses innovative Verfahren mit seiner hohen Effektivität, das internationalen Patentschutz geniesst, eröffnet eine enorme therapeutisches und präventives Potenzial, das ein Arzt seinen Patienten nicht vorenthalten sollte.

Viele Kasuistiken belegen, dass sogar schwer kranke Patienten durch Airnergy physisch und mental wieder in die Lage versetzt wurden, aktiv am Leben teilzunehmen. Selbst Personen, die aus verschiedenen Gründen ihr Leben nicht zu ändern vermögen, können mit Airnergy ihre Gesundheit positiv beeinflussen. Airnergy ist grundsätzlich bei allen Erkrankungen als Basistherapie einsetzbar (keine Kontraindikationen) und lässt sich hervorragend mit anderen bewährten Therapiekonzepten kombinieren. Präventiv ist Airnergy ausnahmslos für jeden geeignet.

Airnergy-Erfinder Jörg Klemm und seine Partner sind überzeugt, dass sich das innovative Verfahren in großer Breite durchsetzen wird – insbesondere auch deshalb, weil das hoher Nutzerpotenzial nicht durch Nebenwirkungen erkauft werden muss.

Für die IGeL-Praxis ist Airnergy ein ideales Instrument, da die neuartige Technologie die Gesundheit der Anwender verbessert, die Bindung der Patienten an die Praxis stärkt und gleichzeitig außerordentliche wirtschaftliche Erfolge verspricht.

Weitere Infos zu Airnergy erhalten Sie bei: natural energy solutions AG, In the Air 1, 53773 Hennef, Tel.: 0 22 42 / 93 30-0, Fax 0 22 42 / 93 30-30 oder im Internet unter www.atemluft.info.

An Sie als Therapeut und Patient:

Was jetzt zwischen Ihnen und dieser Seite liegt, könnte
Ihr Leben verändern ......

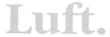

... und zwar Atemluft. Denn, wie Sie wissen, $^3/_4$ des Sauerstoffs der Atemluft atmen wir ungenutzt wieder aus. Was wäre, wenn ungenutzter Sauerstoff doch genutzt werden könnte ...
Seit dem 28. September 2000 ist dies möglich!
Wir entwickelten die Technologie, die Luftsauerstoff verwertbar macht.
Dafür sind wir dankbar. Luftsauerstoff ist nun einmal das Lebens- und Heilmittel Nr. 1!
Wir trauen uns kaum, die Resultate zu nennen: Selbsterneuerung und bessere Gesundheit bis ins hohe Alter, mehr Lebenskraft und Lebenslust im Alltag, Schönheit von innen, Verjüngung von außen.
Wir wissen, es klingt wie Werbung – ist es ja auch.
Deshalb – testen Sie es*. Rufen Sie uns an!

www.atemluft.info   freecall (0800)9010840
* Das Atemluft-Gerät, der Airnergizer, hat die Größe eines Aktenkoffers.

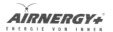

6.4 Präventivmedizin – Anti Aging in der Praxis

P. Schlink, J. van Helden

6.4.1 Allgemeine Beschreibung

Was ist Anti Aging?

Anti Aging ist ein Begriff, der aus den USA kommt und hierzulande häufig auf Widerstand stößt. Dabei richtet sich die Anti Aging Medizin nicht gegen das Altern sondern gegen die durch pathologisches Altern entstehenden so genannten Wohlstandskrankheiten. Durch die Umsetzung wissenschaftlich erwiesener Maßnahmen in ein tägliches Regime können die meisten der zu Siechtum und Demenz führenden Erkrankungen verhindert werden.

Starben die Menschen zu Beginn unseres Jahrhunderts überwiegend an Infektionskrankheiten, so sind Herz-Kreislauferkrankungen, Neurodegeneration und bösartige Neubildungen die Hauptursachen für Hilfs- und Pflegebedürftigkeit.

Anti Aging Medizin ist die präventive Medizin des 21. Jahrhunderts, mit dem Ziel gesund und aktiv zu altern, unter Einsatz modernster diagnostischer Methoden und Therapieformen, die dem neuesten Stand der Wissenschaft entsprechen.

Im Gegensatz zur herkömmlichen Reparaturmedizin ist Anti Aging Medizin eine Möglichkeit für gesunde Menschen jeden Alters, die Weichen für die Zukunft zu stellen, die selbstbestimmt und aktiv gestaltet werden kann. Die wichtigsten Säulen bilden hierbei Ernährung, Bewegung, Hormone, oxidativer Stress und Spiritualität.

6.4.1.1 Beschreibung des Verfahrens, Methodik

Je nach persönlichem Risiko und individueller Lebenssituation wird ein Check up durchgeführt, der folgende Leistungen beinhalten kann:

- Anamneseerhebung unter Einschluss von
  - Familienanamnese
  - Eigenanamnese
  - Ernährungsgewohnheiten
  - Genussmittelgebrauch
  - Sportliche Betätigung
  - Umweltbelastung
  - Stressprofil beruflich/privat
- Bestimmung des biologischen Alters mit der ageon® Vitalitätsanalyse

- Fettmessung
- Laboruntersuchung
  - Oxidativer Stress
  - Hormone
  - Risikofaktoren für Herz Kreislauferkrankungen
  - Osteoporosescreaning
  - Immuncheck
  - Genetische Funktionstests
  - Tumormarker

Wenn alle Ergebnisse vorliegen, kommt es zum wichtigsten Teil der Anti Aging Medizin – dem Anti Aging Programm. Dieses besteht aus unterschiedlichen Beratungsgesprächen und beinhaltet kompetente Anleitung zu körperlicher Bewegung, Ernährungsberatung, mentalem Training sowie eine ärztliche Beratung. Hierbei werden individuelle Programme für die Vorsorgung mit Vitaminen, Spurenelementen, Antioxidantien und Aminosäuren aufgestellt. Bei Bedarf und nach Ausschluss von Kontraindikationen wird eine Hormonersatztherapie mit natürlichen Hormonen, wenn möglich transdermal eingeleitet.

Je nach Ausgangswerten ist eine deutliche Verbesserung und Erhaltung der Lebensqualität zu erreichen. Zu nennen sind z.B.

- Verlangsamung des Alterungsprozesses durch direkten Einfluss auf die Zellalterung
- Maximierung der körperlichen und geistigen Leistungsfähigkeit
- Optimierung des Immunsystems
- Steigerung der Konzentrations- und Gedächtnisleistung
- Verbesserung der psychischen Befindlichkeit sowie
- Verbesserung der antioxidativen Kapazität

6.4.1.2 Wissenschaftlicher Hintergrund

Es gibt heute keinen Grund mehr, sich mit den sowohl für die Patienten als auch die Wirtschaft belastenden so genannten Wohlstandskrankheiten abzufinden.

Zahlreiche wissenschaftliche Studien beweisen, dass durch gesunden Lebensstil, Erkennen und Behandeln genetischer Risikofaktoren sowie Mangelzuständen und oxidativem Stress, viele der bis heute als Schicksal angenommenen Erkrankungen, vermieden werden können.

Für alle Bereiche gibt es harte Fakten, die sowohl den Wert von Ausdauersport, gesunder Ernährung, als auch die Benefits sinnvoller Nahrungsergänzung und Hormonbalance belegen. Durch die Entdeckung von Polymorphismen (genetische Vielfalt durch Enzymvarianten, die zu unterschiedlicher Verstoffwechselung führen), wird es in naher Zukunft möglich sein, individuelle Empfehlungen zu Ernährung, Nahrungsergänzung und medikamentöser Therapie zu geben. Schon heute hat die funktionelle Gendiagnostik ihren Platz in der Anti Aging Medizin.

Die frühzeitige präventive Diagnostik wird es ermöglichen, die beschwerdefreie Lebensspanne zu verlängern, mit Gewinn für das Individuum und die Gesellschaft.

6.4.1.3 Indikationen, Kontraindikationen

Anti Aging Medizin ist präventive Medizin. Als solche ist sie für alle Menschen geeignet, die gesund und aktiv altern möchten, ihre persönlichen Risiken kennen und begrenzen möchten und sich über gesunde Lebensführung informieren wollen. Kontraindikationen gibt es natürlich keine.

6.4.1.4 Anforderungen an das Praxisumfeld

Neben der normalen Praxiseinrichtung wird ein separater ruhiger Raum für den Vitaltest, die Bestimmung des biologischen Alters mittels des *ageon*® Vitalitätsanalysesystems und für eine Fettmessung oder alternativ eine Bioimpedanzmessung benötigt.

Zur Bestimmung der Vitalität testet der Patient – nach kurzer Einweisung durch das Praxispersonal – weitgehend selbstständig und völlig schmerzfrei mehr als 12 Vitalwerte, so genannte Biomarker. Der Patient erhält anhand des aussagekräftigen Testprotokolls nach ca. 45 – 60 Minuten einen umfassenden Überblick über seine körperliche und geistige Leistungsfähigkeit. Der Test, als Basis zur Ermittlung des biologischen Alters, dient der objektivierbaren Standortbestimmung im Alterungsprozess.

Darüber hinaus sollte in der Praxis die Möglichkeit bestehen, Nahrungsergänzungsstoffe, Literatur, Anti Aging Kosmetik und weitere Produkte ansprechend zum Verkauf anbieten zu können. Für die Patienten gut sichtbar und erreichbar, sollten an verschiedenen Orten in der Praxis, zum Beispiel im Warte- und Empfangsbereich, Informationen über das Praxisangebot auslegen.

Ein gefälliges Praxisambiente optimalerweise mit separatem Wartebereich rundet die Anti Aging Praxis ab.

6.4.2 Kosten, Abrechnung und Rentabilität

Vorteile und Nutzen für den Patienten sind wichtige Punkte bei der Beurteilung der Anti Aging Medizin. Nicht zuletzt müssen aber auch allgemeine wirtschaftliche Aspekte aus Sicht des Arztes beleuchtet werden.

6.4.2.1 Anfallende Kosten pro Behandlung

Der Anti Aging Check als ärztliches Leistungspaket bringt zunächst die folgenden Kosten mit sich:

1. Personalkosten
2. Einkauf Fremdleistung (zum Beispiel: Laborleistungen)
3. Kosten für Diagnostikgeräte
4. Raumkosten

Zu 1. Personalkosten

Gerätebedienung (ageon®/Fettmessung/FORM), Verwaltung, Untersuchung

Angenommenes Monatsgehalt brutto	€ 1.600,00
+ Sozialabgaben 20 %	€ 320,00
Summe (monatlicher Aufwand)	€ 1.920,00
Kosten pro Stunde (inkl. Urlaub, Feiertage, Krankheit)	€ 13,00

Zu 2. Laborleistungen

Ein wesentlicher Bestandteil des Anti Aging Checks sind Laborleistungen. Dabei wird in jedem Einzelfall der Umfang der Laboruntersuchungen bestimmt, wobei u.a. Alter, Risikoprofil und Familienanamnese berücksichtigt werden.

Zu 3. Gerätekosten

Zur Durchführung des Anti Aging Checks werden folgende diagnostische Geräte benötigt:

ageon® Vitalitätsanalysesystem

Gerät zur Fettmessung (Futrex oder BIA)

Hier bieten sich zwei mögliche Umsetzungen an:

Alternative I: Kauf oder Leasing der Diagnostikgeräte

Die Entscheidung, ob Kauf oder Leasing, sollte auf der Basis von Liquiditäts-, Abschreibungs- und steuerlichen Aspekten erfolgen. Diese bedürfen möglicherweise einer individuellen Überprüfung durch den Finanz- oder Steuerberater.

Beispiel „Geräte-Kauf":

ageon® Vitalitätsanalysesystem   € 21.980,00 zzgl. 16 % Mwst.

Gerät zur Fettmessung BIA   € 3.980,00 zzgl. 16 % Mwst.

Gesamte Investitionssumme   € 25.960,00 zzgl. 16 % Mwst.

Beispiel „Geräte-Leasing"

Leasingkosten:

Beispiel GRENKE*LEASING*

Stand Februar 2005

36 Monate

10 % Restwert

Monatlich € 773,60 zzgl. 16 % Mwst.

Alternative II: Nutzung der Diagnostikgeräte auf Mietbasis

Das Miet-Modell ist für Ärzte vorteilhaft, die noch nicht beurteilen können, wie das Anti Aging Segment in ihrer Praxis angenommen wird. Zur Vermeidung einer möglichen Fehlinvestition stellen einige Labore im Rahmen eines *anti-aging-laborservice* High-Tech-Diagnostikgeräte für abzusprechende Zeitintervalle zur Verfügung. Stellt sich nach einer Anlaufphase heraus, dass das Anti Aging Konzept praxiskonform ist, kann unter betriebswirtschaftlichen Aspekten die Frage des Kaufs oder Leasing neu überdacht werden.

Beispiel „Geräte-Miete" bei *anti-aging-laborservice*

ageon® Vitalitätsanalysesystem

Gerät zur Fettmessung BIA

Mietgebühr € 235,00 zzgl. 16 % Mwst. / 8 Tage zzgl. Kosten der Gebrauchsmaterialien (3,00 € inkl. Mwst./Stück – Mundstücke, Lungenfunktionstestung).

Montage / Systemeinweisung pro Einsatz € 200,00 zzgl. Mwst. und Fahrtkosten.

Zu 4. Raumkosten

Für die Geräte werden Standplätze von rund 1 m² benötigt. Bei einer angenommenen Miete von monatlich € 9/m² zzgl. € 2/m² NK ergibt sich ein Betrag von € 132,00 pro Jahr.

6.4.2.2 Abrechnungsziffern und Hinweise

Einige der beim Anti Aging Check erbrachten Leistungen werden bei entsprechender Indikation von privaten Krankenversicherungen übernommen. Im Folgenden seien exemplarisch einige Abrechnungsziffern genannt.

Abrechnungsbeispiel 1: Anti Aging Profil

Baustein A: Bestimmung des biologischen Alters mit ageon®

Mit der ageon®-Vitalitätsdiagnostik bieten Sie Ihrem Patienten eine objektive Standortbestimmung über seinen körperlichen und geistigen Leistungszustand. Das ageon®-Gerät testet, audio-visuell gesteuert, verschiedene kognitive und physiologische Parameter, die in der medizinischen Literatur als biologische Marker validiert sind. In einem umfangreichen Testprotokoll (6 Seiten mit Gesamtübersicht der Testergebnisse und Interpretation) werden die Messwerte leicht verständlich ausgegeben und für den Patienten zusammengefasst. Nach einer kurzen Einweisung kann der Test vom Patienten weitestgehend selbstständig durchgeführt werden.

Abrechnungsbeispiel Baustein A:

Ziffer	Leistung	Punkte	1fach
29	Gesundheitsuntersuchung zur Früherkennung von Krankheiten bei einem Erwachsenen – einschließlich Untersuchung zur Erhebung des vollständigen Status … Erörterung des persönlichen Risikoprofils … und Beratung	440	€ 25,65
605*	Ruhespirographische Untersuchung (im geschlossenen oder offenen System) mit fortlaufend registrierenden Methoden	242	€ 14,11
605 a*	Darstellung der Flussvolumenkurve bei spirographischen Untersuchungen einschließlich graphischer Registrierung und Dokumentation	140	€ 8,16
1203	Messung der Maximal- oder Gebrauchsakkommodation mittels Akkommodometer oder Optometer	60	€ 3,50
1401*	Hörprüfung mittels einfacher audiologischer Testverfahren (mindestens fünf Frequenzen)	60	€ 3,50
	Analogziffern:		
A 842	Apparative isokinetische Muskelfunktion	500	€ 29,14
A 857*	Anwendung und Auswertung orientierender Testuntersuchung … (Neurologie)	116	€ 6,76

Ziffer	Leistung	Punkte	1fach
A1403*	Tonschwellenaudiometrische Untersuchung, auch beidseitig, (Bestimmung der Hörschwelle mit 8 bis 12 Prüffrequenzen oder mittels kontinuierlicher Frequenzänderung im Hauptfrequenzbereich des menschlichen Gehörs, in Luft- und in Knochenleitung, auch mit Vertäubung) auch mit Bestimmung der Intensitätsbreite und gegebenenfalls einschließlich überschwelliger audiometrischer Untersuchung	158	€ 9,21
	Summe ageon®	1716	€ 100,03

* Reduzierter Gebührenrahmen

Baustein B: Oxidativer Stress-Test

Zusätzlich wird antioxidative Kapazität oder oxidativer Stress bestimmt, um die Belastung eines Organismus mit freien Radikalen und die Fähigkeit diese zu neutralisieren zu erfahren.

Abrechnungsbeispiel Baustein B:

Ziffer	Laborleistung: Antioxidative Kapazität		1,1fach
A3693	Granulozytenfunktionstest, Sauerstoffaufnahme, O_2-Radikale	570	36,55

Die zuvor dargestellten Abrechnungsbeispiele sind ohne Gewähr.

Zusammenfassung Anti Aging Profil

Feststellung des biologischen Alters mit dem ageon®

Oxidativer Stress Test

Summe für Patienten nach GOÄ (1fach bzw. 1,1fach)   € 136,58

Abrechnungsbeispiel 2: Anti Aging Basis Check

Nach der Festlegung des Anti Aging Profils, erfolgt im zweiten Schritt der umfassendere Anti Aging Basis Check, der sowohl eine eingehende Anti Aging Beratung und Befundung, als auch die entsprechende Therapieempfehlung beinhaltet. Auch hier seien einige Abrechnungsziffern exemplarisch genannt:

Baustein A: Erstgespräch

Die endokrinologische Erstanamnese entspricht in ihrem Umfang und ihrer Differenziertheit der homöopathischen Erstanamnese und wird daher auch analog dieser abgerechnet. Hier werden sämtliche Symptome von Hormonmangelzuständen oder Dysbalancen erfasst.

Abrechnungsbeispiel Baustein A:

Ziffer	Leistung	Punkte	2,3fach
A30	Endokrinologische Erstanamnese	900	€ 120,65
A31	Endokrinologische Folgeanamnese	440	€ 60,33

Baustein B: Bestimmung des biologischen Alters mit ageon®

Dieser Baustein entspricht dem Baustein A aus dem Anti Aging Profil (Erläuterung s.o.).

Abrechnungsbeispiel Baustein B:

Ziffer	Leistung	Punkte	1fach
29	Gesundheitsuntersuchung zur Früherkennung von Krankheiten bei einem Erwachsenen – einschließlich Untersuchung zur Erhebung des vollständigen Status … Erörterung des persönlichen Risikoprofils … und Beratung	440	€ 25,65
605*	Ruhespirographische Untersuchung (im geschlossenen oder offenen System) mit fortlaufend registrierenden Methoden	242	€ 14,11
605 a*	Darstellung der Flussvolumenkurve bei spirographischen Untersuchungen einschließlich graphischer Registrierung und Dokumentation	140	€ 8,16
1203	Messung der Maximal- oder Gebrauchsakkommodation mittels Akkommodometer oder Optometer	60	€ 3,50
1401*	Hörprüfung mittels einfacher audiologischer Testverfahren (mindestens fünf Frequenzen)	60	€ 3,50
	Analogziffern:		
A 842	Apparative isokinetische Muskelfunktion	500	€ 29,14
A 857*	Anwendung und Auswertung orientierender Testuntersuchung … (Neurologie)	116	€ 6,76

Ziffer	Leistung	Punkte	1fach
A1403*	Tonschwellenaudiometrische Untersuchung, auch beidseitig, (Bestimmung der Hörschwelle mit 8 bis 12 Prüffrequenzen oder mittels kontinuierlicher Frequenzänderung im Hauptfrequenzbereich des menschlichen Gehörs, in Luft- und in Knochenleitung, auch mit Vertäubung) auch mit Bestimmung der Intensitätsbreite und gegebenenfalls einschließlich überschwelliger audiometrischer Untersuchung	158	€ 9,21
	Summe ageon®	1716	€ 100,03

* Reduzierter Gebührenrahmen

Baustein C: Fettmessung

Die Messung des Körperfetts ist bei allen Patienten bei der ersten Untersuchung sinnvoll, auch wenn kein Übergewicht besteht. Neben einer Verlaufskontrolle bei Gewichtsreduktion ist die Kenntnis der Körperzusammensetzung von großer Bedeutung für die Bestimmung des IST-Zustandes. Ein zu hoher Körperfettanteil ist ein Risiko für Herz/Kreislauferkrankungen und kann Hinweis auf falsche Ernährung, zu wenig Bewegung und/oder Hormonimbalancen sein. Die einfache und schnelle Handhabung erlaubt eine Erfolgskontrolle bei der Umwandlung von Fett zu Muskulatur, welche für die Compliance von großer Bedeutung ist.

Dies trifft in gleicher Weise auch für die Bioimpedanzanalyse (BIA-Messung) zu.

Die Bioimpedanzanalyse wird mittels des mobilen und portablen BIA Körper-Analyse-Gerätes durchgeführt. Der leicht durchzuführende Test bestimmt hochgenau und zuverlässig Körperfettanteil, bioaktiver Zellsubstanz, Muskelmasse, Körperwasser, fettfreie Masse sowie extrazellulärer Masse mittels Hand-Hand oder Hand-Fuß-Messung.

Abrechnungsbeispiel Baustein C:

Ziffer	Leistung	Punkte	1fach
A 635	Messung des Körperfettanteils (Photoelektrische Volumenpulsschreibung an mindestens vier Punkten)	227	€ 13,23

Baustein D: Oxidativer Stress Test

Dieser Baustein entspricht dem Baustein A aus dem Anti Aging Profil (Erläuterung s.o.).

Abrechnungsbeispiel Baustein D:

Ziffer	Laborleistung: Antioxidative Kapazität		1,1fach
A3693	Granulozytenfunktionstest, Sauerstoffaufnahme, O_2-Radikale	570	€ 36,55

Baustein E: Laborprofile

Das nachfolgende Kalkulationsbeispiel aus dem Labor Dr. Stein + Kollegen ist ein Beispiel für einen Hormonstatus für die postmenopausale Frau und enthält eine ausführliche Befundung durch das Labor.

Abrechnungsbeispiel Baustein E:

	Laborleistungen werden individuell bestimmt: Kalkulationsbeispiel Labor Dr. Stein + Kollegen*		€ 144,50

* Labor Dr. Stein + Kollegen, inklusive Befundinterpretation
  LH, FSH, Estradiol, Progesteron, Prolaktin, Testosteron, SHBG, freier Androgenindex, DHEA-S

Baustein F: Anti Aging Beratung, Befundinterpretation und Therapieempfehlung

Die Beratung mit Befundinterpretation und Therapieempfehlung kann ggf. separat berechnet werden. Im vorliegenden Kalkulationsbeispiel erfolgt dies nicht.

Die zuvor dargestellten Abrechnungsbeispiele sind ohne Gewähr.

Zusammenfassung Anti Aging Basis Check

Erstgespräch	€ 120,65
Feststellung des biologischen Alters mit *ageon*®	€ 100,03
Fettmessung	€ 13,23
Oxidativer Stress Test	€ 36,65
Laborprofile	€ 114,50
Anti Aging Beratung, Befundinterpretation und Therapieempfehlung	€ 60,33
Summe für Patient	€ 475,29

6.4.2.3 Rentabilitätsbetrachtung der IGeL-Leistung

In den folgenden Tabellen wird der Deckungsbeitrag für die beiden Abrechnungsbeispiele (Anti-Aging-Profil und Anti-Aging-Basis-Check) ermittelt. Daraus lässt sich in einem zweiten Schritt der break-even-Punkt errechnen. Dieser Break-even-Punkt gibt die Anzahl der Leistungen pro Jahr an, die erreicht werden muss, damit die benötigten Geräte (ageon® Vitalitätsanalysesystem, Gerät zur Fettmessung) amortisiert werden können. Investitionen können vermieden werden, wenn die Geräte gemietet werden können, z.B. über den *anti-aging-laborservice*.

Anti Aging Profil

Position	Anzahl/Monat	Betrag in i
Umsatz	**1 Profil**	**136,58**
Kosten		
Arbeitszeit Arzt	20 Minuten	33,33
Personalkosten	30 Minuten	6,50
Praxismaterial		3,00
Rohertrag (Deckungsbeitrag)		**93,75**

Um den fixen Aufwand pro Jahr in Höhe von € 6.155 (Raumkosten und Abschreibungen auf Geräte) zu decken, sind 66 Anti-Aging-Profile pro Jahr durchzuführen. Jedes weitere Profil bedeutet unmittelbar Praxisgewinn.

Anti Aging Basis Check

Der Anti Aging Basis Check beginnt mit einer ausführlichen Anamnese, Familienanamnese und Life Stile Anamnese. Die Bestimmung des biologischen Alters, Fettmessung und oxidativer Stress-Test ergänzen die Diagnostik, die durch eine individuelle Laboranalyse komplettiert wird. Anhand dieser Datenlage wird ein Programm erstellt, mit dem Ziel den Gesundheitszustand zu erhalten oder zu optimieren, und Risikofaktoren zu vermeiden bzw. zu reduzieren

Position	Anzahl/Monat	Betrag in €
Umsatz	**1 Profil**	**475,29**
Kosten		
Arbeitszeit Arzt	40 Minuten	66,66

Position	Anzahl/Monat	Betrag in €
Personalkosten	30 Minuten	6,50
Praxismaterial		3,00
Labor		144,50
Rohertrag (Deckungsbeitrag)		**254,63**

Um den fixen Aufwand pro Jahr in Höhe von € 6.155 (Raumkosten und Gerätekosten) zu decken, sind 32 Anti-Aging-Basis-Checks pro Jahr durchzuführen. Jeder weitere Check bedeutet unmittelbar Praxisgewinn.

Rentabilität in Abhängigkeit der Patientenzahl

Da für Anti-Aging-Profil und Anti-Aging-Basis Check dieselben Geräte benötigt werden, kann eine Gesamtkalkulation wie folgt aussehen:

Leistung	Anzahl/Monat	Rohertrag Leistung in €	Rohertrag Monat in €
Anti Aging Profil	6	93,75	562,50
Anti Aging Basis Check	4	194,30	777,20
./. Fixkosten pro Monat (Raum, Geräte)			−512,92
Summe			**826,78**

An vorgenannten Beispielen, die heute vielfältig in Deutschland umgesetzt werden, ist zu erkennen, dass die präventive Medizin nicht nur aus medizinischer Sicht, sondern auch aus ökonomischer Sichtweise ein rentables Zukunftssegment für die Arztpraxis ist. Hierbei ist zu berücksichtigen, dass weitere, wichtige arrondierende Leistungen erbracht werden können; so zum Beispiel der Verkauf von Nahrungsergänzungen/Vitalstoffen und weiteren Produkten rund um das Segment Anti Aging.

Durch die monatlich wiederkehrenden Abverkäufe von Produkten kommt es in der Regel zu einer Verdreifachung der Umsätze.

6.4.3 Behandlungskonzepte

Daraus resultierend ergeben sich unterschiedliche Behandlungskonzepte, die von den jeweiligen Praxen allein oder in Zusammenarbeit mit Psychologen,

Sporttherapeuten und Ernährungsberatern erarbeitet und durchgeführt werden. Der Schwerpunkt der Therapie richtet sich nach den Ergebnissen der Untersuchungen und nach den individuellen Bedürfnissen. Der Zeitpunkt der Therapiekontrolle richtet sich nach Art der therapeutischen Intervention. So sollte zum Beispiel eine Ernährungsumstellung mit dem Ziel der Gewichtsreduktion wöchentlich mittels BIA-Messung kontrolliert, eine Hormonersatztherapie und eine orthomolekulare Therapie nach 6 – 8 Wochen durch eine erneute Blutuntersuchung überwacht werden.

6.4.3.1 Sinnvolle Kombination mit anderen IGeL

Praktisch jede Untersuchung des Anti Aging Checks kann auch als Einzelleistung in Kombination zu anderen IGeL angeboten werden. So ist es zum Beispiel sinnvoll, die Knochendichtemessung bei familiärem Osteoporoserisiko, Hormonmangel und anderen Verdachtsmomenten einzusetzen. Die Body Composition Analyse mittels BIA Messung ist ein unentbehrliches Hilfsmittel bei der Ernährungsberatung in der Adipositassprechstunde. Auch die Messung des oxidativen Stress kann als alleinige Leistung sinnvoll sein, um einen Einstieg in die präventive Medizin zu erleichtern.

Abrechnungsbeispiele

Nachfolgend einige Abrechnungsbeispiele, die individuell zusammengestellt und ergänzt werden können.

Ziffer	Leistung	1fach GOÄ	Faktor	Betrag
34 a	Eingehende Erörterung	€ 17,49	3,50	€ 61,20
250	Blutentnahme mittels Spritze, Kanüle oder Katheter aus Vene	€ 2,33	1,80	€ 4,20
A5475	Osteodensitometrie mittels Ultraschall	€ 31,71	1,80	€ 57,07
838a	Fett-, Wasser- und Muskelresistance	€ 32,06	1,00	€ 32,06
3693	Granulozytenfunktionstest	€ 33,22	1,15	€ 38,21
75	Ausführlicher schriftlicher Krankheits- und Befundbericht	€ 7,58	2,30	€ 17,43

6.4.3.2 Sinnvolle Kombination mit GKV-Leistungen

Die privatärztliche Abrechnung bietet bei entsprechender Indikation eine Erstattung einzelner Leistungen. So besteht in den meisten Fällen bereits ein Korrekturbedarf beim allgemeinen Lebensstil oder bei der Einnahme wichtiger Vitamine. Als Beispiel sei hier angeführt, dass es beim Patienten infolge falscher Ernährung und mangelnder Bewegung zu Hochdruck oder Typ 2 Diabetes gekommen ist.

Wird die Beratung und Untersuchung jedoch aus rein präventiven Gesichtspunkten (was ja in der Anti Aging Medizin wünschenswert ist) durchgeführt, so liegt hier kein Erstattungsanspruch gegenüber der GKV vor.

Im GKV-Bereich können Leistungen, die erstattungsfähig sind mit IGeL kombiniert werden, so zum Beispiel die Homocysteinbestimmung, PSA und alle anderen Einzelleistungen um die individuellen Risiken zu erfassen und zu behandeln.

6.4.4 Fortbildungsangebote für Arzt und Praxisteam

Es gibt in Deutschland, Europa und weltweit mittlerweile eine solide Infrastruktur bezüglich Anti Aging Kongresse, Anti Aging Seminare und Interessenvertretungen.

Europaweit haben sich die Landesvertretungen zusammengeschlossen zur

ESAAM European Society of Anti-Aging Medicine, Wien

Die ESAAM hat Kriterien ausgearbeitet die zum Abschluß der Zusatzbezeichnung „Anti Aging Mediziner": Master of Sciene (Anti Aging Medizin ESAAM) führt.

Landesvertretungen, beispielsweise:

ANDROX Österreichische Gesellschaft für Anti Aging Medizin, Wien

GSAAM German Society of Anti-Aging Medicine e.V., München

Anspruchsvolle Anti Aging Kongresse z.B. ESAAM Wien, GSAAM Berlin/ München bieten ein solides Fundament von wissenschaftlich fundierten Veranstaltungen. Neben den empfohlenen Anti Aging Seminaren und weiterer Anti Aging Serviceangeboten wird das notwendige Spektrum an Bildungsmaßnahmen und Updates im Segment Anti Aging geboten.

Zur weiteren Recherche verweisen wir auf die auf unten aufgeführten Links.

6.4.4.1 Literatur

Kursbuch Anti-Aging

Herausgegeben von: Günther Jacobi, Hans Konrad Biesalski Ute Gola, Johannes Huber, Frank Sommer
Preis: EUR 89,95 ISBN: 3-13-139091-3

Anti-Aging – moderne medizinische Konzepte

von Bernd Kleine-Gunk (Hrsg.)
Uni-med Verlag (November 2003)
Gebunden
Preis: EUR 44,80 ISBN: 3-89599-751-X

Die Kraft der Sexualität

von Michael Klentze
Südwest Verlag
Erschienen am 1. April 2004
Preis: EUR 20,– ISBN: 3517067253

Anti-Aging. Die Macht der eigenen Hormone

von Michael Klentze
Südwest-Verlag (Mai 2003)
Broschiert – 208 Seiten
Preis: EUR 20,– ISBN: 3517066834

Für immer schön. Der Anti-Aging-Ratgeber

von Ela M.
Ullstein Buchverlage GmbH & Co. KG / Ullstein Taschenbuchverlag
(September 1999)
Broschiert
Preis: EUR 7,95

Absolut Mann. Fit bleiben und gut aussehen – die besten Strategien

von Rolf-Dieter Hesch, Gerald Bosch
Midena Vlg., Romb. (Januar 2002)
Gebundene Ausgabe
Preis: EUR 14,90

20 Jahre 40 bleiben. Das Gymnastik-Programm. Die Zellen gezielt verjüngen

von Heike Höfler Midena Vlg., Romb. (Februar 2001)
Broschiert
Preis: EUR 9,90

Jung – für immer. Älter werden – jung und vital bleiben – gut aussehen

von Harald Bresser
Hirzel, Stgt. (2000)
Broschiert
Preis: EUR 9,90

Der Anti-Aging-Plan. Nahrungsergänzungsmittel zur Zellverjüngung

von Eberhard J. Wormer
Midena Vlg., Romb. (August 2000)
Broschiert
Preis: EUR 9,90

Anti-Aging. Ihr persönliches 5-Punkte-Sofortprogramm

von Michael Despeghel-Schöne, u. a.
VGS Verlagsges., K. (Oktober 2001)
Gebundene Ausgabe
Preis: EUR 24,90

Für immer jung durch Anti-Aging

von Michael Klentze
Ehrenwirth Verlag (Februar 2001)
Broschiert
Preis: EUR 9,95

Melatonin. Schlüssel zu ewiger Jugend, Gesundheit und Fitneß?

von Walter Pierpaoli, William Regelson
Goldmann, Mchn. (April 1996)
Broschiert
Preis: EUR 8,00

Der neue Mann. Das revolutionäre Anti-Aging Programm

von Markus Metka, Tuli P. Haromy
Piper, Mchn. (März 2001)
Gebundene Ausgabe
Preis: EUR 19,90

6.4.4.2 Seminare

Es gibt einige Anbieter auf dem Markt: Hier ist eine sorgfältige Abwägung und Prüfung des Seminarangebotes und der Erwartungshaltung des Interessenten von Wichtigkeit.

Das offizielle Presseorgan der ESAAM ist das Journal „Anti Aging for Professionals" und erscheint in der medox Verlagsgesellschaft mbH in Bonn. In jeder Ausgabe wird ein ausführlicher Terminkalender über Fortbildungsveranstaltungen und Kongresse veröffentlicht. www.anti-aging-professionals.com

Anbieter von Anti Aging Schulungen erfahren Sie bei:

GSAAM www.gsaam.de (Ärztefortbildung)

ANTI AGING AKADEMIE – DR. HENNIG & PARTNER

www.anti-aging-seminar.com

(Anti Aging Ärztefortbildung und Anti Aging Beraterausbildung)

6.4.4.3   Verfahrensspezifische Links im Internet

www.esaam.com

ESAAM European Society of Anti-Aging Medicine, Wien

www.androx.com

ANDROX Österreichische Gesellschaft für Anti Aging Medizin, Wien

www.gsaam.de

GSAAM German Society of Anti-Aging Medicine e.V., München

www.anti-aging-seminar.com

ANTI AGING AKADEMIE – DR. HENNIG & PARTNER

(Anti Aging Ärztefortbildung und Anti Aging Beraterausbildung)

www.anti-aging-laborservice.de

www.anti-aging-professionals.com

Ein Gemeinschaftsprojekt des

Labors Dr. Stein + Kollegen, ILMED Labor- und Medizintechnik GmbH und

Dr. Hennig & Partner, Anti Aging Consulting

www.anti-aging-journal.de

Offizielles Fachorgan der ESAAM

6.4.5 Fazit, Ausblick

Die Präventivmedizin – Anti Aging Medizin ist die Medizin des 21. Jahrhunderts.

Die bisherige medizinische Versorgung, die insbesondere Krankheiten behandelte, ist alleine so nicht mehr zeitgemäß, auch ökonomisch nicht mehr zu vertreten, vor allem bei den offensichtlichen Möglichkeiten der Präventivmedizin.

Dieses beruht auch auf den Tatsachen der demoskopischen Entwicklungen in Deutschland: Siehe nachfolgende Grafik.

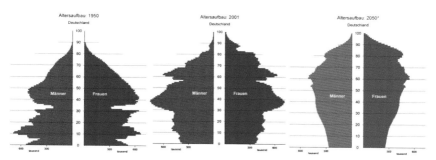

Abb. 50: Demoskopische Entwicklung in Deutschland

Die exorbitante Kostenexplosion im Gesundheitswesen, die demoskopischen Fakten, die eingeleiteten politischen Reformen und die zunehmende Bereitschaft der Patienten IGeL-Leistungen als Notwendigkeit zu akzeptieren, ist ein solides Fundament, sich in diesem innovativen Wachstumsmarkt zu etablieren.

Anti Aging – Vital altern

Es kommt nicht nur darauf an, wie lange man lebt, sondern wie man lange lebt.

Zitat von Dr. med. Michael Klentze, München

6.5 Funktionelle Diagnostik mit der VEGACHECK-Methode

M. Veith

6.5.1 Allgemeine Beschreibung

6.5.1.1 Beschreibung des Verfahrens

Als Kehrseite unserer Zivilisation entwickeln sich neue Krankheitsbilder. Mehr und mehr Patienten weisen deutliche Symptome auf, obwohl kein klinisch-morphologischer Befund diagnostiziert werden kann. Diese so genannten „funktionellen Störungen" – auch psychosomatische oder endogene Störungen genannt – werden zum Beispiel durch Fehlernährung, Allergene, Viren, Pilze, Parasiten, Umwelttoxine, Schwermetallablagerungen, psychische Belastungen oder Stress ausgelöst. Daraus resultieren Krankheitsbilder mit reduzierten Abwehrfähigkeiten und Energiereserven, gehäuften Infekten, Dysbiose und Pilzbefall, vegetativer Labilität, multiplen Allergien, Schlafstörungen und anderen wechselnden Symptomen. Diese offensichtlich zutage tretenden Symptome sind aber oft nur die Spitze eines Eisberges. Der weit größere Teil des Eisberges aber, die Vorgeschichte dieser Erkrankungen, bleibt unter der Oberfläche verborgen. Mit den gängigen Untersuchungsmethoden können die komplexen Krankheitszusammenhänge nicht oder nur mühsam erkannt werden. Ärzte und Therapeuten sind bei der Therapie oft auf das Prinzip „Versuch und Irrtum" angewiesen.

Die funktionelle Diagnostik mit VEGACHECK sondiert individuell die vielfältigen Ursachen, die im Zusammenspiel die Regulations- und später Funktionsstörungen hervorrufen. Das Gerät ergänzt somit die bekannten klinischen Methoden der Medizin, wie Laboruntersuchungen, EKG oder bildgebende Verfahren. Durch eine Messung mit dem VEGACHECK erhält der behandelnde Arzt eine schnelle Übersichtsdiagnose.

Die ganzheitliche VEGACHECK-Diagnosemethode beruht auf der dynamischen Messung des elektrischen Hautleitwertes. Für die Messung werden dem Patienten sechs Elektroden angelegt. Über diese Elektroden werden in vier aufeinander folgenden Abläufen jeweils negative und positive 13-Hertz-Impulsströme mit einer geringen Intensität geleitet.

Die Messung erfolgt über sieben Messstrecken, so genannte Ableitungen, die speziellen Körperbereichen zugeordnet sind.

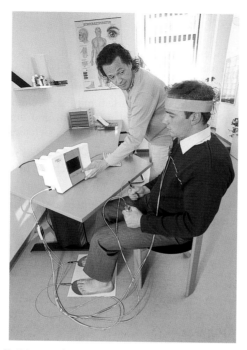

Abb. 51: Funktionelle Diagnostik mit der VEGACHECK-Methode

Die 7 Ableitungen setzen sich aus folgenden Kombinationen zusammen:

In der **Ableitung 1** finden wir die linke Kopf- und Gesichtshälfte mit Ohr, Auge, Nase, Nasennebenhöhlen, Ober- und Unterkiefer, Tonsillen und die Halswirbelsäule. Diese Ableitung lässt auch Aussagen über die Arterien, die arterielle Durchblutung und den Kreislauf zu.

In der **Ableitung 2** finden wir den Kopfbereich mit Augen, Ohren, Nase und Nasennebenhöhlen, den Oberkiefer, die Steuerebene der Hormone und das Zentralnervensystem.

In der **Ableitung 3** finden wir die rechte Kopf- und Gesichtshälfte mit Ohr, Auge, Nase, die Nasennebenhöhlen, den Ober- und Unterkiefer, Tonsillen und die Halswirbelsäule. Diese Ableitung lässt auch Rückschlüsse zu über die Venen und die venöse Durchblutung, Krampfadern und über den Komplex der Leber/Galle (5-Elemente-Lehre) in Verbindung zum Komplex Milz/Pankreas.

In der **Ableitung 4** finden wir den Thorax mit Lunge, Herz, Mammae, Oberbauch (mit Bezug zu Magen und Dünndarm, Nasennebenhöhlen) und Schilddrüse. Diese Ableitung lässt auch Rückschlüsse auf Haare, Haut und den Dickdarm zu.

In der **Ableitung 5** finden wir die linke untere Körperhälfte mit Milz, Pankreas, Magen, Colon descend., Herz, Lunge links, Niere links, Hüftgelenk links und Duodenum.

In der **Ableitung 6** finden wir den Unterleib mit den Beckenorganen, der Lendenwirbelsäule, dem Urogenitaltrakt, dem Rektum und den Gelenken. Diese Ableitung lässt auch Aussagen über die Wirbelsäule, Gelenke und Gonaden zu.

In der **Ableitung 7** finden wir die rechte untere Körperhälfte mit Leber, Galle, Appendix, Colon ascend., Niere rechts, Lunge rechts, Hüftgelenk rechts und Ileum.

Der Patient sitzt während der nur acht Minuten dauernden Messung ruhig und entspannt auf einem Stuhl, stellt die nackten Fußsohlen auf die Fußelektroden und hält in jeder Hand eine der Handelektroden. Außerdem wird die Stirn-Doppelelektrode am Kopf des Patienten angelegt. Das VEGACHECK-Display zeigt den Messablauf und den Status der Messung an.

Unmittelbar nach der Messung werden die Messergebnisse ausgedruckt. Auf den Ausdrucken finden sich die Messkurven der einzelnen Ableitungen, Auffälligkeiten bei Organen und Arealen und Diagnosehinweise sowie Therapievorschläge in Textform.

Der Ausdruck der VEGACHECK-Schreibung umfasst vier Betrachtungswinkel

1. **Die Arealdiagnostik:** Signifikante Abweichungen sind typisch für bestimmte Störungen im Körper. Die Arealdiagnostik ist eine grafische und bewertete Darstellung der Diagnosehinweise und ermöglicht einen ersten Überblick über betroffene Areale oder Organe. Der Vitalitätsfaktor verschafft einen Überblick über den allgemeinen Gesundheitszustand und die Energiereserven des Patienten.
2. **Hinweisdiagnostik und Therapieempfehlungen:** Die Angaben der Hinweisdiagnostik entstehen durch Vergleiche mit festgelegten typischen Normwerten. Die Angaben zu Organen und Arealen sind bewertete Hinweise, die aus den Abweichungen und Auffälligkeiten der VEGACHECK-Messung in Verbindung mit unzähligen Praxiserfahrungen mit der Segmentelektrographie gewonnen wurden. Bei den Therapievorschlägen wird auf bewährte Verfahren zurückgegriffen.
3. **Schlussbemerkung:** Die Schlussbemerkung stellt als Gesamtbeurteilung eine Zusammenfassung und Bewertung der Übersichtsmessung dar.
4. **Originalkurven und Auswertfaktoren:** Der Ausdruck der Originalkurven und Auswertfaktoren ist die grafische Aufbereitung der VEGACHECK-Messung, der Regulationsmuster sowie der ermittelten Hinweisfaktoren, Auffälligkeiten und Normabweichungen.

Nerven (3x)

2

3   1

Schilddrüse M12   Herz M12
Lunge

4   Magen M12

Leber

Niere   Dickdarm (2x)
Dünndarm (2x)

7   5

6

Indikationsbedingung

1. #1 in PF- oder RF-Ebene und Mehrfachnennung Organe/Areale
2. #1 in PF- oder RF-Ebene
3. Mehrfachnennung Organe/Areale
4. Max. Gewichtung =< 12

Vitalität: 64%

HINWEISDIAGNOSTIK

Belastungshinweis: Allergieneigung
Organ/Areal: Darm
Therapievorschlag: Allergietherapie, Bioresonanz, Darmsanierung

Belastungshinweis: Allergieneigung
Organ/Areal: Darm
Therapievorschlag: Austestung der Hauptallergene,
                   Allergieresonanztherapie, Darmsanierung

Belastungshinweis: Regulationsstörung
Organ/Areal: Herz, Lunge
Therapievorschlag: Homöopathie, Stoffwechseltherapie,
                   Bioresonanztherapie

Belastungshinweis: Herdbelastung
Organ/Areal: Niere
Therapievorschlag: Herdsanierung, Organtherapie

Belastungshinweis: Herdbelastung
Organ/Areal: Leber
Therapievorschlag: Herdsanierung, Organtherapie

Belastungshinweis: Psychostress, Lebensumstände, nervlich überreizt
Organ/Areal: Nerven
Therapievorschlag: autogenes Training/NLP, Farb-/Tontherapie,
                   Homöopathie

Belastungshinweis: Psychostress, Ängste, Furcht und Stress
Organ/Areal: Nerven
Therapievorschlag: autogenes Training/NLP, Farb-/Tontherapie,
                   Homöopathie

Belastungshinweis: Psychostress, Störung im Funktionskreislauf
                   Leber/Galle mit Milz/Pankreas Beteiligung
Organ/Areal: Nerven
Therapievorschlag: Bioresonanztherapie

Schlussbemerkung

Die Eigendynamik von ▬▬▬▬▬ sollte durch Entgiftungsmaßnahmen
verbessert werden.

Die vegetative Belastung von ▬▬▬▬▬ sowie seine/ihre
Lebensumstände sollten ermittelt werden.

Eine Kontrollmessung in regelmäßigen Abständen ist zu empfehlen

Diese Interpretation entbindet den Therapeuten nicht von seiner Verantwortlichkeit für die
individuelle Untersuchung sowie Diagnose- und Therapieentscheidung.

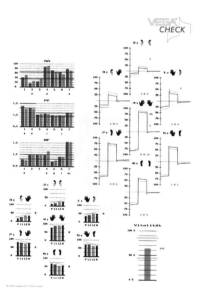

Abb. 52

6.5.1.2 Wissenschaftlicher Hintergrund

Der lebendige menschliche Organismus hat die Eigenschaft, auf unterschiedliche Reize reagieren zu können. Nur so konnte der Mensch in seiner Entwicklung auch unter unwirtlichsten Bedingungen überleben.

Normalerweise reagiert der Organismus auf einen Reiz in drei Phasen:

- mit einem Schock,
- einem Gegenschock und
- der Rekonvaleszenz- oder Erholungsphase.

Ein Organismus ist dann gesund, wenn er auf einen Reiz richtig – also: mit einem dem Reiz angemessenen Schock, einem angemessenen Gegenschock und einer angemessenen Erholungsphase – reagiert. Tut er das nicht, spricht man von Regulations- oder Reaktionsstörungen. So kann die Reiz-Reaktion eines Organismus völlig überzogen sein, verspätet einsetzen oder rasch zwischen Schock und Gegenschock pendeln (so genannte Ataxie). Im schlimmsten Fall reagiert der Körper überhaupt nicht mehr auf den Reiz. Dann spricht man von einer Reaktionsstarre.

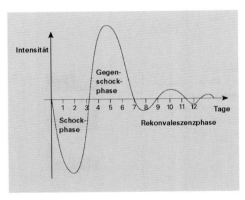

Abb. 53: Reaktionsphasen des Grundsystems nach Selye

Dieses Reiz-Reaktionsschema macht sich der VEGACHECK zunutze. Wie auf jeden Reiz, so reagiert der Körper auch auf die 13-Hertz-Impulsströme der VEGACHECK-Messung. Die Reaktionen des Körpers auf diese Reizung zeigen sich in den Kurven, die der VEGACHECK aufzeichnet. Ist der Mensch angeschlagen, geschwächt, krank, dann reagiert sein Körper auf Reize anders als im kräftigen, gesunden und ausgeglichenen Zustand. Das kann sich in einer heftigen Überreaktion oder in einer Unterreaktion bis hin zur Reaktionsstarre auswirken.

Jede Abweichung vom normalen Reaktionsbereich weist jedenfalls auf eine funktionelle Störung im Körper hin. VEGACHECK ist in der Lage, die Charakteristik dieser Abweichung einzuordnen und daraus eine Hinweisdiagnose abzuleiten. Denn bestimmte Abweichungen sind typisch für bestimmte Störungen im Körper.

Die beiden Säulen, auf denen die Technik des VEGACHECK steht, heißen „Funktionelle Medizin" und „Grundsystem nach Pischinger".

Chronische Erkrankungen nehmen immer mehr zu. Auch die Forschung beschäftigt sich seit Jahrzehnten mit diesem Phänomen. Etliche Forscher machten sich auf, nach neuen Wegen in Diagnose und Therapie zu suchen. Bei dieser Suche nach neuen Ansätzen landeten sie schließlich dort, wo sie ganz zwangsläufig landen mussten:

Bei der Frage nämlich, wo die Ursachen für chronische Erkrankungen liegen. Mittlerweile wird von den meisten Medizinern – wenn auch noch in unterschiedlicher Gewichtung – anerkannt, dass ein enger Zusammenhang zwischen den ständig anwachsenden Dauerstressfaktoren des modernen Lebens und der Häufung chronischer Krankheiten besteht.

Seit jeher kannte die Medizin nur die „spezifische Organpathologie", bei der eine organische Schädigung nachweisbar oder aus belegbaren Intoxikationen ableitbar war. Der Wiener Arzt Professor Alfred Pischinger beschrieb dann im Jahre 1953 erstmals ein „System des Unspezifischen", das heute als „Grundregulationssystem nach Pischinger" bekannt ist. Dieses Grundregulationssystem nach Pischinger ist die Basis für das Verständnis einer ganzheitlichen Medizin, und auch die Grundlage für die VEGACHECK-Methode. Durch die Forschungen von Professor Pischinger hat sich das weiche Bindegewebe (auch Matrix, Grundsystem oder System der Grundregulation genannt) als Ursprungsort für die Entstehung chronischer Krankheiten herauskristallisiert:

In einem intakten Grundsystem funktioniert die Versorgung der Organzellen über die Endverzweigungen vegetativer Nervenfasern einwandfrei. Schlacken werden über das Blut und die Lymphe abtransportiert. Doch die bereits erwähnten Dauerstressfaktoren bringen den Körper in Verlegenheit: Wohin mit den Schwermetallen, Antibiotikaresten und anderen Toxinen, die der Mensch täglich einatmet, über die Haut oder auch mit der Nahrung aufnimmt? Der Körper verhält sich dabei nicht anders, als wir Menschen beim Umgang mit atomarem Abfall: Er versucht, das Gefahrgut irgendwo zwischen zu lagern, wo es keinen Schaden anrichten kann. Also sammelt er den gesamten „Giftmüll", der sich im Körper einfindet, und packt ihn in die Matrix, wo er zunächst einmal den Organzellen nichts anhaben kann.

Das geht eine ganze Zeit lang gut. Doch irgendwann ist das Grundsystem randvoll mit Giften, und deswegen nicht mehr in der Lage, auf äußere Reize zu reagieren. Das Grundsystem ist überfordert, und bekommt selbst seine ur-

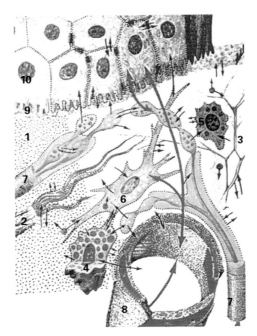

Abb. 54:
1 Proteoglykane und Strukturglykoproteine, 2 Kollagen, 3 Elastin, 4 Mastzellen, 5 Abwehrzellen, 6 Fibrozyten, 7 vegetatives terminales Axon, 8 Kapillare, 9 Basalmembran, 10 Organparenchymzelle

eigenen Aufgaben nicht mehr in den Griff: Die Versorgung der Organzellen mit Nährstoffen und den Abtransport von Schlacken. Die Organzellen rebellieren ob dieser Vernachlässigung. Die Folge: Der Mensch leidet unter einer Vielzahl unspezifischer Symptome, klagt über Kopfweh und Mattigkeit, über diffuse Schmerzen oder Niedergeschlagenheit.

Die VEGACHECK-Messung zeigt all diejenigen Reaktionsorgane, die im Zusammenhang mit der Krankheit beachtet werden müssen.

6.5.1.3 Indikationen, Kontraindikationen

Indikationen

- Erfassung des energetischen Gesamtzustandes, der energetischen Reserven und der Reaktionsfähigkeit des Organismus auf definierte Reize (Regulation)

- Erkennen von akuten, chronischen sowie rechts- und linksseitigen Belastungen im Körper
- Aufspüren von Störfeldern, Herden
- Beurteilung des allgemeinen Gesundheitszustandes vor Operationen, Kuren, Impfungen, Reisen, etc.
- **Übersichtsdiagnose in den Bereichen:** Psycho-Neuro-Immunologie, Vegetativum, akute Beschwerden, chronische Beschwerden, Allergiedispositionen, Organbelastungen, Entzündungsherde, Entgiftungssituation, Störfelder, Stress-Situation, Mikrobielle Ebene, virale Belastungen, Umweltbelastungen

Kontraindikationen

- Schwangerschaft
- Anwendung bei Patienten mit Herzschrittmachern
- Patienten mit schweren Herzrhythmusstörungen: A.V.-Block 3. Grades, totaler Re.- und Li.-Schenkelblock, totaler sinu-aurikulärer Block
- Epilepsie

Besondere Hinweise

- Die VEGACHECK-Übersichtsmessung eignet sich nicht für hyperaktive Kinder
- Bei Patienten im Vorschulalter darf die Unruhe nicht überbewertet werden
- Die Messung eignet sich nicht bei Patienten mit fehlenden Extremitäten, da unvollständige Ableitungen zur Verfälschung der Messergebnisse und zu falschen Diagnosehinweisen führen können

6.5.1.4 Benötigtes Praxisumfeld

Das VEGACHECK ist eine kompakte Geräteeinheit und lässt sich auch in kleineren Räumen aufbauen und nutzen. Dabei sollte der Standort jedoch so gewählt werden, dass die Patientenbetreuung und die Bedienung des Messplatzes jederzeit und ohne Einschränkung möglich ist. Während der Messung sollte eine entspannende, beruhigenden Atmosphäre herrschen.

Über eine LCD-Anzeige führt das VEGACHECK-Menü den Behandler Schritt für Schritt durch die einzelnen Handgriffe bei der Bedienung. Die Messung läuft vollautomatisch ab. Die Handhabung des VEGACHECK ist unkompliziert und kann deshalb auch an das Praxispersonal delegiert werden.

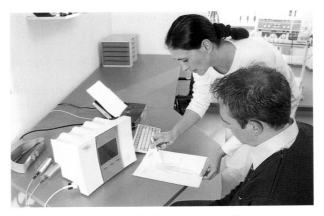

Abb. 55: VEGACHECK: Zeitersparnis durch Interpretationshinweise

6.5.2 Kosten, Abrechnung und Rentabilität

6.5.2.1 Anfallende Kosten pro Behandlung

Die Kosten einer VEGACHECK-Messung beschränken sich auf die Verbrauchsmaterialen des Druckers (Papier, Tintenpatronen) und Desinfektionsmittel zur Reinigung der Elektroden.

6.5.2.2 Abrechnungsziffern und Hinweise

Folgende Punkte sind bei der Berechnung von Selbstzahlerleistungen durch Vertragsärzte zu beachten:

- Patientenerklärung vor Beginn der Behandlung
- Wirtschaftliche Aufklärung
- Aufkärung über Risiken und „schulmedizinische Standardbehandlung"
- **Analogabrechnung ist immer erforderlich**

Tab. 14: Musterabrechnung nach GOÄ (in Euro)

Nummer	Leistung	Gebühr, einfach	Steigerungsfaktor	Gebühr
1	Beratung	4,66	2,3	10,72
8	Ganzkörperstatus	15,15	2,3	34,86

Nummer	Leistung	Gebühr, ein-fach	Steigerungs-faktor	Gebühr
Entspr. 651	VEGACHECK	14,75	1,8	26,54
Summe				**72,12**

Den Leitfaden „Rechtssicherheit in der Praxis mit VEGACHECK, VEGA-TEST, VEGASELECT – ein praktischer Ratgeber für Ärzte" ist bei der VEGA Grieshaber KG erhältlich.

6.5.2.3 Rentabilitätsbetrachtung der IGeL-Leistung

Bei einer durchschnittlich frequentierten Praxis kann eine Amortisation innerhalb kürzester Zeit erreicht werden. Weitere Informationen finden sich in Kapitel 3.3.3 dieses Buches.

6.5.3 Behandlungskonzepte

6.5.3.1 Sinnvolle Kombination mit anderen IGeL

Die VEGACHECK-Methode dient als Einstiegsdiagnose, Lotsendiagnostik und eignet sich auch zur Therapieverlaufskontrolle. Die Möglichkeiten der Methode bilden eine optimale Grundlage zur Verifizierung der Diagnose durch Ergänzung mit anderen Verfahren: VEGATEST-Methode, Labor, Ultraschall, Dunkelfeld, Kinesiologie, Akupunktur.

6.5.3.2 Sinnvolle Kombination mit GKV-Leistungen

Die VEGACHECK-Methode lässt sich leicht in den eingespielten Praxisablauf integrieren. Die gewonnenen Erkenntnisse aus der Übersichtsdiagnose sind ein „Fahrplan" für weitere Untersuchungen: Labor, EKG, Ultraschall, Röntgen, zahnärztliche Untersuchung.

6.5.4 Fortbildungsangebote für Arzt und Team

6.5.4.1 Literatur

Peter-Georg Rademacher/Peter Mölleney, „Gesundheits-Check in neuen Dimensionen – Das Lehrbuch zur VEGACHECK-Methode", VEGA Grieshaber KG 2003

Dr. med. Volker Lehmann: „Diagnose für Funktionelle Medizin (D-F-M)", COMED – Das Fachmagazin für Complementär-Medizin, Ausgabe 6/1999

VEGACHECK-Studienübersicht:

- Die computergesteuerte Segmentelektrographie (VEGACHECK) in der Schmerztherapie. Von der Diagnose zur Schmerzdarstellung (Dr. Iorno, Zentrum für Schmerztherapie, Klin. Institut für Fortbildung, Mailand)
- Bewertung der diagnostischen Möglichkeiten der computergesteuerten Segmentelektrographie (VEGACHECK) bei Patienten mit chronischem Lymphödem der Gliedmaßen (Dr. Campisi et al., Universität Genua, Krankenhaus San Martino, Abt. Chirurgie)
- Bewertung der diagnostischen Möglichkeiten der computergesteuerten Segmentelektrographie (VEGACHECK) bei Patienten, die unter Immunschwäche, Gelenkbeschwerden und Kopfschmerzen leiden (Prof. Ricciardi, Universität Rom, Fakultät Medizin und Chirurgie)
- Komparative Analyse diagnostischer Übereinstimmung bei 70 Fällen Leberverfettung bei fettsüchtigen Patienten mit Ultraschall gegen VEGACHECK-Ausdruck (Dr. Minucci, Städt. Krankenhaus Genua, Abt. Diätologie und Ernährung)
- Bewertung der diagnostischen Möglichkeiten der computerunterstützten Segmentdarstellung (VEGACHECK) bei Patienten mit Darmdysbiose in Verbindung mit Nahrungsmittelunverträglichkeit (Dr. Minucci, Städt. Krankenhaus Genua, Abt. Diätologie und Ernährung)
- Nahrungsmittel-Provokationstest mit Hilfe des VEGACHECK-Gerätes (Dr. Minucci, Städt. Krankenhaus Genua, Abt. Diätologie und Ernährung)

6.5.4.2 Seminare

Die VEGA AKADEMIE bietet Seminare zur VEGACHECK-Methode an. Der Schwerpunkt der Seminare liegt auf der Auswertung und Interpretation der VEGACHECK-Schreibungen sowie auf der Integration in den Praxisablauf. Im Seminarprogramm der VEGA AKADEMIE finden sich darüber hinaus Seminare zu den Themen Selbstzahlermedizin, Abrechnungsverfahren und Praxismarketing.

Die VEGACHECK-Hotline bietet in Zweifelsfällen Unterstützung bei der Interpretation der Messergebnisse.

6.5.4.3 Verfahrensspezifische Links im Internet

Informationen zur VEGACHECK-Methode:

www.vegamed.com

Informationen zu VEGACHECK-Seminaren:

www.vega-akademie.com

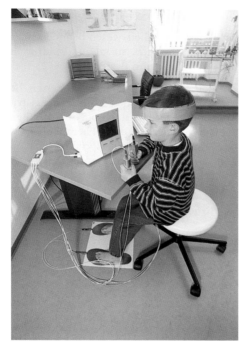

Abb. 56: VEGACHECK: Einstiegsdiagnose und Therapieverlaufskontrolle

6.5.5 Fazit, Ausblick

Es stellt sich die Frage, wohin sich die medizinische Praxisarbeit bewegt. Gesundheit gewinnt immer mehr an Bedeutung und definiert sich nicht nur durch die Abwesenheit von Krankheit. Gesundheit ist nicht nur die körperliche Gesundheit. Auch psychische, soziale und ökologische Aspekte sind Faktoren, die Gesundheit mit definieren. Die Menschen sehen Gesundheit heute zunehmend auch als ganzheitliches Wohlbefinden und gelangen mehr und mehr zu der Einsicht, dass ihre Gesundheit ein wertvoller Besitz ist, mit dem sie verantwortungsvoll umgehen wollen. Sie verspüren den Wunsch, mit sich selbst in Einklang zu kommen und stellen dabei auch immer größere Erwartungen an die Medizin. Prävention ist dabei einer der Schlüsselbegriffe; eine gesundheitsbewusste Lebensweise und ausgeglichene Ernährung sind die logische Konsequenz daraus.

Dieses Umdenken von Seiten der Patienten stellt immer höhere Anforderungen an die Mediziner, das Phänomen Krankheit nicht mehr isoliert zu betrachten, sondern im ganzheitlichen Bezug zum erkrankten Menschen.

Auch die Bedingungen im Gesundheitswesen befinden sich im Umbruch. Das politische, ökonomische, technische, soziale und kulturelle Umfeld wandelt sich – und dies nicht immer nur zum Besseren.

Die VEGACHECK-Methode trägt diesen veränderten Bedingungen Rechnung. Alarmzeichen des Körpers werden frühzeitig registriert, und dem Patienten kann Hilfe angeboten werden, noch bevor Krankheiten entstehen. Die schnelle Übersichtsdiagnose erlaubt dem Therapeuten einen individuellen, sehr persönlichen Einstieg ins Patientengespräch. Der Patient fühlt sich verstanden, er bekommt schwarz auf weiß eine Ist-Analyse seiner Gesundheit.

VEGA Grieshaber KG

Geschäftsbereich Medizin
Am Hohenstein 111
77761 Schiltach
Tel. 0 78 36 – 50 219
Fax 0 78 36 – 50 206
www.vegamed.com
info@vegamed.com

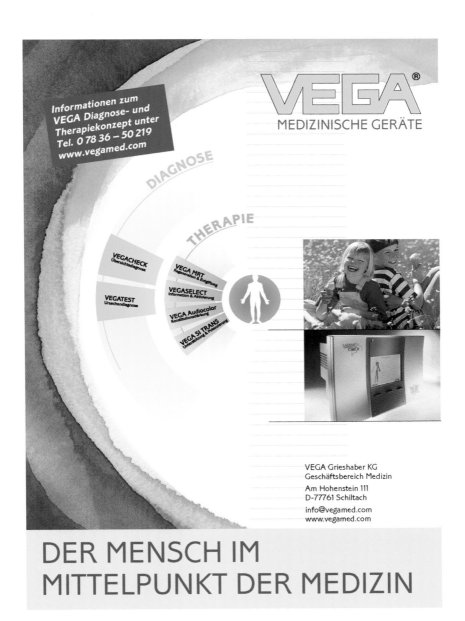

Stichwortverzeichnis